ハンセン病家族たちの物語

黒坂愛衣

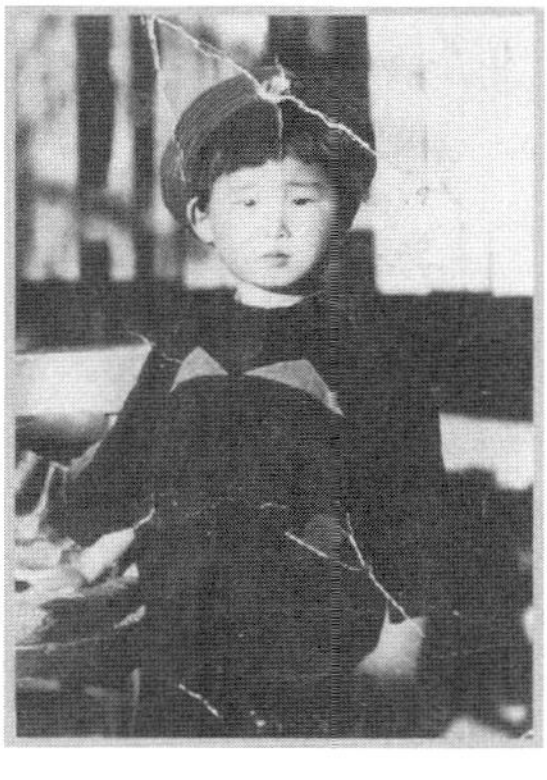

世織書房

ハンセン病家族たちの物語

◆

目次

◆娘／妹の語り

◆息子／弟の語り

ハンセン病家族たちの物語

はじめに

「家族を語る」から「家族が語る」へ

本書には、《ハンセン病家族》たち——ハンセン病にかかった肉親（親や年上のきょうだい）がおり、かつ自分自身はハンセン病にかかっていないというひとたち——の、十二の人生物語《ライフストーリー》が収められている。

これまで、ハンセン病回復者が体験を綴った書籍は数多く出版されてきたけれども、ハンセン病家族が体験を綴ったものは数えるほどしか出版されていない。管見では、本書の語り手でもある林力《はやしちから》さんの一連の著作と宮里良子《みやざとりょうこ》さんの手記があるだけだ（本書中それぞれの人生物語の冒頭に書誌情報を載せている。そちらの本もぜひ手に取ってほしい）。ハンセン病問題の研究書のなかで部分的にハンセン病家族の語りが取り上げられることもあったが、やはりどうしてもハンセン病にかかった本人の体験に光があてられ、ハンセン病家族の体験は中心的な扱いではなかった。また、語り手の人生物語の全体を提示するのではなく、語りを断片化し、そのごく一部を提示するスタイルのものが多い。本書のように、ハンセン病家族の問題そのものに光があてられ、ある程度まとまった人数からの聞き取りがなされ、かつ一人ひとりの人生物語が厚みをもって記述されたものは、すくなくとも日本ではこれまでになかったのではないか。

ハンセン病家族は〝当事者（ハンセン病にかかった本人）の関係者〟なのではけっしてなく、かれら自身が「家族」という当事者なのであり、かれらの体験が言語化される意義は大きい。ハンセン病にかかった本人が、郷里から引き離されての療養所収容や、隔離された空間での長期にわたる生活、郷里の家族との関係の綻び・ねじれ・切断を体験していたように、ちょうどその裏返しとして、ハンセン病家族たちもまた、病気の肉親から長期にわたって引き離され、さまざまな社会関係における差別や排除、そして病気の肉親との関係の綻び・ねじれ・切断を体験していた。しかしながら療養所への収容後、郷里の家族がどのような状況にあったのかは、遠い地で隔離の生活を送るハンセン病にかかった本人には見えづらいことであった。ハンセン病回復者の語りや手記で、郷里の家族の姿が描出されることがままある。それはしばしば、自分を嫌い、排除し、自分との関係を絶とうとする家族の姿であり、郷里の家族からさえも拒絶されたハンセン病者としての痛みの叫びをともなうものであった。これに対応するように、本書のハンセン病家族たちの語りでも「病気の肉親に、冷たい態度、冷たい言葉で接してしまった」「めったに面会に行かなかった」「療養所からの一時帰省を喜べなかった」「病気の肉親の存在を隠した」等々のことが苦悩と悔悟の念とともに語られている。なぜ、そのような事態が起きてしまったのか、その背景にはなにがあったのかについては、家族を語るハンセン病回復者の痛みの物語（だけ）ではなく、家族が語るハンセン病家族自身の苦悩の物語に耳を澄ますことによってこそ、理解が深まるはずである。――この点については本書の最後に「関係性の剥奪と回復の兆し――語りを読み解く」という章をおき、ハンセン病家族たちの語りをもとにしたわたしなりの分析を試みたい。

ハンセン病家族の体験の多様性

本書に収録した十二の人生物語は、もちろんハンセン病家族としての体験に焦点を定めた語りになっているが、そこに収まりきらない部分をも多く含んでいる。たとえば第1話「よみがえった記憶」の奥《おく》晴海《はるみ》さんの語りは、八歳からを過ごした奄美大島の生活文化のありようを豊かに伝えてくれるものであるし、第7話「『癩者の息子』として最初の名乗りをあげる」の林力さんの語りには、戦時中の旧制中学のようすや戦争末期の軍隊体験、復員後に教員として実践・牽引してきた福岡の同和教育（解放教育）運動の体験がふんだんに盛り込まれている。第10話「肉親を知らずに育つ」の睦明夫《モクミョンブ》さんの語りは、ハンセン病家族としての体験だけでなく在日朝鮮人としての体験もまた大きなウエイトを占め、一九六〇年代から一九七〇年代にかけての兵庫での民族教育や差別撤廃闘争のようすを生き生きと伝えてもいる。

こうした語りを読み始めたとき、もしかすると読者は〝なぜ、ハンセン病家族の問題に直接関係のない内容がこんなにたくさん記述されているのか?〟と怪訝《けげん》に思うかもしれない。しかしながら、それぞれの語り手の人生の固有性（唯一無二であること）や、「ハンセン病家族」の存在の多様性（十人十色、百人百様であること）を大事にしたいと考えるならば、そのような部分を切り落としてしまうのは愚かな行為であるように思われる。読者は、本書に収録された人生物語をいくつか読み進むうちに、そのような部分はハンセン病家族の問題とけっして無関係なのではなく、かれらの人生物語そのものにおいて密接に結びついていることに気づくはずである。

ハンセン病家族の存在の多様性は、十二の人生物語それぞれの〝ハンセン病家族としての〟体験それ自体にもあらわれている。——療養所内で結ばれた入所者どうしの両親の子どもとして生まれた、第2話「園を脱走してわたしを産んでくれた」の宮里良子さんと、第11話「和光園生まれを隠さずに生きる」の前田重雄さん（この二人以外のハンセン病だった親をもつ語り手は、その親が外の社会にいるあいだに生を受けている）。子どものころ父親の面会のため療養所によく出かけ、入所している子どもたちと仲良くなり大人たちにかわいがられ、幼心に〝自分も療養所内の小学校に通いたい〟と考えたという、第4話「父親にもっとやさしくしてあげたかった」の原田信子さん。隣近所から忌避のまなざしを向けられながらも生家を守り続ける気概を語った姉と、結婚相手に病気の肉親を隠しつづけた苦しみを語った妹、第5話「絶対に、こっから動くもんかと」の中村秀子さん村田直子さん姉妹。自分はハンセン病ではないのに父親のいる療養所へ入れられてしまった、第6話「病気じゃないのに療養所へ」の鈴木さち子さん。父親が自宅近くの療養所へ収容されたことで生じた苦悩と国賠訴訟の闘いを語った、第8話「遺族訴訟の先頭に立って」の赤塚興一《あかつかこういち》さん。ハンセン病の肉親がいることを理由に就職差別を受けた口惜しさを語った、第9話「患者家族ゆえに高校退学を迫られて」の梅沢寿彦さん。部落差別と絡み合うかたちでの結婚差別を受けた、第12話「学業中断と結婚差別の悲しみ」のIさん……。本書の主役であるこれらの人生物語の頁を繰ることで、ハンセン病家族たちの辿った人生が一人ひとり異なるものであったことは、おのずから読者に実感されるはずだ。そしてこれら十二の人生物語からどんなことがみえてくるのかは、それぞれが厚みをもった記述になっていることによって、読者自身による読み解きもじゅうぶんに可能であるだろう。最後に示すわたしの読み解きとはまた異なる「読み」が、ありうるかもしれない。

聞き取り調査の経緯

ハンセン病家族たちの聞き取り調査を始めてから本書の出版までには、まる十年以上が経過している。わたしが「ハンセン病家族」の立場にある人びとと初めて出会ったのは二〇〇四年九月。当時博士後期課程の大学院生だったわたしは、「ハンセン病問題に関する検証会議」(二〇〇一年五月の熊本地裁「らい予防法違憲国家賠償請求訴訟」原告勝訴判決を受けて、国のハンセン病政策による被害のありようを検証するため設置された第三者機関)の被害実態聞き取り調査に、調査補助者としてかかわることになった。指導教員であった福岡安則・埼玉大学教授(当時)が検証会議の検討会委員となり、被害実態聞き取り調査の全体をすすめる仕事を担当していたためだ。療養所入所者および退所者からの聞き取り調査が大がかりなかたちで進められていたが（最終的に国立療養所入所者七五八人、私立療養所入所者九人、療養所退所者六九人から聞き取りがなされた）、急遽《きゅうきょ》、家族からの聞き取りも実施されることになり、そちらを担当してほしいと声を掛けていただいたのだ。家族の立場でこの聞き取り調査に応じたのは全部で五人であった。聞き取り会場として指定された熊本にある国立ハンセン病療養所「菊池恵楓園《きくちけいふうえん》」の面会人宿泊所を福岡先生とともに訪れ、語り手として紹介されたのが、第2話の宮里良子さん、第3話のKさん、第4話の原田信子さん、第9話の梅沢寿彦さん、第12話のIさんであった。グループインタビューのかたちではなく一人ずつお会いして、それぞれの人生物語を三～四時間ほどかけてうかがった。

このときの衝撃こそ、その後わたしがハンセン病問題へと本格的に引き込まれる契機だったように思う。聞き取りのテーブルに座ったとたん、聞き手の質問を待たずに一気呵成《いっきかせい》に語りだしたのは第3話「父を嫌った自分が辛かった」のKさんだった。亡くなったと聞かされて育った父親がじつは生きていると知り、二十四歳のとき初めて恵楓園に会いに行った体験について、それまで表に出せないできた怒りを聞き手にぶつけるかのような勢いで、彼女は語ったのである。当時のわたしはハンセン病問題そのものの聞き取りを経験したことがなかった（このころのメインの研究テーマは部落差別問題であった）。ほかの四人の聞き取りでも、その体験のすさまじさと語りの勢いに圧倒され、わたしは一言も発することができず、福岡先生の質問を受けて吐き出される怒りと悲しみの体験の語りに耳を傾けるだけで精一杯だった。

その後の十年、福岡先生とわたしは全国の療養所を訪ね、入所者や退所者、家族の人びとからの聞き取り調査を継続的に行なってきた。現時点でわたしたちが聞き取りをした総数は三百人を超えている。しかしながらこの十年、ハンセン病家族のひとたちについては新しく出会えるような機会自体が少なかったし、人生物語をまとまったかたちで聞かせてもらうことができ、かつ単行本での公表を許可してもらえるひととなると、さらに少なかった。本書に収録した人生物語の語り手たちは、そうしたことが可能であった数少ない人びとである。

国賠訴訟の経過のなかから結成された国内で初めての、そして唯一のハンセン病家族会である「れんげ草の会（ハンセン病遺族・家族の会）」には、前述の「検証会議」家族調査で出会った語り手たちがその会員だったことから、わたしたちも積極的にかかわりをもつことができた。毎年一月末に開催される「れんげ草の会」の総会にはできるかぎり顔を出させていただき、毎年五月に開催される「ハンセン病市民学会」全国交流集会の家族部会には欠かさず参加してきた。二〇〇九年以降毎年六月に厚労省主催で開催されている「らい予防法による被害者の名誉回復及び追悼の日」式典への参加も重ね、そこで発表される遺族代表挨拶にも耳を傾けてきた。「れんげ草の会」会員のひとたちは住んでいるところが全国各地バラバラなのだが、年数回でもこのような催しのさいに集まり顔を合わせることで交流を深めてきたのであり、そうした場にわたしたちも同席させてもらってきたのだ。この会の会長である第８話の赤塚興一さん、中心メンバーである第１話の奥晴海さん、および第５話の中村秀子さんと妹の村田直子さんからの聞き取りは、このように「れんげ草の会」のみなさんにわたしたちを受け入れていただいたことで可能になったものだ。

第10話の睦明夫さんも「れんげ草の会」の中心メンバーの一人である。彼と最初に出会ったのは二〇〇六年に富山市で開催された「ハンセン病市民学会」第二回全国交流集会だった。わたしたちの聞き取り依頼を当初は断った睦明夫さんだったが、二日目の分科会で発表したわたしたちの「検証会議」家族調査の報告を聞いて、これなら話してもいい、という気持ちになったという。睦明夫さんご本人だけでなく、彼の紹介によりおつれあいの高弘子《コホンヂャ》さん、さらには岡山の長島愛生園《ながしまあいせいえん》に再入所していた彼のお父さん、退所者である彼のお姉さんからも聞き取りをさせていただくことができた。

第7話の林力さんとの出会いも、二〇〇六年の第二回「ハンセン病市民学会」においてであった。やはり「検証会議」家族調査の報告を聞いてくださっていて、挨拶をする機会を得た。その後もハンセン病問題関連の集会で何度もお目にかかった。すでに一九七〇年代からハンセン病の父親がいることを公表され、何冊もの著作がある林力さんであったが、わたしたちの聞き取り依頼を快く引き受けてくださった。

以上の人びととは対照的に、第6話の鈴木さち子さんは「れんげ草の会」の集まりやハンセン病関連の集会ではほとんどお顔をみなかった方である。たまたま彼女が参加した二〇〇五年のある集会で宮里良子さんの紹介により知り合い、その場で聞き取り依頼をお受けいただき、関東地方にあるご自宅でお話をうかがうことができた。

全国各地のハンセン病療養所でのフィールドワークの旅のなかで、たまたまハンセン病家族と出会い、聞き取りにつながったケースもある。二〇一〇年夏、奄美和光園《あまみわこうえん》での入所者からの聞き取りを終えて名瀬市内の宿舎へ戻るとき、ある語り手が「懇意にしている運転手がいるから」と一台のタクシーを呼んでくれた。その車中の会話で、わたしたちが全国のハンセン病療養所での聞き取りをしていることを話すと、「じつは、わたしは和光園生まれなんです」と応答してくれた運転手さんこそ、第11話の前田重雄さんであった。奄美大島にお住まいの奥晴海さんや赤塚興一さんらがこのときのわたしたちの旅をバックアップしてくれており、昔からよく知っている友人だという奥晴海さんをとおしてあらためて聞き取りをお願いしたのだった。

じつは本書にはもう一人、人生物語が掲載される予定だった幻の語り手がいた。二〇一三年初夏に鹿児島の星塚敬愛園《ほしづかけいあいえん》を訪れたさい、面会人宿泊所でたまたま一緒になったのがそのひとである。入所している母親の見舞いのため泊まりがけで来園されていたのだった。お時間を頂戴し、面会人宿泊所の食堂にて人生物語を聞いたところ、彼女は生後まもなくから十五歳までを敬愛園の附属保育所で育ったひとであった。本書への掲載許可を当初はいただいていたのだが、残念ながら、ある事情により断念せざるをえなくなった。

二〇〇四年の「検証会議」家族調査でお話を聞いた人びとからは、その後に補充の聞き取りを行なっている。第3話のKさんからは七年ぶりの聞き取りとなり、その後の心境の変化が語られることになった。第4話の原田信子さんは、二〇〇四年時点では「ハンセン病家族」として味わった苦労について多く聞かせていただいたが、七年後の補充聞き取りでは子どものころに療養所へ面会に行ったさいの入所者との交流を語ってくださった。第9話の梅沢寿彦さんと第2話の宮里良子さんとはやはり七年後に宮崎県東臼杵《ひがしうすき》郡椎葉村を一緒に訪ねる旅をしたのだが、そこで梅沢寿彦さんは、二〇〇四年時点では語りきれなかった思いとその後の経過について語ってくださった。――なお、「検証会議」家族調査のときの五人の人生物語をまとめるにあたっては、『ハンセン病問題に関する検証会議 最終報告書』の別冊『ハンセン病問題に関する被害実態調査報告』で公表されている、「家族を対象とした調査」の聞き取り事例を資料として用いた。これはいまもウェブ上（厚生労働省ホームページ）で公開されているので、生《なま》の語りの記録に近い状態のものをご覧になりたい方はそちらも参照してほしい。

本書に収録している十二の人生物語は、わたしたちの聞き取り調査の流儀として、公表に先立ち、語り手本人に原稿を確認していただいている。語り手本人との共同作業として行なう原稿確認のなかで、自然に補充の聞き取りが始まる場合が多くあり、人生物語がより厚みを増す契機となった。原稿作成の過程でおきてしまった音声おこしの間違いや解釈の間違いを訂正してもらうこともできた。さらには、原稿に登場する地名や人名などの固有名詞をどうするかなど、プライバシーにかかわる部分についての相談もあわせて行なうことができた。

誰から話を聞けたのか／聞けなかったのか

冒頭で、本書収録の語り手たちに共通する属性を「ハンセン病にかかった肉親（親や年上のきょうだい）がおり、かつ自分自身はハンセン病にかかっていないというひと」だと述べた。つまりはハンセン病にかかった本人の〝子〟や〝弟・妹〟にあたる人びとだということだ。しかし通常、「ハンセン病家族」という語が指し示すものとして連想される意味内容は、もっと広いだろう。本書において、ハンセン病にかかった本人の〝父・母〟〝兄・姉〟あるいは〝配偶者〟等が、語り手として登場しない理由をここで述べておきたい。

わたしたちのこの十年の調査では、〝父・母〟〝兄・姉〟にあたる人びとにはまったく出会えなかった。ハンセン病療養所入所者の平均年齢は現在八十四歳を超えており、そこから考えても、ハンセン病にかかった本人よりも上の世代にあたる〝父・母〟や〝兄・姉〟の人びとの多くはすでに亡くなってしまったのではないか。こうした人びとの体験を本人が語るかたちで受け取る機会を、われわれは永遠に失ってしまった――少なくとも確実に失いつつある――のだろう。

〝配偶者〟にあたる人びとにはこのかん何人かお会いしており、そのほとんどは〝妻〟にあたるひと、つまり女性たちであった。お会いできた彼女たちの境遇は、次のいずれかのケースに該当した。(1)ハンセン病を発症した夫とは療養所に収容される前に結婚しており、夫が収容された療養所に、ハンセン病にかかっていない自分も入所したケース、(2)ハンセン病療養所に看護婦等として勤務していて、入所者であった夫と知り合い結婚、療養所の外に家をつくって結婚生活を送ってきたケース、(3)病気だった夫が療養所を退所した後で知り合い結婚、どこかのタイミングで夫がハンセン病回復者であることを知ったケース、である。こうして整理してみると、どんな境遇のひとたちには会えていないかがわかる。それは、結婚していた夫がハンセン病を発症して療養所に収容されたあと、離婚した女性たちである。このケースがいちばん多いはずだが、いまだに一人も会えていない。――なお、〝配偶者〟にあたる人からの聞き取り事例は、すでに公表しているものが数例あるが（それらの書誌情報については四二八頁参照）、病気にかかった肉親と生まれたときからの家族であった〝子〟や〝弟・妹〟にあたる人びととは、体験内容が大きく異なるため、本書への収録はしなかった。

〝甥・姪〟およびその他の親族にあたる人びとにもこれまでに何人か出会い、聞き取りをさせていただいた方もいる。しかし、やはり〝子〟や〝弟・妹〟と一緒に論じることは難しいと考え、本書への収録はしなかった。

わたしたちがこの十年のあいだに出会ったハンセン病家族の人びとは〝子〟にあたるひとがほとんどであった。しかしながら〝子〟にあたる人びとのなかでも、ある種のカテゴリーに属する人びととは出会うこと自体が特に困難であった。そのカテゴリーとは、ひとつには「療養所附属保育所で育った子」である。子ども時代、長期にわたって附属保育所で暮らしそこで成長したという〝子〟で、わたしたちが出会うことができたのは三人。そのうち厚みをもったかたちでの聞き取りができたのは、前述の〝幻の語り手〟ただ一人であった。わたしたちはどちらかといえばハンセン病当事者運動の周辺でフィールドワークを行なってきたのであり、もしかすると「附属保育所で育った子」は、そのような現場への近づき方では出会いにくい層なのかもしれない。――なお、第1話の奥晴海さんは幼少期の約三年半を、第2話の宮里良子さんは思春期の約半年を、附属保育所で生活した経験がある。

ふたつには「療養所内の少年少女舎で育った子」である。〝子〟のなかには、自分はハンセン病ではなかったにもかかわらず、病気の親が入所している療養所に入れられ、そこで育ち成長してから社会に復帰したひとたちがいる。わたしたちがこれまでに出会えたのは二人だったが、そのうちの一人が、第6話の鈴木さち子さんである。——なお、同様の経過をたどりながらも、成長したあとも社会復帰しないまま、園内で入所者と結婚して今に至っているひとたちもいる。そのような存在をわたしたちは聞き及んではいるものの、いまだに会うことはできていない。

みっつには「非入所者の子」だ。「非入所者」とは、ハンセン病にかかったけれども療養所への入所歴はない、という人のことだ。このかんにわたしたちが出会った「非入所者の子」は一人だけであり、彼からも聞き取りを行ない、その語りはすでに公表してある（書誌情報は四二八頁参照）。病気の親きょうだいと長期にわたって引き離されることになった本書の語り手たちとは、やはり体験内容が大きく異なっており、一緒に論じるのは難しいと考えて本書には収録していない。

よっつには、「親が療養所を退所し社会生活を始めた後で生まれた子」である。わたしたちは退所者からも数多く聞き取りを重ねており、その語りのなかに「退所後に生まれた子」が登場する（公表している一事例の書誌情報については四二八頁参照）。しかし、その当人からの聞き取りはできていない。

そして最後のひとつが「療養所で堕胎を強いられた胎児」である。堕胎児の多くは、療養所の中で出会い結ばれた入所者どうしを両親にもつ〝子〟であった。この〝子〟らから話を聞くなどというのは、もともと困難を超えて不可能である。前述したように、本書にはこうした堕胎児たちとおなじく〝入所者を両親にもつ子〟の立場であって、奇跡的にこの世に生を受けることのできた語り手がいる。第2話の宮里良子さんは、自分を身ごもった母と父が園を脱走することで、無事に生まれることができた。第

11話の前田重雄さんは、カトリック教会の働きかけにより奄美和光園の入所者が堕胎を免れることのできた時期に、母親が自分を身ごもったことで、園内で無事に生まれている。——わたしたちが話を聞くことのできたハンセン病家族たちの背後には、もの言えぬ数多くの「堕胎された子」たちの存在がある。

本書の表記法について

本書では独特の表記のしかたを採用している。これは、ハンセン病家族たちの語りをもとにかれらの人生物語を構成したという、本書の特性に由来するものだ。

(1)本書収録の人生物語では、語りのなかに亀甲《きっこう》カッコ記号〔 〕が頻出する。これは、筆者が文意を明確にするために言葉を補ったり、プライバシー保護の都合でちょっとした書き換えを行なったりした部分であることを示している。このような表記法はもしかしたら読者には煩わしいことかもしれない。それでも、書き手のほうで補った部分は、語り手が語った部分からは明確に区別しておきたいと思う。書き手による補いが誤りであった場合、それらを区別しておかないと、もとの発話のかたちがどのようなものであったのか再現が不可能になるからだ。語り手が言わなかった言葉を〝語り手の言葉であるかのように〟提示するようなことは、しないでおきたい。

(2)ルビ(読みがな)を付すのは二通りの用法によっている。ひとつは一般的な用法で、若い読者には読むのが難しいだろうと思われる漢字や、地名や人名などの固有名詞に付す場合である。いまひとつは本書特有の用法であり、〝語り手が発した言葉の「音」を再現できるようにし、かつ、語りの「意味」

をきちんと読者に伝わるようにする〟というねらいで採用するものだ。たとえば、聞き取りのさいの語り手の言葉には「ここ」「そこ」「あれ」といった語がたくさん出てくる。こうした語について、読者が文意をとらえそこねることがないよう、本書では「恵楓園《ここ》」「山道《そこ》」「施設《あれ》」といったかたちで表記がされている。つまり、ルビの部分で語り手が発した「音」を示し、本文の漢字の部分で、その語が指し示していると思われる具体的な意味内容を表示しているのである。さらには「奄美《いなか》」「寮舎《へや》」といった表記についても同様だ。これは、語り手は「いなか」という音を発しているのだが、たんに「田舎」とするのではなく、「奄美」と特定したほうが読者に文意が伝わりやすいと思われる場合である。また、語り手は「へや」と発音しているけれども、どこにでもある普通の「部屋」ではなく、ハンセン病療養所の中の「寮舎」であることを示すために、このような表記法をとっている。さらには、語り手が発した「音」の語と、現実に指し示している対象とが微妙にずれている場合にも、同様の表記法を適用した。「療養所《びょういん》」「療養所《しゅうようじょ》」などである。

プライバシー保護は読者の協力で完成する

本書収録の語り手たちの「名前」と、プライバシーの問題について。人生物語を公表するさいの名前をどうするかについては、語り手本人と相談して決めた。以下の三つに大別される。(1)本名（もしくは本名に準じる名前）にしたひと、(2)匿名化のためにイニシアルにしたひと、(3)匿名化のために仮名にしたひと、だ。なお「本名に準じる名前」とは、結婚で苗字が変わる前の名前にした、ハンセン病だった親の苗字を名乗るかたちでの名前にした、などである。仮名にしたひとについては、それぞれの人生物語の冒頭部分にて、その名前の下に仮名であることを明記している。

しかしながら、本書の人生物語が分厚いかたちで記述されており、まさに語り手の辿った人生の固有性を大切にしているものであるがゆえに、いくらイニシアルや仮名によって匿名化をしようとも、語り手に近しい読者がこれを読んだ場合には、その語り手が誰であるかは、おそらくわかってしまうだろう。かといって、語り手が誰であるかをいっさいわからなくするため、そのひとを特徴づけるような記述をすべてなくそうとすると、人生物語の中身はなにも残らないことになる。その意味で、当事者の厚みをもった語りは、それそのものがまるごとプライバシー情報であるともいえる。

本書の語り手たち――とりわけ匿名化を希望した語り手たち――は、みずからの人生物語の公表にあたって、〝おそれ〟と〝願い〟とを同時に口にしていた。「肉親がハンセン病だったことを周囲に知られるのではないか、そのことでまた自分や自分の子どもたちが排除の対象とされるのではないか」というおそれと、「ハンセン病家族の体験を多くの人びとに知ってほしい」という願いである。語り手の名前の匿名化は、そうした〝おそれ〟が現実化してしまうことを防ぎ、かれらの〝願い〟を守るための手続きなのだ。

あるいはまた、匿名化を希望した語り手のなかには、「このように人生物語を公表することを、ハンセン病であった肉親や、自分と同様に《家族》の立場を生きてきた肉親から、了解を得ていない。得られそうにない」との理由を述べたひともいた。ハンセン病家族としての人生物語の公表が、家族間の関係に影響を与えてしまうことへの懸念である。

読者にお願いしたいのは、匿名化をしている語り手について、それが誰であるかを詮索するような真似は絶対にしないでほしいし、人生物語の中身からそれが誰であるかがわかってしまった場合には、それを暴露するような真似を絶対にしないでほしいのである。語り手のプライバシー保護は、もちろん、まずは書き手であるわたしが遵守しなければならないことだけれども、それを完成させるのは読者たちだ。語り手の「おそれ」を現実化し差別を掻き立てる側にまわるのではなく、語り手の「願い」を受け取り人権を守る陣営の側に、読者の一人ひとりがついてほしいのである。

本書を手に取った《家族》の方へ

本書に収録された「れんげ草の会」の語り手たちは、みずからの人生物語を読んでほしいと思う相手として、まず第一に、これまで日本社会のなかでバラバラに存在してきた《ハンセン病家族》を挙げている。この世界のどこかで本書を手にした《家族》が、かつての自分たちのように、自身の来歴を隠し、社会のなかで孤立し苦しんでいるのなら、そうした一人ひとりとつながり、おなじ立場を生きてきた仲間として出会いたい。プライバシーを守りながら安心して体験と思いを語りあえる場を、もうすこし広げていきたい。そうした願いをわたしに伝えてくれている。本書を読んで、おなじ立場のひとと語りあってみたいと思われたら、ぜひ「れんげ草の会」に連絡をしてみてください。

「れんげ草の会（ハンセン病遺族・家族の会）」は、熊本にある「菜の花法律事務所」（熊本市南区江越一丁目一七番一二号フローラル江越一〇五号／〇九六 - 三二二一 - 七七三一）が連絡先になっている。「れんげ草の会」の会員でもある弁護士の国宗直子《くにむねなおこ》さんが応対してくれる。

◆日本のハンセン病問題小史

これまであまりハンセン病問題に関心を抱いてこなかった読者のために、「日本のハンセン病問題小史」を書き下ろしました。本書収録の十二の人生物語を理解するのに必要な前提知識として、ここでは、全国のハンセン病療養所の名前や、主要な出来事について、簡単な説明をしています。

海外からのキリスト者たちによる療養施設の開設

明治期の日本では、政府も地方自治体もハンセン病患者たちのためにこれといった対策を講じず、放置していた。日本では古くから癩《らい》*1にたいする忌避があったことから、ハンセン病患者たちは、自宅の一室で隠れるように暮らしたほか、集落から出された場合には、神社仏閣の門前で物乞いをするなどして暮らしていた（いわゆる「浮浪癩」）。この時代、海外から来日したキリスト者たちによっていくつかの療養施設がつくられていく。

＊1　「癩」は、ハンセン病を指し示す古くからの呼び名で、忌避・侮蔑の意味をもって使用されてきた歴史がある。このため、国立ハンセン病療養所入所者の当事者運動として結成された「全癩患協」（後述）は、早くも結成翌年の一九五二年には「ハンセン」への病名の改称を厚生省に訴えている（全国国立癩療養所患者協議会『全癩患協ニュース』第十五号、一九五二年三月一日）。

まずは一八八九（明治二十二）年、フランス人のジェルマン・レジェ・テストウィード神父によって、静岡県の富士山の裾野に「神山復生《こうやまふくせい》病院」が設立された。この病院は、現在ではハンセン病回復者の入所者は数少なくなったものの、いまでも国内唯一の民間のハンセン病療養所としての一面を保っている。

ついで、アメリカの長老派宣教師であったケート・ヤングマンによって興された「好善社《こうぜんしゃ》」が、一八九四（明治二十七）年、東京府下目黒村に「慰廃園《いはいえん》」を設立。一九四二（昭和十七）年までハンセン病医療施設として存続した。

また、「熊本回春《かいしゅん》病院」が、イギリス聖公会の宣教師ハンナ・リデルによって一八九五（明治二十八）年に始められた。姪のアダ・ハンナ・ライトに引き継がれたが、戦時下の一九四一（昭和十六）年に解散させられている。

同じく熊本の地で、フランス人のジャン・マリー・コール神父が一八九八（明治三十一）年に診療を開始、一九〇一（明治三十四）年には「待労院《たいろういん》」を開設。この「待労院」は、二〇一二（平成二十四）年に最後に残った三名の入所者が熊本県合志《こうし》市にある国立療養所「菊池《きくち》恵楓園《けいふうえん》」に転園することで、その幕を閉じた。

　群馬県草津にハンセン病患者とその家族たちが患者自治区ともいうべき「湯之沢部落」を形成していたが、そこへ、イギリス聖公会の宣教師コンウォール・リーが、一九一六（大正五）年に「草津聖バルナバ教会」を建てたのを皮切りに、「聖バルナバ・ミッション」の諸施設を建設。その一環として作られたのが「聖バルナバ医院」であった。しかし、後述するように日本政府のハンセン病患者にたいする「強制隔離政策」が始まると、近くの山中に「国立癩《らい》療養所栗生楽泉園《くりうらくせんえん》」が一九三二（昭和七）年に開設され、「湯之沢部落」は一九四一（昭和十六）年に解散させられている。それに先立って「聖バルナバ・ミッション」も一九四〇（昭和十五）年には解散をよぎなくされた。

　いっぽうで、日本の宗教者によっても、日蓮宗の僧侶である綱脇龍妙《つなわきりゅうみょう》によって「身延深敬園《みのぶじんきょうえん》」が一九〇六（明治三十九）年に開かれ、一九九二（平成四）年までハンセン病施設として存続していた。

　これらの宗教者による救癩活動に先立ち、早くも一八七五（明治八）年には、漢方医の後藤昌文《しょうぶん》が東京市内に「起廃《きはい》病院」を開院している*2。患者の評判は高く、仮名垣魯文《かながきろぶん》による広報の協力も得て、各地に分院が設立されるとともに、息子の昌直《まさなお》が一時ハワイのカラカウア王に招聘《しょうへい》され、ホノルルでハンセン病治療にあたったり、モロカイ島のダミアン神父の治療を行なったりした。昌文の死後、昌直が「起廃病院」を継いだが、その昌直も一九〇八（明治四十一）年には没した*3。ちなみに、テストウィード神父が神山復生病院を開設したのには「起廃病院」の影響があったといわれる。

＊2　後藤父子の「起廃病院」については、山口順子「後藤昌文・昌直父子と起廃病院の事績につい

て」（『ハンセン病市民学会年報二〇〇五』一一五～一三二頁）を参照。

＊3

政府による「強制隔離政策」は、このような民間でのハンセン病治療の積み重ねの努力をも押しつぶすものであった。——大阪・堺の「岡村平兵衛商店」が当時の治療薬「大風子油」（後述）を製造販売しており、遠隔地の医師や患者でも、通信販売によって入手が可能であった。「強制隔離政策」「無癩県運動」が始まるまでは、民間の医師によるハンセン病治療が各地で行なわれていたと考えられる。わたしたちの聞き取りでも、星塚敬愛園が開園される以前、奄美大島には「らい病」の治療にあたる医師がいて、そのひと自身が「らい病者」であり、大風子の実を取り寄せて、治療費の負担を軽減するために入院患者たち自身に製薬させていた、との語りがある（福岡安則・黒坂愛衣・下西名央「逃走して産んだ子を五歳で亡くして——ハンセン病療養所『星塚敬愛園』聞き取り」埼玉大学大学院文化科学研究科博士後期課程紀要『日本アジア研究』第八号、二〇一一年、一五三～一六九頁）。

さらに戦後、健康保険制度が確立し、「昭和三十年代になって国民皆保険制度ができたあとでも、厚生省はハンセン病の保険診療を認めなかったし、抗ハンセン病薬は保健医薬品に入っていなかった」（和泉眞藏『医者の僕にハンセン病が教えてくれたこと』シービーアール、二〇〇五年、九七～九八頁）。ハンセン病治療を受けるには、基本的に、いくつかの限られた大学病院に通って高額の治療費を払うか、療養所に入るか、という二つの選択肢しかなかった。「隔離政策」は、ハンセン病患者を療養所に隔離しただけでなく、「ハンセン病医療そのものを一般の医療から隔離」（同、一七八頁）したのである。

図　ハンセン病療養所所在地（2015年現在）

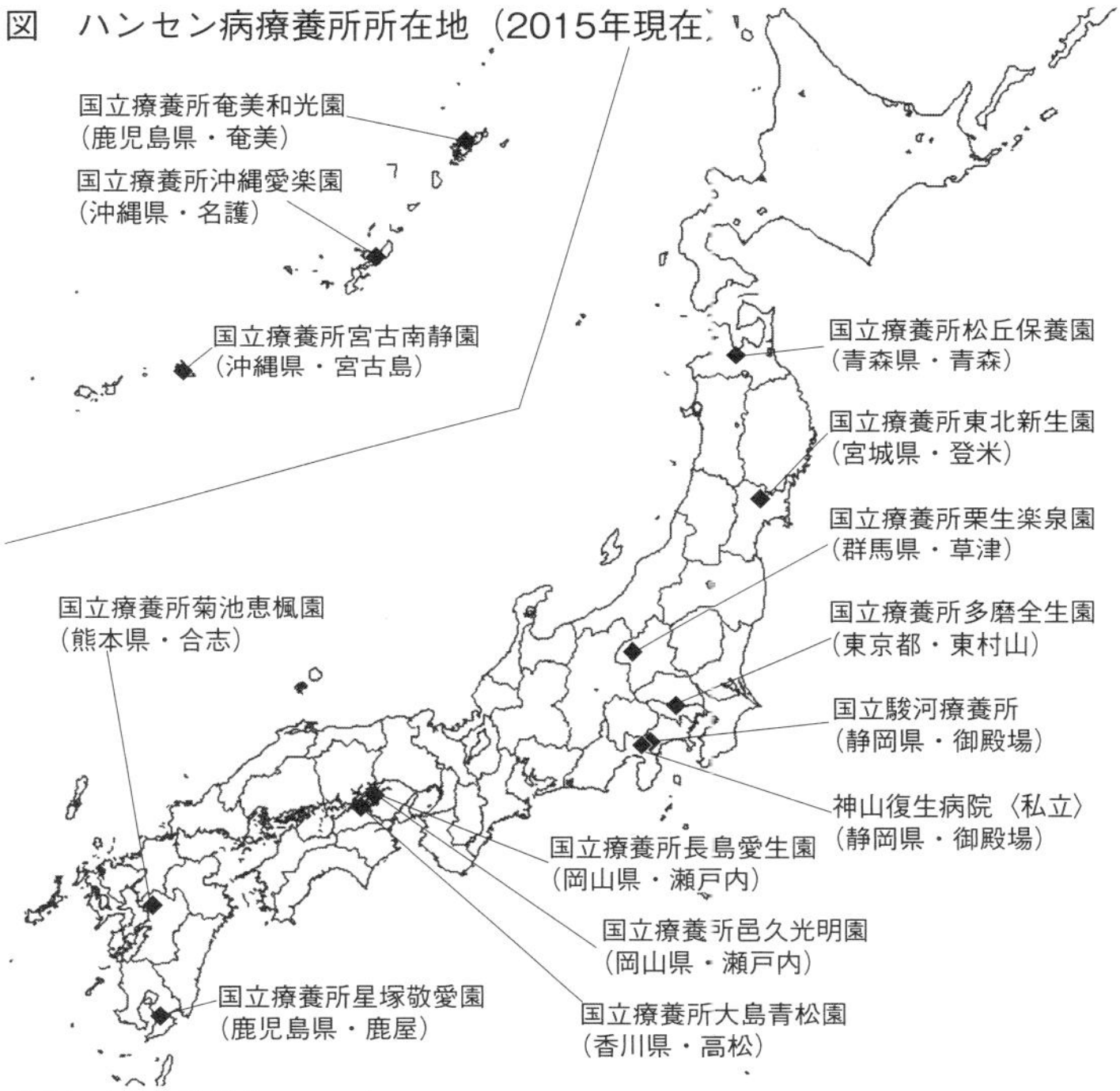
国立療養所奄美和光園
（鹿児島県・奄美）
国立療養所沖縄愛楽園
（沖縄県・名護）
国立療養所宮古南静園
（沖縄県・宮古島）
国立療養所松丘保養園
（青森県・青森）
国立療養所東北新生園
（宮城県・登米）
国立療養所栗生楽泉園
（群馬県・草津）
国立療養所多磨全生園
（東京都・東村山）
国立駿河療養所
（静岡県・御殿場）
神山復生病院〈私立〉
（静岡県・御殿場）
国立療養所菊池恵楓園
（熊本県・合志）
国立療養所長島愛生園
（岡山県・瀬戸内）
国立療養所邑久光明園
（岡山県・瀬戸内）
国立療養所星塚敬愛園
（鹿児島県・鹿屋）
国立療養所大島青松園
（香川県・高松）

参照・厚生労働省ＨＰ〈http://www1.mhlw.go.jp/link/link_hosp_12/hosplist/nc.html〉ほか。

「明治四十年法律第十一号」と全国五つの公立の療養所開設

明治期の日本は「脱亜入欧」「富国強兵」を旗印に「西欧列強」に追いつき追い越すことを目標にしていたが、とりわけ日清・日露戦争以降にはハンセン病患者の姿が外国人の目にふれることが〝国の恥〟とされるようになった。この時期、いわゆる「浮浪癩《ふろうらい》」の人びとの収容を企図して制定公布されたのが、一九〇七（明治四十）年の「明治四十年法律第十一号」である（一般にこの法律は「癩予防ニ関スル件」と呼ばれている）。加えて、全国を五区に区分しての連合道府県立の療養所が、一九〇九

（明治四十二）年にそろって開設された。北から、青森の「北部保養院」（現在の「松丘《まつおか》保養園」）、東京の「全生《ぜんせい》病院」（現在の「多磨《たま》全生園《ぜんしょうえん》」）、大阪の「外島《そとじま》保養院」（この療養所は一九三四年の室戸《むろと》台風で壊滅、死者多数を出した。一九三八年に瀬戸内海の長島に「光明園《こうみょうえん》」として再建された。現在の「邑久《おく》光明園」）、瀬戸内海の高松沖の小島に作られた「大島療養所」（現在の「大島青松園《せいしょうえん》」）、熊本の「九州療養所」（現在の「菊池恵楓園」）である。

しかし、もともとハンセン病患者の治療を主目的に作った療養所ではなく、「浮浪癩」の収容を企図したものであったため、予算の裏付けに乏しく、施設が貧弱であるだけでなく、医療従事者や職員といった人員も不足し、入所した患者自身がさまざまな労働に従事しなければ生活が成り立たない状況であった。このため入所患者の不満が嵩じることも多く、それを力で押さえつけるため、一九一六（大正五）年の法改正により、療養所長に「懲戒検束権《ちょうかいけんそくけん》」が与えられた。各園に「監房／監禁室」がつくられ、脱走をはかるなどして施設当局から園内秩序を乱したとみなされた入所者は、そこへ入れられたのである。

強度を増す「強制隔離政策」――国立療養所の開設、無癩県運動、一斉収容

一九三一（昭和六）年の法改正により、この法律に「癩予防法」の題名が付されるとともに、ハンセン病を発症した者はすべて、療養所に強制的に収容隔離することとなった。ハンセン病患者であれば一人残らず療養所に送り込もうとする、官民一体となった「無癩県《むらいけん》運動」*4が展開され、ハンセン病患者

たちは社会のなかから居場所を奪われていった。この段階で、先述の、自分たちで自活も治療もできていた「湯之沢部落」も解体させられていったのである。

＊4　「無癩県運動」は、戦前だけでなく、基本的人権の尊重を謳う新憲法が発布されてからも、一九五三年の「らい予防法」の制定（後述）以後まで展開された。

政府による「強制隔離政策」が鮮明になっていくこの時期、国立を主軸とした「癩療養所」が次々と開設されている（以下、とくに断わりのない場合は、国立）。隔離政策を強く主張した光田健輔《けんすけ》医師が自ら園長となって建設した「長島愛生園《ながしまあいせいえん》」（一九三〇年）をはじめとして、「宮古《みやこ》保養院」（一九三一年の開園当初は沖縄県立であったが、一九三三年、国の「沖縄振興計画」に組み込まれることで、臨時国立の「宮古療養所」となる。一九四一年七月一日、国立となり「宮古南静園《みやこなんせいえん》」と改称。戦後、琉球列島米国軍政府、そして琉球列島米国民政府、琉球政府の所管を経て、一九七二年の沖縄「本土復帰」に伴い、南静園も国立に復帰）、先述の「栗生楽泉園」（一九三二年）、「星塚敬愛園《ほしづかけいあいえん》」（一九三五年）、「国頭愛楽園《くにがみあいらくえん》」＊5（一九三八年の開園当初は臨時国立。一九四一年七月一日に国立となる。戦後、宮古南静園と同様の経緯をたどって、一九七二年の「本土復帰」に伴い、国立に復帰するとともに「沖縄愛楽園」と改称）、「東北新生園《しんせいえん》」（一九三九年）、「奄美和光園《あまみわこうえん》」（一九四三年開園。戦後は奄美群島政府等の管轄下に置かれ、一九五三年の「本土復帰」で和光園も国立に復帰）、そして最後に、傷痍《しょうい》軍人のハンセン病患者のために設立された「駿河療養所」（一九四四年）。すでに作られていた連合道府県立の五つの療養所も、一九四一（昭和十六）年七月一日、一斉に「国立」となった。

こうして、今日に続く全国十三園の国立ハンセン病療養所体制ができあがった＊6。

＊5　国頭愛楽園は、全国十三の国立療養所のなかでも、特異な出自をもつ療養所だ。「熊本回春病院」の入所患者であり伝道師でもあった青木恵哉《けいさい》が、居場所のない沖縄のハンセン病患者たちの安寧の場づくりのために、地域住民の反対に抗して、身を賭して設立にこぎつけた経緯がある。このため愛楽園は〝患者立《かんじゃりつ》〟とさえ呼ばれることがある。

＊6　これら十三の療養所は、その入所者や関係者から略称されることが多い。たとえば松丘保養園を「松丘」、多磨全生園を「多磨」もしくは「全生園」、長島愛生園を「長島」もしくは「愛生園」、邑久光明園を「光明園」、菊池恵楓園を「恵楓園」、星塚敬愛園を「星塚」もしくは「敬愛園」、奄美和光園を「和光園」、沖縄愛楽園を「愛楽園」などである。さらに、園名を言わず、地名のみでもって暗示的に呼ぶ場合も多い。たとえば、「青森」（＝松丘保養園）、「東京」（＝多磨全生園）、「岡山」（＝長島愛生園もしくは邑久光明園）、「熊本」（＝菊池恵楓園）、「鹿児島」もしくは「鹿屋」（＝星塚敬愛園）といった具合だ。

戦前から戦後しばらくにかけ、しばしば実行されてきたのが、患者の「一斉収容」である。星塚敬愛園が発行した『「名もなき星たちよ」抜粋版――敬愛園の歴史』（二〇一三年）には、開園式を済ませた職員たちがあわただしく〝患者収容〟に出かけていくようすが描出されている。

〔昭和十年〕十月二十八日の開園式がすむと、一息入れる間もなく、三十日早朝、第一回患者収容班が、宮崎、福岡方面へ向けて出発することになった。（中略）／宮崎に着くとさっそく県庁へおもむいた。だが、衛生課長はじめ係の者も、陸軍大演習関係の事務に忙殺されて、患者収容などには手が廻りかねる風であった。（中略）とにかく患者の勧誘を依頼して、収容班は福岡へ向かった。／（中略）午後からは博多港近くのルンペンたちの溜り場を見て廻った。コンクリート管を住家にしたルンペンの中に、はっきりと症状が確認できる男二人女一人の浮浪患者を発見し、療養所への入所をすすめたが、彼らは頑として応ずる気配はなかった。／十一月一日、福岡と飯塚の両方に分かれて、患者収容の具体的な打合せに走り廻り、患者輸送用車輛の手配もすませた。あとは患者が集るのを待つばかりであった。飯塚警察署から二人の患者が送られて来て、午後五時をすぎたころ、十人の患者がトラックで運ばれてきた。予想よりは少なかったが、第一回収容にしては、まあまあの成績であった。午後六時三十八分、博多発の夜汽車は、三人の職員と、複雑な想いを抱いた十二人の患者を乗せて一路南下した。途中宮崎の近くで女患者一人、目的地を目前にした志布志で男女二人の患者を加えて、東串良駅に降りたったのは、二日の昼すぎであった。園からの迎えの車は、刈入れ最中の田圃を左右に見ながら走った。（三八～三九頁、傍点は引用者）

療養所の職員たちが「患者収容班」を編成して、〝患者狩り〟に出かけていく。それを手伝うのは、警察であり、地方自治体の衛生課であった。汽車にせよ船にせよトラックにせよ、専用の〝患者輸送用〟の乗り物が仕立てられ、それに多数の患者が詰め込まれて、経路の途中でさらに患者を拾いつつ、目的地たる療養所まで移送するものであった。このような「一斉収容」は、とりわけ療養所を開設した時点や規模拡大・増床した時点など、入所患者定員に比べて現員が少ないときに、大規模なかたちで実施されたようである*7。

＊7　当事者たちの世界では「療養所へは〝収容〟で来た」といった言い回しがされることがしばしばあり、その場合は、こうした一斉収容の形態での入所であったことを意味している。
　このような〝収容〟以外にも、前述のとおり、療養所以外での治療の場が失われたことや、「無癩県運動」により一般社会での居場所が奪われたことから、〝みずからすすんで〟入所した人たちも大勢いる。構造的にみれば、このような〝みずからすすんで〟の入所もまた、隔離の強制性のあらわれであったといえるだろう。

　療養所内では、戦前から引き続く予算不足のなかで、症状の軽い患者が症状の重い患者の世話をする「付添《つきそい》看護」や、ありとあらゆる労働が患者によって担われる「患者作業」の慣行が続いた。戦争末期から敗戦直後には、食糧不足のなかでの栄養失調や、結核の蔓延《まんえん》によって、きわめて多数の死者をだした。この時期までは、効果ある抗ハンセン病治療薬がまだなく、せいぜい「大風子油《たいふうしゆ》」*8の筋肉注射もしくは丸薬しかなかった。絶望して自殺する者や、外出制限の厳しかった当時の療養所から脱走する者も少なからずあった。

＊8　東南アジア原産のイイギリ科の落葉高木、「大楓子」の種子からとった油が、「大風子油」である。

化学治療薬の登場、「予防法闘争」の敗北、隔離政策の続行

戦後、一九四八（昭和二十三）年秋から化学療法の抗ハンセン病治療薬「プロミン」の静脈注射が始まり、ハンセン病が「治せない病気」から「治せる病気」になる（ただし、それまでも自然治癒*9はけっこうあった）。希望を見いだした入所者たちは、現在の「全国ハンセン病療養所入所者協議会」（全療協《ぜんりょうきょう》）の前身である「全国国立癩療養所患者協議会」（全癩患協）という全国組織を、一九五一（昭和二十六）年一月に結成。——この全国組織はまもなく「全国ハンセン氏病患者協議会」（全患協《ぜんかんきょう》）と名称を変え、「全患協運動」と呼ばれる当事者運動を長く展開していった。その手始めが、強制隔離政策を撤廃させようとする「予防法改正闘争」であったが、この闘いに一九五三（昭和二十八）年、敗北する。一九五一（昭和二十六）年十一月八日の参議院厚生委員会での、いわゆる「三園長の証言」（長島愛生園の光田健輔園長と多磨全生園の林芳信《よしのぶ》園長と菊池恵楓園の宮崎松記《まつき》園長が、強制隔離政策の続行を強硬に主張した国会証言）もあって、「らい予防法」という新法制定のかたちは取ったけれども、その法律の中身は実質的に「強制隔離」から変わらないままであった。

*9　わたしたちの聞き取りでは、療養所に収容された時点で「無菌」であり、収容後、一度もハンセン病の治療を受けることなく「隔離」され続けたことを訴える語りに、しばしば出合っている。たとえば、栗生楽泉園の入所者であった故・丸山多嘉男さん（「晩秋の残り香——わしは収容の必要はなかったんだ」、谺雄二・福岡安則・黒坂愛衣編『栗生楽泉園入所者証言集（中）』二〇〇九年、創土社、一四八～一七二頁）、星塚敬愛園入所者のＫＫさん（福岡安則・黒坂愛衣「ぼく

は治療に来たんだと、患者作業を拒否——ハンセン病療養所『星塚敬愛園』聞き取り」『日本アジア研究』第九号、二〇一二年、一三五〜一五二頁）などである。本書中では、第2話の宮里良子さんが「両親は再収容のさいには無菌だった」と語っている。

それでも「予防法闘争」の成果はあった。ひとつは、長島愛生園に昼間定時制の邑久高校新良田《にいらだ》教室がつくられ、全国のハンセン病療養所に暮らす青年たちに希望を与えたことだ。この、療養所のなかに唯一つくられた高校を卒業して、社会復帰していったひとたちは数多くいる。もうひとつ、本書との関連での大きな成果は、新法に「親族の福祉」の規定が入れられたことだ。これは、一家の稼ぎ手が療養所に入所したことにより、故郷に残された家族が生活に困窮した場合、療養所長は「生活保護法による保護その他の福祉の措置を受けるために必要な援助を与えることができる」としたものであった。（第二十一条。ただし本書収録の人生物語からもわかるように、この規定によって療養所入所者の家族の生活が十全に保障されえたわけではない。）

なお、療養所入所のさいの慣行として、「解剖承諾書」への署名・押印を求められたり、「故郷の家族を差別から守るため、偽名をつくって『園名』として登録し、使用したほうがいい」とすすめられたりすることがあった。また、療養所のなかは「患者地帯＝有菌地帯」と「職員地帯＝無菌地帯」とに厳しく分けられ、「患者地帯」から「菌」を持ち出さないよう、園職員や面会人がそこへ入るときには予防着の着用を、そこから出るときには消毒をするよう定められていた。こうしたことも、この前後の時期までは続いたようである。

「予防法闘争」の敗北後、全患協運動の方向性は、隔離政策の撤廃を求める闘争から、療養所内の生活改善を求める闘争へと大きく転換する。職員の増員と「患者作業」の廃止、年金および「自用費」（全入所者を対象とした「障害年金一級」に相当する給付金）の獲得、雑居部屋から個室への転換などを段階的に実現していく。外出制限などの園内統制も、一九六〇年代以降はしだいにゆるやかになっていった。入所者のなかでも症状が軽く元気な人たちは、この時期、園内で〝地金《じがね》の回収・再生〟〝小動物の繁殖〟〝個人営業の白タク〟などといった商売をしたり、療養所で生活しながら外の社会での日雇い仕事をしたり、療養所に籍を置きつつも長期にわたって外へ働きに出たりすることがあった。なかには、外の社会に住まいをかまえ、療養所と行ったり来たりの生活をするといったケースも少数ながらあった。

優生政策としての「断種堕胎」

近代日本国家が遂行してきたハンセン病対策として、「強制隔離政策」とならんで挙げられるのが「優生政策」である。

隔離された生活を長期にわたって送る男女のあいだで、妊娠するケースが出てくるのは、自然なことだろう。しかしながら療養所は、入所者が子どもを産み育てることを想定した場所ではなかった。療養所入所者にたいする「断種・堕胎」の措置は、戦前の早い時期から、脱法行為のかたちで公然となされてきていた（全生病院ではすでに大正時代に断種手術がなされた記録がある）。これを〝合法化〟したのが、戦後の一九四八（昭和二十三）年に制定された「優生保護法」であった。

優生保護法では、優生手術や人工妊娠中絶を行なうにあたっては「本人の同意」が必要だとされている。しかしながら国立ハンセン病療養所では、構造的にみれば、それが強制的に行なわれてきたといえる。子どもを産み育てるための条件をいっさい奪われた環境で暮らさざるをえないなか、説得や勧告を受けて〝あきらめ〟の思いで断種・堕胎を受けた人びとはもちろん、それを〝みずから選んだ〟人びとも多い。本人への十分な説明がないままに、人工早産の注射を打たれてしまったという人や、盲腸の手術や中絶手術と合わせて不妊手術までされてしまった、という人たちもいる。

その具体的な強制のしかたは、園ごとに異なっていた。園内での結婚の届出をした時点で、断種あるいは不妊の手術をするよう求められた園。雑居部屋から個室夫婦舎への移動の条件として、夫の断種を求められた園。妻の妊娠が発覚したところで、堕胎（および断種）が行なわれた園、などがあった。療養所での聞き取りでは、「男の手術のほうが簡単だから、妻を思いやって」断種をしたという入所者男性や、「患者にとって妊娠は恥だった。妊娠がわかったらすぐに中絶した」という入所者女性にもお会いしている。

──入所者のあいだでは、断種堕胎の措置はなかば当然のものだという雰囲気が醸成されてもいた。

そうして、そのような強制性の網をくぐり抜けて、子どもを産んだ人たちもいた。妊娠により大きくなったお腹を職員にみつからないように隠し、時機をみて園から脱走した、といったケースだ。また園によっては、ある一時期、故郷の家族などで子どもの引き取り手をみつけられれば、一人だけは出産が可能な場合があったところや（沖縄愛楽園）、やはり戦後のある一時期、職員の手助けも得て園内での出産・育児が可能になっていたところもある（奄美和光園、本書第11話の前田重雄さんの人生物語を参照）。

「らい予防法」廃止、国賠訴訟の勝訴、「ハンセン病問題基本法」制定

一九九六（平成八）年、「らい予防法」廃止。八十九年間続いたハンセン病強制隔離政策に終止符がうたれた。併せて、優生保護法のなかの「らい疾患」にかかわる条項も削除された（同年中に「優生保護法」は「母体保護法」へと改正・改題され、優生思想的な条項は排除されている）。菅《かん》直人《なおと》厚生大臣は、予防法の廃止が遅くなったことを謝罪。しかしながら、予防法そのものがハンセン病にかかった人びとその家族たちの人権を踏みにじるものであった、という認識は示さなかった。

一九九八（平成十）年、星塚敬愛園入所者九名と菊池恵楓園入所者四名の、最初はたった十三名の第一次原告により「らい予防法違憲国家賠償請求訴訟」*10が熊本地裁に提訴された*11。二〇〇一（平成十三）年五月十一日、熊本地裁で原告勝訴判決、一九九六年まで続いた日本のハンセン病隔離政策が憲法違反であったという判断が下された。そして、小泉純一郎首相が異例の「控訴断念」。——これはまさに、隔離政策下を生き抜いてきたハンセン病回復者たちから「人間回復」と謳われる結果であった。

*10　「らい予防法違憲国家賠償請求訴訟」は、「ハンセン病国賠訴訟」とも言われる。ハンセン病問題にかかわるひとたちのあいだでは、単に「国賠訴訟」と言われることも多い。

*11　弁護団が二〇一一年に作成した報告書に、熊本地裁判決から十年たった時点での原告の総数が記されてあるので、ここに記載しておこう。「①岡山地裁／当事者原告三八三名　うち退所者五

名・非入所者一六名／遺族訴訟原告九七二名」「②熊本地裁／当事者原告一三五五名　うち退所者二五三名・非入所者一一三名／遺族訴訟原告三〇二三名」「③東京地裁／当事者原告六五八名うち退所者六七名・非入所者六名／遺族訴訟原告一〇七五名」（ハンセン病国賠訴訟全国弁護団連絡会『シンポジウム「熊本地裁判決から十年――ハンセン病問題の現在と未来を問う」報告書』二〇一一年、七〜八頁）。――なお、ここでの「当事者」とは、〝ハンセン病者として〟隔離政策の被害を受けた本人であることを意味する。

国との和解後も、遺族としての損害賠償請求権を行使するには、手続き上「提訴」の必要があった。ここに記されている「遺族訴訟原告」の大部分は、国との和解後の提訴であった。ちなみに、「れんげ草の会（ハンセン病遺族・家族の会）」に会員として登録している人は五十名ほどである。

なお、国賠訴訟の原告にならなかった人びとは、みながみな〝この訴訟に反対であった〟わけではない。聞き取りで出会った療養所入所者のうち、原告にならなかった人たちからは、〝訴訟反対〟のほかにも、〝国賠訴訟に参加したかったが、故郷の家族に迷惑がかかることをおそれてやめた〟〝後遺症が重いため集会に参加できず、原告になるのを断念した〟〝闘い方に疑問があった、一円裁判にすべきだと思った〟〝政治的な問題に関心がなかった〟といった声が聞かれた。裁判時、そもそも認知症等のため意思表示ができなかった人びともたくさんいる。原告と非原告とは、単純な対立図式でとらえるわけにはいかないのだということを、ここで付言しておきたい。

この国賠訴訟を集団訴訟として闘う経過のなかで、本書中に登場する「いちょうの会（関西退所者の会）」など、全国各地に「退所者の会」がつくられていく。また、本書に登場する語り手の多くが参加している「れんげ草の会（ハンセン病遺族・家族の会）」も発足。ハンセン病問題の当事者運動は長年、療養所入所者たちによる「全患協運動／全療協運動」が主軸であった。一般社会で生活する「退所者」「家族」が集まっての全国規模での当事者運動というのは、日本では初めてのことだったと言っていいだろう。

国賠訴訟の原告勝訴を受け、二〇〇二年十月から二〇〇五年三月にかけては、「ハンセン病問題に関する検証会議」が開かれている。これは、国家が政策的に犯した過ちを、厚労省が第三者機関を設置することによって検証しようとするものであった[*12]。

*12　本書の「註」のなかで、この「ハンセン病問題に関する検証会議」（単に「検証会議」と呼ばれることも多い）の記録を引用しているところがある。「検証会議」が二十六回、「検討会」が十八回開催されているが、もともと非公開であった場面を除き、そこでの委員の発言や参考人の証言のすべてが、日弁連法務研究財団「ハンセン病事実検証調査事業」のホームページ上で公開されている。なお、引用にさいしては、若干の編集の手を加えた場合がある。

さらに二〇〇九年四月には、「ハンセン病問題の解決の促進に関する法律」（通称「ハンセン病問題基本法」）が施行された。八十九年間続いた隔離政策のもと、ハンセン病回復者や家族たちが被った「人生被害」はあまりにも大きく、その被害の回復と人権確立のためには、乗り越えていかなければならない課題が山積している。その事実を市民にひろく訴えかけた「百万人署名」運動の成果として、この法律の制定が実現したのであった。

ハンセン病当事者と「外の社会」との関係性の回復——残された課題

喫緊の課題は「療養所の将来構想」問題である。長きにわたる隔離政策によって切断された、療養所と「外の社会」とのつながりを取り戻し、〝療養所まるごとの社会復帰〟——これは、「ハンセン病違憲国賠訴訟全国原告団協議会」(全原協)の会長であり、栗生楽泉園入園者自治会の副会長でもあった故・冴《こだま》雄二さんの言葉だ——を果たすこと。それによって、現在の療養所で暮らす人びとが、最期のときを迎えるまで安心して生活できる条件を整えること、である。「将来構想」などというと、遠い未来の問題であるかのように聞こえるかもしれないが、そうではない。全療協のひとたちは「この数年のうちに解決しなければならない」という危機感をもっている。療養所は現在、いちじるしい超高齢社会となり、入所者数がどんどん減ってきているからだ。

国立ハンセン病療養所の入所者数は、昭和三十年代の一万一千人台がピークであった(ただし、このときは沖縄県の療養所入所者を含まず)。その後は、新たな発症者がしだいにいなくなっていったことと、入所者の死亡や退所により、減少の一途をたどっている。わたしがハンセン病問題にかかわり始めた二〇〇四年は五月一日現在で三五二一人であった(厚生労働省調べ)。その後、二〇一三年は一九七九人、平均年齢八十二・六歳(同)、二〇一四年は一八四〇人、平均年齢八十三・六歳(同)と推移している。

最新の情報として、二〇一五年の一月現在では一七四四人である（全療協調べ）。入所者の超高齢化のなかでの死亡による自然減がいちじるしい。ここ数年は、療養所を訪ねるたび、以前にお話を聞いた語り手の方が亡くなったという知らせを、どこの園でも聞くようになってしまった。

現在、「療養所の将来構想」問題への解決へ向けた取り組みが、各園で始まっている。熊本の菊池恵楓園と東京の多磨全生園では、敷地内に民間の保育所が開所し、近隣に住む子どもたちが毎日通い、入所者と交流する姿をみることができる。青森の松丘保養園では、療養所外のひとたちを対象とした外来診療と入院治療ができるようになった。岡山の邑久光明園では、やはり敷地内での民間の特別養護老人ホームの完成がまもなくである。そのほかの療養所でも、各園の立地条件等を勘案した取り組みが、さまざまになされている。——こうした「将来構想」の取り組みは、〝入所者がいなくなったあとの跡地利用〟を考えるのではなく、〝入所者のひとたちが最期のときまで安心して暮らせる条件を整える〟〝入所者と外の社会の人びととのつながりを取り戻す〟ことを最優先に考えたときに、真に血の通ったものとなるだろう。

〝当事者と外の社会の人びととのつながりを取り戻す〟という課題は、療養所入所者だけでなく、一般社会のなかで暮らす退所者や非入所者、そして《家族》についてもいえることだ。わたしたちの社会が隔離政策の影響を克服し、〝つながりの取り戻し〟を果たしていくためには、なによりも市民の一人ひとりがハンセン病問題の歴史を知り、当事者たちの声に耳を傾けていくことが必要不可欠であろう。

日本のハンセン病問題小史年表

1873	（明治 6）	ノルウェーでアルマウェル・ハンセンがらい菌を発見。
1875	（明治 8）	漢方医後藤昌文、「起廃病院」（東京）開設。
1889	（明治22）	フランス人司祭ジェルマン・レジェ・テストウィード、「神山復生病院」（静岡）設立。日本唯一の私立のハンセン病療養所として現存。
1894	（明治27）	日清戦争勃発。
		アメリカの長老派宣教師ケート・ヤングマンが興した「好善社」がハンセン病医療施設「慰廃園」（東京）開設（～1942年解散）。
1895	（明治28）	日本による台湾統治が始まる。
		イギリス聖公会の宣教師ハンナ・リデルが「熊本回春病院」を開設。その後、姪のアダ・ハンナ・ライトに引き継がれる（～1941年解散）。
1898	（明治31）	熊本でフランス人司祭ジャン・マリー・コールが診療を開始。1901年に「待労院」開設（～2012年閉鎖）。
1904	（明治37）	日露戦争勃発。
1906	（明治39）	日蓮宗僧侶の綱脇龍妙、「身延深敬園」（山梨）開設（～1992年閉鎖）。
1907	（明治40）	「明治四十年法律第十一号」（「癩予防ニ関スル件」）制定公布。いわゆる「浮浪癩」隔離へ。
1909	（明治42）	全国を５区に区分して連合道府県立の療養所が開設される。第一区「全生病院」（東京／現「国立療養所多磨全生園」）、第二区「北部保養院」（青森／現「国立療養所松丘保養園」）、第三区「外島保養院」（大阪）、第四区「大島療養所」（香川／現「国立療養所大島青松園」）、第五区「九州療養所」（熊本／現「国立療養所菊池恵楓園」）。
1910	（明治43）	日本による韓国併合。
1916	（大正 5）	「明治四十年法律第十一号」が改正され、療養所長に「懲戒検束権」付与。
		イギリス聖公会の宣教師コンウォール・リー、群馬県草津の患者自治区「湯之沢部落」に「草津聖バルナバ教会」をはじめとした「聖バルナバ・ミッション」の諸施設の建設を開始。
		朝鮮総督府、「小鹿島慈恵医院」を開設。

1930（昭和 5） 国立療養所「長島愛生園」（岡山）開設。
台湾総督府、「楽生院」開設。

1931（昭和 6） 「沖縄県立宮古保養院」開設（1933年、国の「沖縄振興計画」に組み込まれることで臨時国立療養所「宮古療養所」となる。1941年、厚生省に移管され国立療養所「宮古南静園」と改称。戦後、琉球列島米国軍政府、琉球列島米国民政府、琉球政府の所管を経て、1972年の沖縄返還に伴い国立に復帰）。
「明治四十年法律第十一号」の改正により、この法律に「癩予防法」という題名がついたほか、すべてのハンセン病患者の療養所への収容隔離が定められた。

1932（昭和 7） 国立療養所「栗生楽泉園」開設。

1934（昭和 9） 外島保養院が室戸台風で壊滅、死者多数。生き残った入所者は各地の療養所に分散委託。

1935（昭和10） 国立療養所「星塚敬愛園」開設。

1936（昭和11） 内務省「二十年根絶計画」発表。「無癩県運動」本格化。

1938（昭和13） 壊滅した外島保養院が、瀬戸内海の長島に、第三区府県立「光明園」（岡山／現「国立療養所邑久光明園」）として再建。
沖縄県の所管する臨時国立療養所「国頭愛楽園」開設（1941年、厚生省に移管され国立療養所となる。戦後は宮古南静園と同様の経緯をたどり、1972年に国立に復帰し「国立療養所沖縄愛楽園」と改称）。
栗生楽泉園に「重監房」（施設側呼称「特別病室」）設置（～1947年廃止）。投獄された患者に多くの凍死者・餓死者を出した。

1939（昭和14） 国立療養所「東北新生園」（宮城）開設。

1940（昭和15） 熊本の本妙寺集落で患者157人が検挙、強制収容。
群馬県草津の「聖バルバナ・ミッション」解散。

1941（昭和16） 7月1日、連合道府県立の５つの療養所、国に移管。
群馬県草津の自治区「湯之沢部落」解散。
菊池恵楓園の附属保育所が熊本市内の回春病院跡に移設され「龍田寮」と改称。

1943（昭和18） 国立療養所「奄美和光園」開設（戦後は奄美群島政府等の管轄下に置かれ、1953年の奄美群島本土復帰で国立に復帰）。

1944（昭和19） 傷痍軍人のハンセン病患者のための「国立駿河療養所」（静岡）開設。

1945（昭和20） 敗戦により太平洋戦争終結。

1947	（昭和22）	日本国憲法施行。
1948	（昭和23）	「優生保護法」施行。
		プロミン治療始まる。
1951	（昭和26）	参議院厚生委員会で長島愛生園・光田健輔、多磨全生園・林芳信、菊池恵楓園・宮崎松記の三園長が強制隔離政策の続行を強硬に主張。
		菊池恵楓園、「一千床拡張」達成。
		「全国国立癩療養所患者協議会」（全癩患協）結成。
		熊本で「菊池事件」起こる。
1953	（昭和28）	「全癩患協」が「全患協」に改称。
		菊池恵楓園に隣接して「菊池医療刑務所」設置（～1996年廃止）。
		「らい予防法」制定。
		「龍田寮事件」（黒髪校事件）が始まる。
		奄美群島、本土復帰。
1955	（昭和30）	長島愛生園に昼間定時制高校「邑久高校新良田教室」開設。
1962	（昭和37）	「菊池事件」で再審を求めていた藤本松夫さんに死刑執行。
1972	（昭和47）	沖縄、本土復帰。
1996	（平成 8）	「らい予防法」廃止。
		「全国ハンセン病患者協議会」（全患協）が「全国ハンセン病療養所入所者協議会」（全療協）に改称。
1998	（平成10）	熊本地裁に「らい予防法違憲国賠訴訟」提訴。
2001	（平成13）	5月11日、熊本地裁で原告勝訴判決、23日に小泉首相「控訴断念」。
		「ハンセン病療養所入所者等に対する補償金の支給等に関する法律」（「ハンセン病補償法」）成立。
2002	（平成14）	10月「ハンセン病問題に関する検証会議」発足（～2005年3月解散）。
2003	（平成15）	熊本県で黒川温泉ホテル宿泊拒否事件が起きる。
		「れんげ草の会（ハンセン病遺族・家族の会）」発足。
2005	（平成17）	「ハンセン病市民学会」第1回全国集会が熊本で開催。
2009	（平成21）	「ハンセン病問題の解決の促進に関する法律」（通称「ハンセン病問題基本法」）施行。
2012	（平成24）	菊池恵楓園で「かえでの森保育園」開設。
		多磨全生園で「花さき保育園」開設。
2015	（平成27）	邑久光明園で特別養護老人ホーム「せとの夢」開設予定。

娘／妹の語り

◇第1話　よみがえった記憶

奥晴海《おくはるみ》さんは、一九四六年、福岡県生まれ。「れんげ草の会（ハンセン病遺族・家族の会）」の中心メンバーのひとりだ。母親と母方祖母がハンセン病だった。父親はハンセン病ではなかったにもかかわらず、母親とともに療養所へ入所させられている。

晴海さんからの聞き取りは二〇一〇年七月、奄美和光園《あまみわこうえん》の面会人宿泊所で行なった。このとき晴海さんは六十三歳。なお、同年十月と翌二〇一一年十一月にも補充の聞き取りをしている。

ハンセン病国賠裁判のおかげで記憶を取り戻せた

晴海さんの母親は奄美大島の生まれ。一九四三年、二十代半ばで鹿児島の星塚敬愛園《ほしづかけいあいえん》に入所。戦争末期の混乱で園内の統制が緩むなか、故郷の許婚《いいなずけ》の手引きにより園を脱走。福岡県の筑豊で暮らしているときに、晴海さんが生まれている。晴海さんが四歳のとき（一九五〇年）、母親は強制収容にあい、こんどは熊本の菊池恵楓園《きくちけいふうえん》へ入れられてしまう。このとき、父親も一緒に恵楓園に入所させられた。子どもの晴海さんは、附属保育所*1の「龍田寮」*2で暮らすことになった。晴海さんが八歳のとき、龍田寮の子どもたちが地元小学校への通学を拒否される「龍田寮事件」（黒髪校事件）が起きる。その直後、晴海さんは、奄美大島の母方の親戚の家に引き取られている。

*1 ここに言う附属保育所とは、親がハンセン病療養所へ収容隔離されるのにともない、引き取り手がないなど、生活の手だてをうしなってしまう子どもについて国が措置した施設。〇歳児から中学卒業まで、あるいは、もうすこし大人になるまでの期間、そうした子どもたちが集団で生活する場所であった。療養所附設のかたちであったが、これは菊池恵楓園だけでなく、ほかの国立ハンセン病療養所でも設置されていた。ここで暮らした子どもたちは「未感染児童」と呼ばれる場合があった。本書では、晴海さんのほか、第2話「園を脱走してわたしを産んでくれた」の宮里良子さんが附属保育所で暮らした経験をもつ。

*2 一九四一年六月、菊池恵風園内にあった附属保育所が熊本県黒髪町の熊本回春病院跡地に移設され、「龍田寮」と改称された。菊池郡合志《こうし》村（現・合志市）の菊池恵楓園からは、それなりに距離があった。一九五四年に騒ぎになった「龍田寮事件」（後述）のあおりを受け、龍田寮は一九五七年に閉鎖されている（国立療養所菊池恵楓園入所者自治会『壁をこえて――自治会八十年の軌跡』二〇〇六年、八二～八九頁）。

こうした自分の幼いころの来歴については、長いあいだ「ぜんぜんわからなかった」。二〇〇一年五月、熊本地裁にて「らい予防法違憲国家賠償請求訴訟」（ハンセン病国賠訴訟）原告勝訴の判決が下りた。晴海さんは、この国賠訴訟の〝遺族原告〟――ハンセン病だった本人がすでに亡くなっており、その相続人として損害賠償請求権を引き継いだかたちで提訴した原告――のひとりであるが、この裁判の過程で、自分の過去を取り戻していったという。晴海さんの語りに耳を澄ませよう。

〔わたしの名前は〕わたしが福岡〔県の筑豊〕で生まれたときに、父親が、奄美大島の晴れた日の海がいちばんきれい、ということで付けたのよ。

わたしは、母の遺族としての提訴のために、母の〔ハンセン病療養所への〕入所歴を取ったときに、自分自身〔の過去〕がはっきり〔よみがえってきた〕……。だって、父が早くに亡くなってるし、わたしは〔親戚に〕預かられて育っているし、自分の経歴はぜんぜんわからなかったんです。母が恵楓園にいたことはわかっとったけれど、〔そもそも〕鹿児島〔の星塚敬愛園〕を脱走して、福岡に行って、わたしが生まれてる、と。〔そして〕親子が別れたのが昭和二十五年の十二月二十六日。そのとき、両親は恵楓園に、わたしは龍田寮に、ちゅうことに。

〔そんな過去の経緯は、ずっと〕知らない、知らない。夢に、うすらうすら……。それが確信っちなったのは、〔国賠〕裁判のおかげで取り戻せた。やっぱりね、部分的な記憶はあるんです。わたしが龍田寮におったときの、あの龍田寮の敷地とか。そのそばにあったのは、リデル、ライト先生たちの〔回春病院のあった〕恵みの丘。ああいうとこは夢にまで見よった。そして、龍田寮の銀杏の木。そして、恵楓園の中の大きな溜め池。父が〔園内で〕農業しとったあれで〔ついて行ったことがあるんだけど〕、柵もなにもなくて、そっからズルズル落ちたらどうなるんだろうかぁっち思うたら、怖かったこととか。恵楓園、東と西っち、あのとき分けてあって、中心にいろんな施設《あれ》があって。だけど、そこを通ったら〔わたしが園内にいることが職員に〕わかるっちぅことで、檜《ひのき》〔の林〕づたいの後ろのほうを、怖ぁい思いで通りよった。〔あとは〕夜、飛行機がボンボン〔飛んでいた〕。終戦後だから、米軍のキャンプがたぶん〔近くに〕あったと思う。だって、かわいがられてるから、米軍さんに。わたしたち〔龍田寮の子どもたち〕がクリスマスちぅの知ったのも、米軍さんのおかげ。基地内でクリスマスして、〔米軍さんに〕抱っこされた、そういう思い出がずうっとあったの。——その記憶の、部分部分ね。そして〔八歳で〕奄美《いなか》に行ってから、〔あまりの厳しさに〕〝いやぁ、龍田寮におらしてくれたらよかったのにぃ〟ちぅ、そういう思い。〔龍田寮という言葉は〕覚えてましたよ。「タッタリョウ、タッタリョウ」って、わたしが言いよったの、覚えてたよ。

〔母親の〕入所歴を取ったときに、はっきりいろんなことがわかってきた。また、あとあと〔恵楓園や龍田寮の跡を〕訪ねてみて、〝ああ、やっぱりほんとだったんだぁ〟って自分が確信できたのも、この裁判のおかげ。記憶が取り戻せた。奄美に来てからの記憶はバッチリわかるんですけど、〔それまでのことは〕おぼろげな記憶。

母方の祖母もまたハンセン病だったことは、奄美大島の親族に引き取られたあとで知った。祖母は、一九三九年に星塚敬愛園に入所（当時はまだ奄美和光園はできていなかった）。子どもが三人いたが、夫（晴海さんの祖父）とは離婚。「祖父《じいさん》は（奄美大島の商業中心地であった）名瀬に出てきて、親方になって紬《つむぎ》商売もしたし、鰹節《かつおぶし》商売とか。いろいろ歩いとったあいだに、女性つくって……」。晴海さんの母親は長女だった。敬愛園を脱走して筑豊で暮らしていたとき、一時は、この祖母も一緒だったそうだ（福岡県に行ったのは祖母の妹夫妻を頼ってのことだったと、晴海さんは祖母から聞いたことがある）。その後どのような経緯があったのかは不明だが、祖母は一九四七年に奄美和光園へ再入所している。

筑豊での父母との子ども時代

筑豊での生活は「きついながらも楽しかったらしいです」と晴海さんはいう。

〔どんなところに住んでいたかは〕わからないけど、隣におにいちゃんたちとかお友達がいっぱいいたらしいのはわかる。やっぱり母は〔身体が〕弱かったんだろうなぁと、いま思うのは、わたし、外に出るときは、いっつも父と出とったような〔記憶が〕おぼろげにある。父が、自転車の前にね、自分が座るサドル《とこ》とハンドルのあいだに座布団を二つ折りにして、〔わたしを〕そこに座らせて。父がいっつも乗せて歩いて、買い物も行って。すこしお酒飲んで酔っ払ったりしても、わたしを乗せて、自転車を引いて帰ってきて。

母親は名前を「スミエ」ちったけど、父は「スミ、スミ」っち呼ぶ。母がときどき言いよったのが、「とうちゃんがそういう呼び方するから、晴海《こども》まで〔わたしのことを〕『スミ』ちって呼ぶ。晴海《こども》の前では『かあちゃん』っち、ちゃんと言わんといかんよ」。〔父は〕「うん」っちゃ言うんだけど、「スミィ」ちってまたあれするって言ってね。

そして、父が仕事に行ってるあいだに、いたずらばっかりわたしがするちって。お父さんがしてる日曜大工の真似。〔父は〕手が器用で、ザル作ったりいろいろしよってあるもんだから、農家のひととの物々交換でね、けっこう生活もよかったらしい。畳も、いろんな刺す道具《あれ》もあって、そういう仕事《こと》なんかしよった。「生活ちゃんとさせてくれよった」ちって、ばあちゃんは〔のちに〕言いよったんだけど。それを見様見真似で、わたしが、父ちゃんがおらんあいだに、畳にいっぱい釘は打つし。母が「コラッ」つってペンしようとする前に、わたし、「手の曲がっとるものが、自分を打つな」っち言いよったらしい。二、三歳ごろ。〔母は〕「ユムグチばっかりしてぇ」ちって怒りよった。おしゃべりばっかりすることを、「ユムグチ」ちって言うの、奄美《しま》の言葉で。

筑豊では、弟がひとり生まれているが、生後一年ほどで亡くなっている。

母は強制収容で菊池恵楓園へ／父も一緒に収容されて

一九五〇年、母親が強制収容で熊本の菊池恵楓園へ入れられたさい、ハンセン病ではなかった父親も一緒に入所させられている。

母が収容されていくとき、父は〔母を恵楓園に〕置きに行って、わたしと外で暮らすつもりだったと思うんです。元気だから。仕事もしとったし。だけど家族検査になって。父はハブに足首の付近をやられて〔いて〕ね。奄美《いなか》で、あのころはお医者さんもいないし、自分たちで切って血を出して、そういう治療してるもんだから、足を引きずりよったのよ。ハンセン〔病〕のひとは〔垂足になって〕バッタみたいにこうするけれど、父はそうじゃなくて〔引きずるように〕しとった。けっきょく、どういう診察になったかわからないけど、夫婦同体ちゅうことで〔父も恵楓園に〕入れられて。わたしも検査されるんだけど、わたしは〔附属保育所の〕龍田寮に、ちって。その時点で〔両親とは〕引き離されて*3。

＊3　第6話「病気じゃないのに療養所へ」の鈴木さち子さんは、本人はハンセン病ではないのに、父親が入所していた菊池恵楓園へ入れられたケースである。また、福岡安則・黒坂愛衣編『生き抜いて　サイパン玉砕戦とハンセン病』（創土社、二〇一一年）の話者である有村敏春さんは、ご自身が恵楓園に入所したあと、残された妻子が経済的に困窮したことを受け、一九五〇年代前半ごろ、園当局および自治会に頼み込み、ハンセン病ではない妻子を入所させている。——菊池恵楓園は一九四九年から一九五一年にかけて一千床の拡張をし、この時期、増床分の定員を埋めるのが急務であった。〝病気ではない〟家族の入所の背景には、施設運営側にとっての利点が（も）

あったといえるだろう。

晴海さんは、自分が診察を受けている場面を鮮明に記憶している。龍田寮に入ったあとも定期的に検査されていたようだ。あやうく自分も恵楓園に入れられそうだったところを、両親が守ってくれたのだろうと晴海さんはいう。

〔わたしの足にも〕火傷〔の痕があったんだけど〕、あれは両親がはっきり覚えてて。二歳のころ、七輪で〔沸かしてた〕お湯をひっくり返して、わたしが火傷して。その経緯《あれ》があるから、いくら〔恵楓園の〕医者《せんせい》が〔そこを〕突いても、両親がこれは火傷ちゅうことを知ってるために、そこは撥《は》ねたと思うの。でも、わたしも〝なんで、ここばっかり突くのかな〟とは不思議になったけど。

〔龍田寮へ行ってからも〕毎月、身体検査はあったらしい。宮崎松記《まつき》園長が、よぉく、そこに来ては……。いろんな検査してるんだけど、〔ハンセン病の初期症状である知覚麻痺が出ていないか調べるために〕知らんふりしてそこを突くのよね。「痛ぁーい！」っち、わたしが怒って。わたしが黙っとった子だったら、そのまま〔園に収容〕だったんじゃないかなぁ。でも、両親が〔わたしを入所させることを拒んで、親子が〕離れ離れになっても、やっぱり、この道を選んだっちゅうことは、この病気〔だとレッテルを貼られること〕の怖さを知っとったんじゃないかなと思う。

思い出の龍田寮

龍田寮については「いいことばっかりしか覚えてない。奄美《しま》に帰ってからの生活が辛かったから」。晴海さんにとっては、いい思い出の場所となっている。

奄美に来てね、いろんな童謡――奄美《いなか》の子は知らないのに、〃ええっ、わたし、こんないっぱい歌を知ってるんだぁ〃とか、自分で思いよった。そして、「春の小川」の歌を小学校で覚えやったときに、「岸のすみれやれんげの花に……」〃あれ？　奄美大島にはれんげの花はひとつもないねぇ〃って〔気がついた〕。龍田寮から見たれんげ草畑を、ずうっとわたしは夢にまで見よった。〔奄美には〕れんげはないのに、なぜ、れんげ草畑〔を夢に見るの〕だろうかあって、ずうっと思いながら育ってきてる。

なにしろ龍田寮ではよかったと思う。保母さんたち、やさしかったです。水前寺公園とか、いろんなところにも連れて行ってもらったし、〔あのころ龍田寮の子どもたちは〕五十〜六十人ぐらいじゃないかな。〔部屋は〕年齢別。〔男子と女子も〕別。けっこう広い部屋で、四角の棚みたいなのが、自分の物置みたいなかんじで〔あって〕。何人かで、こんなして、布団をたくさん敷いた光景《かんじ》は覚えてる。入った当時は四歳。そのころはまだ、〔子ども〕十人ずつぐらいに一人の保母さんが二十四時間担当するからね。「昼はなんとか慣れてくるんだけど、夜になったら『とうちゃん、とうちゃん』っち泣くんですよぉ」って、〔保母さんがわたしの〕親に報告したみたい。ずんずん、年長になるたびに部屋が広くなって、共同生活が多くなって。

晴海さんの父親は、ほんとうはハンセン病ではなかったこともあってか、しばしば自転車に乗って恵楓園の外へ出掛けていたという。「遠かったろうけど、龍田寮にずっと来よった。なにかあるたんびに、〔わたしのための〕洋服とかそんなのを準備して」。いっぽう、母親は園外に出ることはなかった。母親とは、恵楓園での年に二回の一斉面会で会うだけだったという。

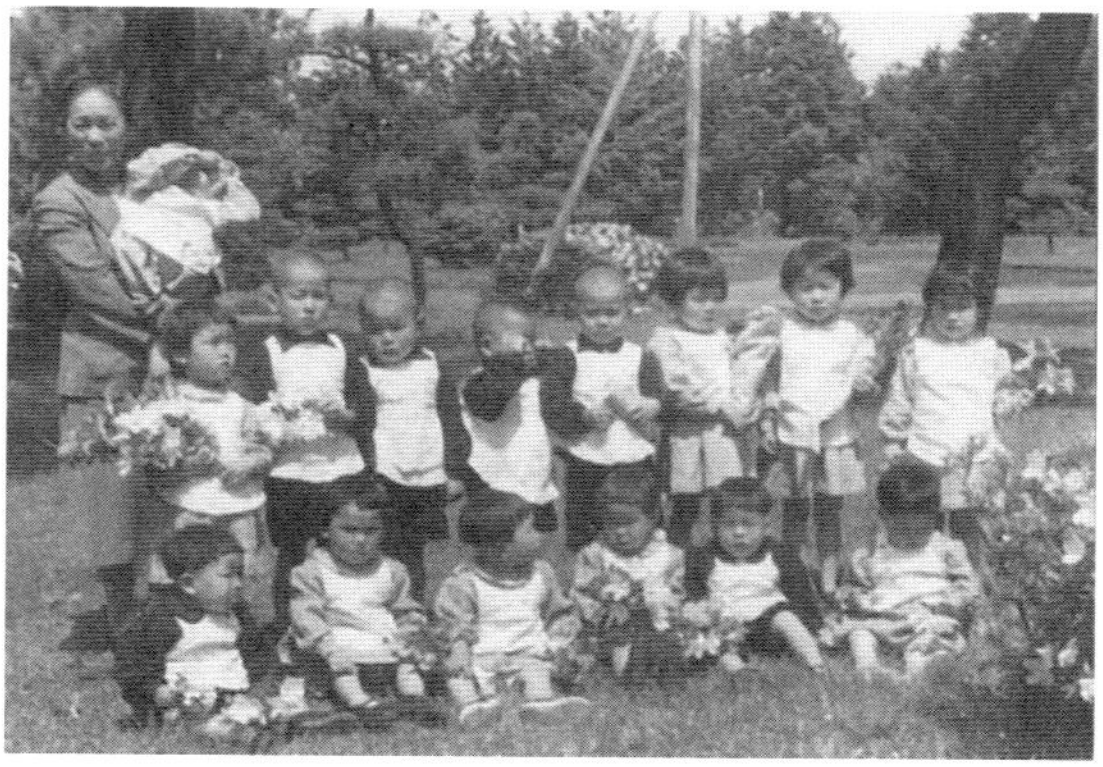

龍田寮にいたころ。菊池恵楓園へ親との一斉面会に出かけたときの写真。後列右から２番目が晴海さん。

「龍田寮事件」の記憶

晴海さんがいたころ、龍田寮では、中学生の子どもたちは地元の中学校へ通っていたものの、小学生については、地元の黒髪小学校の保護者からの強い反対があったため、長年、龍田寮内に設けられた分校で教育を受けていた。「ミヤザキ先生っていう男の先生が〔ひとりで〕勉強を教えとった。小学生みんな〔全学年一緒の授業〕だった」。

宮崎松記園長の働きかけにより、一九五四年四月から、龍田寮新一年生――晴海さんの一学年下の子どもたち——の、黒髪小学校本校への通学が認められることになった。ところが「入学式当日、PTA会長ら一部保護者が、龍田寮の新一年生四人の通学に反対して、小学校の校門に立ちふさがり、『らいびょうのこどもと一しょにべんきょうをせぬやうに、しばらくがくかうをやすみませう』等と書かれたビラを配るなどして、龍田寮児童の登校を阻止する行動を取った」（『壁をこえて——自治会八十年の軌跡』八二頁）のだった。通学反対を呼びかけるビラの配布、同盟休校の強行など、激しい反対運動が展開された。

晴海さんは、八歳だった当時の記憶をまじえながら、次のように語る。

〔龍田寮のあったあたりは〕昔は田園地帯で、農家の家がポツンポツンとあって、咲きよったれんげ草がアタマに残りよったくらい、風景がきれいかった。わたしたちも、そこの下におりて行って遊びよったけれど、この事件のおかげで……。

〔国賠裁判の〕あとで〔再会した、龍田寮の元〕保母さんたちから聞いたら、あのころ〔反対派の

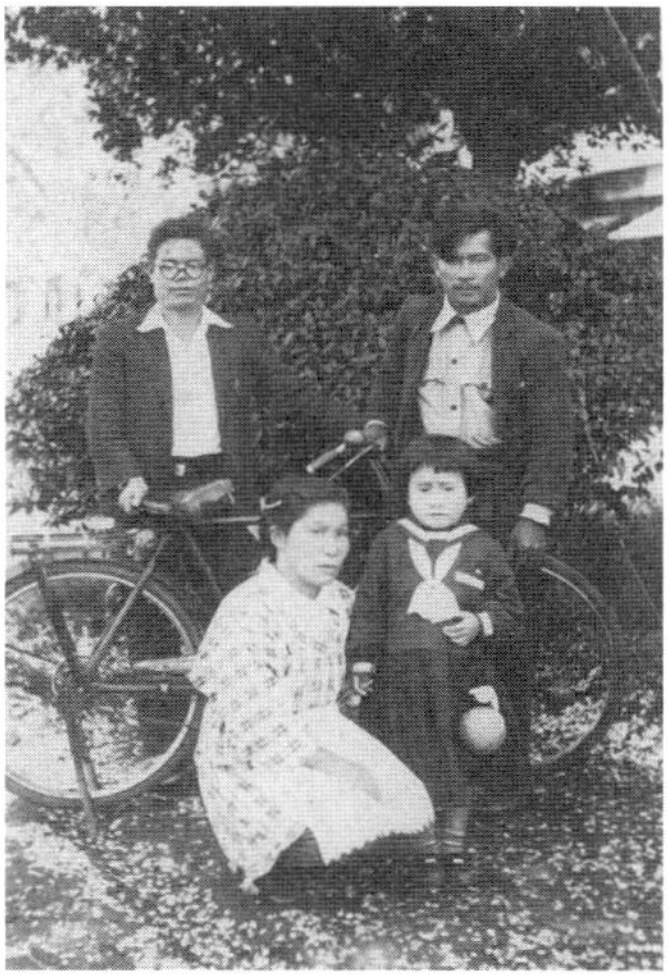

1953年、小学校入学前の記念写真。「親としては黒髪小学校に行けると思って、セーラー服を買って〔わたしに〕着せてくれた」。これが唯一の家族写真だ。晴海さん（前列右）、母親（前列左）、父親（後列右）、奄美大島出身の両親の療友（後列左）。

住民が〕車に乗ってきて、マイクを持って、龍田寮に向かって攻撃をした。その印象がわたしにもあったもんだから、それを保母さんたちに聞いたら、「子どもたちが『怖い、怖い』ちって、みんなを集めて抱きしめて過ごした」っち、おっしゃった*4。〔当時〕わたしたちは、なにか言われてるってことは〔子どもながらに〕ちょっとずつわかってきて。したら、下で一緒に遊びよった〔近くの家の〕子どもたちが、やっぱりほら、親たちがそういうふうに〔通学反対と〕なっていったら、わたしたちのほうに攻撃がポンポンあって。あのころからあんまり下におりて行って遊ぶっちゅうことはなかったと思います。石を投げられたこともある。

＊4　わたしたち自身、龍田寮の元保母である森三代子さん（一九三二年生まれ）と木村チズエさん（一九三四年生まれ）から、二〇一二年六月に恵楓園にて聞き取りをしているが、ここでは第十八回「ハンセン病問題に関する検証会議」（二〇〇四年六月十六日）での森三代子さんの証言を紹介しておきたい。

反対派は「黒髪会」という住民組織を結成し、龍田寮の廃止を要求し始めました。寮の前には騒ぎが大きくなるたびに反対派の車が来て、拡声器で「出ていけ！」と怒鳴りたてました。そのつど、また来たと不安がる子どもたちに、わたしたちは、そんな人ばかりじゃないからと励ましていました。けれど、拡声器の怒鳴り声が子どもたちの耳に入るのをとめることはできません。子どもたちの心には深い傷が残ったのではないかと思います。／やがて反対派は、龍田寮の存在自体が「らい予防法」に反すると非難し始めました。患者の子ども専用の施設があること自体が、患者とその家族の秘密を守るという条文に違反

していると いうのです――〔しかし、本音は、子どもたちのプライバシーを〕守るというよりも、そこから出ていけというような感じ。龍田寮の子どもたちをその場から立ち去らせるというか、廃止すればいなくなるという、自分たちの利点からそういうことを言ったんだと思います。

この年の二学期から、晴海さんは奄美大島の親戚の家に引き取られることになった。そのほうがよいという両親の判断が、おそらくあったのだろう。

その直前の夏休みを、晴海さんは恵楓園内の両親のもとで過ごしている。

龍田寮から引き揚げらして、〔園内で暮らす〕親のそばにいっときいた時期がある。龍田寮から保母さんたちが〔わたしを〕連れて来て、品物みたいに、面会室のカウンター越しに、恵楓園の中における両親に渡されたのを、うっすら覚えてるよ。〔父のあとをついて園内の溜め池に行ったのは、この時期のこと。それまでは、年二回の一斉面会のとき以外は、恵楓園には〕行ったことない。

母がちょっと言っとったけど、宮崎松記園長がね、〔わたしのことを〕帰る子と思って、〔園内にいても〕大目に見とったんだろうと思うところもあるのは、パッと見つかってしまったら、わたしが目ン玉ぎょろっとして、園長に向かって「あした帰る！ あした帰る！」ちって言ったらしくて。たら、先生が「いやぁ、おじょうちゃんにキャラメルでもあげようと思って声掛けたのに、嫌われ

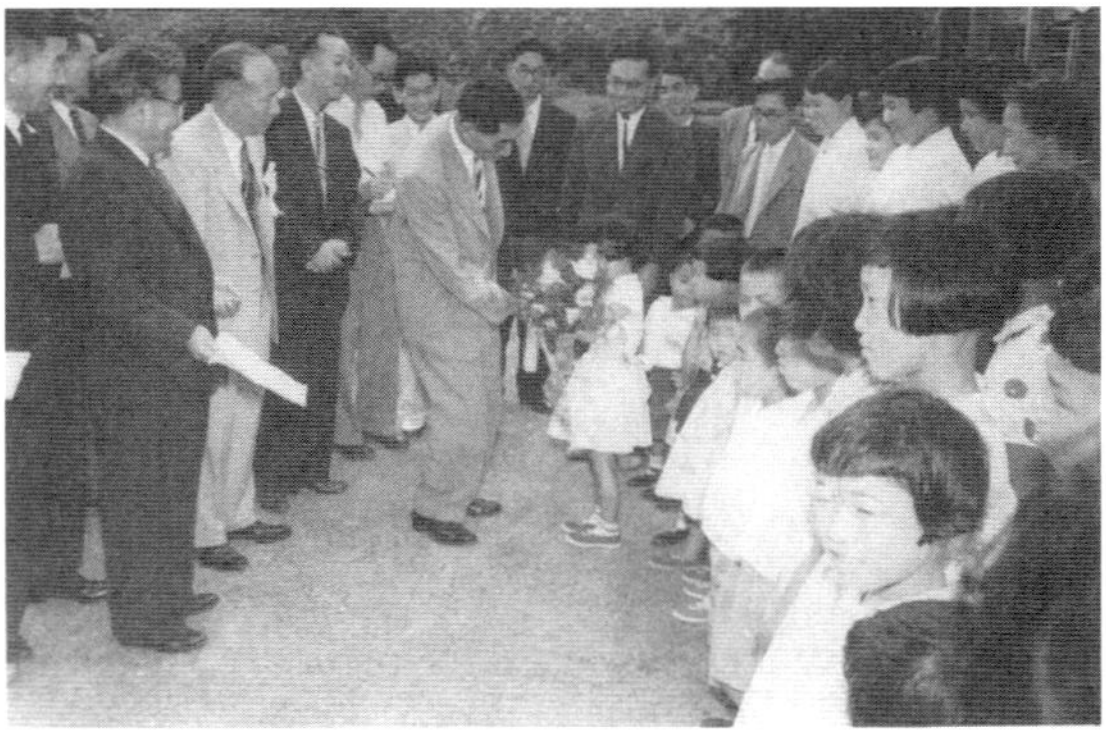

1954（昭和29）年、高松宮宣仁親王が龍田寮を訪問。花束を贈呈しているのが当時小学校２年生の晴海さん。この写真は、もともとは龍田寮の玄関に飾ってあったもの。「〔むかし〕とうちゃんが龍田寮へ行って、『あの写真、自分にもくれたらいいのにな。ハルミが写ってるんだけど』って言いよった」と、母親が奄美和光園にいるころ晴海さんに話してくれたことがある。国賠訴訟後、再会した龍田寮の保母さんに頼んで写真を借り、引き伸ばしてもらった。

てしまった」っち（笑い）。

四年ぶりの両親のそばでの生活。しかし、通学反対派による攻撃を肌身で感じ取っていた晴海さんは、その影響により、病気の母親のことを嫌がるようになってしまっていた。

わたしが〔奄美大島に〕帰るときに、〔園内の〕古びた教会みたいなところの横でね、〔母が〕わたしと写真撮ろうとするけど、わたしがこっち側にずうっと逃げる、逃げる。母が寄っていけば、逃げる。もう、ここで行き詰まりで、こうしてわたしが〔嫌々〕撮ってる写真があるんだけど。そのときも〔わたしは病気の母親を〕すごく嫌がったっちゅう。だって、龍田寮〔の〕黒髪〔校〕事件が起こって、〔病気の〕怖さを知って、親たちの病気を知って。もう、親たちに文句ばっかり言いよってね。そして、恵楓園の中の両親のお友達、〔わたしを〕かわいがってくれてるおじさんたちにむかって、「おじちゃんのおくち、どうして、こうなってるの？」「おじちゃんのおてて、どうして、なくなってるの？」って。みんなをキョロキョロ見とって、〔後遺症のある姿に〕文句ばっかり言いよったって。だから、早く奄美に連れて行こうちゅうことで、連れて行ったらしい。夏休みのひと月〔恵楓園に〕置いとくつもりだったけど、もう、ここに置いとったらね……。だって、「怖い病気」ちゅうことを植えつけられたのは、その黒髪〔校〕事件で、社会がワアワアワアワア、龍田寮にむかってするもんだから、やっぱり、自分たちの親たちのせいだなぁということが、うすうす感じられたのかもしれない。

通学反対派による龍田寮への攻撃は、その後も続いた。翌一九五五年四月、龍田寮の新一年生は四人いたが*5、反対派三名によるハンガーストライキなど、激しい通学反対運動があった。話し合いの結果、熊本商科大学の高橋守雄学長がこの四人を自宅官舎に引き取り、そこから黒髪小学校本校へ通わせることで合意がされた。しかしながら龍田寮は、この事件の影響により、一九五七年に閉鎖されることとなった*6。

*5　この年度の新一年生は、本来であればあと二人いたことを、森三代子さんは熊本日日新聞社の取材で明かしている。「龍田寮の保母だった森三代子さんは、今でも思い出すたびに胸が締め付けられるような記憶がある。／一九五五年二月二十二日、龍田寮にいた二組の姉弟四人を、熊本市島崎にあったカトリック系の児童養護施設『聖母愛児園』に移した。／四人を修道女に託して帰

ろうとすると、まだ四歳ほどの弟の一人がしがみついてきた。森さんに最もなついていた子だった。『森ねえのバカ』と泣きわめく子を引きはがすようにしてドアを閉め、森さんはあふれる涙をぬぐった。／この四人のうち姉二人は六歳で、小学校入学直前だった」「宮崎〔松記・恵楓園〕園長と岡本〔亮介・熊本市教育〕委員長との懇談記録にはこうある。／『反対派は龍田寮児童中、朝鮮人はその故をもって黒髪校入学は拒否すると主張』」（熊本日日新聞社編『検証・ハンセン病史』河出書房新社、二〇〇四年、一四七～一四八頁）。龍田寮事件は、ハンセン病だけでなく、在日朝鮮人にたいする忌避・排除をも同時に孕んだ事件であった。

＊6　この事件のその後の顛末について、やはり森三代子さんの第十八回「検証会議」の証言の記録を引こう。

　このとき龍田寮には三十八人の子どもたちが残っていました。その全員を親戚の家や県内の児童養護施設に分散させることになったのです。いったん〔熊本商科大学の〕高橋学長の自宅に行った子どもたちも、この計画に従って施設に預けられました。黒髪小学校の校区には児童養護施設はありません。また、親戚に引き取られた子どもたちは、県外などみんな遠方でした。結局、龍田寮の子どもたちのうち、だれ一人として黒髪小学校を卒業できた子はいなかったのです。／子どもたちを分散させるのはとてもつらい仕事でした。ある子どもは親戚の手に渡し、ある子どもは施設まで連れていきました。二十四時間一緒に過ごし、「おねえさん、おねえさん」と、ほんとうの家族のように慕ってくれた子どもたちです。泣いてしがみつき離れようとしない子を振り払うようにして帰ったこともありました。別れはほんとうにつらく、見知らぬところに放り出される子どもたちがかわいそうで、涙があふれ、同行していた主任に「結局、負けたのと同じですね」と言ったことがあります。（傍点は引用者）

龍田寮閉鎖後、森三代子さんは恵楓園に配置替えとなった。「龍田寮の子どもたちのアフターケア」のためだった。龍田寮を出た子どもたちは、その後、しばしば森さんのもとを訪ねに来たという。

お盆と正月には必ず何人かの子どもたちが泊まりに来て、狭い官舎にごろ寝し、夜遅くまで語り合いました。遠い親戚の家や施設に引き取られ、あるいは就職した子どもたちにとって、龍田寮はなつかしいふるさとであり、心を癒せる唯一の場所だったのではないかと思います。／（中略）／もともと引き取り手がないために、親の入所に伴って寮に入った子どもたちですから、親戚に引き取られた子どもたちの多くは、冷たい仕打ちを受けたと聞いています。お盆や正月に訪ねてきてくれた子どもたちのなかには、自殺したのではないかという子もいます。詳しい事情は知りませんが、龍田寮廃止で分散させられた子どもたちは、どの子も人には言えない苦労をしたはずです。

なお、このあとの晴海さんの語りにも出てくるように、龍田寮の閉鎖により分散させられた子どもたちのなかには、ハンセン病を発症してはいないものの、行きどころのなさから、〝患者として〟恵楓園へ入所した子どもたちが何人かいたようだ。わたしたちが二〇一一年十月に行なった菊池恵楓園入所者の聞き取りでも、「〔黒髪校事件のあと〕龍田寮から来た子どもがおったんですよ、少女舎にね。病気になってなかったけど、なったっていう名目《あれ》で、何人か入ってきた」という語りがある。

叔母の家に預けられ、我慢我慢の生活

熊本から奄美大島へは長い旅だった。父親に連れられて汽車に乗り、鹿児島へ。まずは星塚敬愛園にいる母親の従兄弟のもとを訪ね、そこで奄美大島行きの船が出る日を待った。小さい船で奄美大島へ渡った。大島では、まず奄美和光園を訪ね、晴海さんはそこで初めて母方祖母と会っている。

父親は当初、自分の姉のところへ晴海さんを預けるつもりだったが、亡くなってしまっていた。そこで、妻の父親（晴海さんの母方祖父）を訪ねたところ、対応が「厄介者が来たみたいなかんじ」であった。最終的に、叔母（晴海さんの母親の妹）のところへ晴海さんは預けられることになった。

この叔母は、母親と姉がハンセン病だという理由で離婚させられ、大島紬の機織りや「ユイワク」（集落内の相互扶助）で他家の畑手伝いなどをしながら、女手ひとつで二人の子どもを育てていた。奄美和光園にいる祖母が物品をくれるなどして助けてくれはしたものの、叔母の「外面《そとづら》がいい」性格もあいまって、暮らしは「ほんとに貧困で、大変だった」。

あのころは、海が時化《しけ》て船が止まったら、うちの田舎から和光園《ここ》まで来るには七里八里の道を歩かなければ来れない。一日がかり。そうしながらでも叔母と一緒におばあちゃんのとこ行って。おばあちゃんがわたしたちを心配して節約して貯めてくれてる醤油とか缶詰とかいろんな食べ物を、いっぱいもらって帰って。そうして持ってくるけども、叔母がまた、それをみんなにホイホイ〔あげてしまう〕。自分がかわいそうなくせに、他人《ひと》がかわいそうになって、そうする。わたしは〔こ

れだけ〕持っていけば何日かの分はできるっちゅう、そういう期待《あれ》もあるのに……。

朝早く「起きれ、起きれぇ」ちって起こされて。田舎は、あのころは竹の塀。朝起きて、塀の竹、先を折って、火を熾《おこ》して*7。それからご飯をつくろうっちしても、食べるのはないのよ。だから、お味噌だけをぐうっと掻き混ぜて、そこに芋でも切って入れて。そないしてご飯作ったりしながら。叔母たちが昼、他家《ひと》の仕事に行けば、学校から帰ってみても、昼ご飯、食べるの、ないの。水一杯ぐらい飲んで、また〔午後の授業のために〕学校に走ったりしながら。

*7 晴海さんが暮らした集落では、毎年の正月、住居をかこむ竹の垣根を新しく作りなおし、日々の生活ではそれを火種にするのが習わしだった。「木を切ってきて、一メートルごとに軸にして、そこに竹を挿していって垣根をつくる。正月正月に。お正月には竹の葉もあるし、びっしりしてるけど、あとは枯れていって、葉っぱも落ちてくると、骨みたいな小さいあれになってくる。それを小さく折って、〔そこに〕紙を置いて火種にすると、〔火を〕熾しやすいわけ。垣根〔だんだんと〕なくなってくるよ。お正月〔前〕ごろには、塀の垣はもう一本、二本になって。そういう生活の知恵」（晴海さん）。

おカネがなければ、叔母の従姉妹のとこへ、わたしに「借りてこい！」っち、叔母が言いよったの。わたしはもう、それがいっちばん嫌で。行かんばもう、火吹き竹で叩かれる。〔そして〕外に出されて。ずうっと軒下でいたずらしながら、こないして考えこんでしてると、あとは「家に入れ」っちゃ、入るし。あとは、わたしも嘘を覚えて、庭先まで行くことは行くけど、「いなかった」

ちって、行ったフリして帰ってきよった。「金銭借りてこい」ちって、借りに行くそのつらさ。もう〔なにも〕食べなくていいがぁと思って。

そういう悲惨な生活《あれ》しながらずうっとやってきたけど、〔小学校〕四年生の六月ごろかな、わたし麻疹《はしか》もらったの。高熱が出て、上からずっと発疹が出てくる。身体がほんっとにだるくて、おんぶされたい、いくらでも甘えたいぐらい、だるかった。あのとき、どんなに父と母を〔恋しく思ったか〕……。熊本〔の恵楓園〕に父ちゃんたちがいたけど、連絡するにも電話もないし。泣きながら、ずうっと我慢して。もう、ほんとに我慢、我慢、我慢しながら生きてきた。親を、クソォッ、こんなところにわたしを置いてぇ、と思いながらね。

父の死、母の和光園転園

小学校四年生の十二月（一九五六年）、父親が恵楓園で亡くなってしまった。これを受けて翌一九五七年一月、母親は母方祖母のいる奄美和光園に転園している（このとき母親が持ち帰った父と弟の遺骨は、故郷のお墓に納められた）。母方祖父は、奄美大島に帰ってきた自分の娘（晴海さんの母親）にむかって、暴言を吐いた。

〔のちに母から聞いたことだけど、祖父は〕和光園の〔寮の〕玄関に訪ねてきて、「病気を治して帰ってくるっち思えば、その姿で帰ってきて。猫イラズ買って持ってきたから、飲んで死なんね」

ちったっち。それから〔祖父は〕何十年生きとったけど、もう絶対〔自分の娘のところへ〕面会にも来てない*8。

*8 祖父は八十九歳まで生きた。亡くなる直前、晴海さんに「自分がすまなんだっち、〔おまえの母親に〕言えよぉ」という言葉を託したという。「〔自分の〕子どもとして扱わなかったちゅうことに対して、気になっとったかもしれんとは思う」（晴海さん）。

母親が和光園へ転園して以後、晴海さんは、学校の長期休みのたび、ひとりで園へ来て、母親と祖母のもとで過ごすようになった。

やっぱり田舎にいるよりか、毎日の生活、心配しないでいい。春休みの二週間、夏休みの四十二日、冬休みの二週間、しっかり和光園《むこう》におったら、食べることに心配ない。そのために行っとったようなもんです。

〔長期休みの終わり、叔母のもとへ〕帰るときには、いっぱい、ばあちゃんたちが〔食べ物を〕準備して。山の上の、名瀬が見えるとこまで送ってくれれば、ばあちゃんが「重たいから、つぎ来るとき、持って帰れぇ」ちゅうけど、わたしが「ばあちゃん、うちに行けば、なんにもないよぉ」ちって言ってね、無理して、小さい身体で〔荷物を〕おんぶして、ずうっとわたしが下っていくのを見ながら、何回泣いたかわからないっち、ばあちゃんは〔のちに〕言いよった。

和光園へ行くとき、波が静かであれば、名瀬の港まで船で渡った。「小さな五トンぐらいの、漁船みたいな定期船。〔自分の村からは〕二時間で来れよった」。名瀬から和光園へは、職員にみつからないよう、園の裏手の山道を通るのが常だった。

あのころ、テル（＝額に紐をかけて背中に背負う籠）に、田舎でつくる実味噌《なりみそ》を、おばあちゃんのために二、三キロ準備するのね。それとか、田舎でつくるお芋を入れて。名瀬《そこ》の船着き場で降りて、テルを背負って、ずうっと歩いて。山道《そこ》をクネクネしながらずうっと登って。朝早く船乗ってくるけど、〔子どもの足なので、和光園内の〕火葬場の下におりるときは、もう昼の二時。怖かったのはハブと人さらい。ひとりしか歩かれない山道で、ほんとに必死。もう夢中で走って下りよった。いま李《すもも》の木が植えてあるとこに〔昔は〕豚舎があって、早く下りれたときには、そこで母たちが豚に餌やってるときもあったし。ちょうど母たちが〔作業を終えて〕寮舎《いえ》に帰ってホッとしたところに、わたしが着いたときもあった＊9。

＊9　母親は当時、患者作業として豚舎の世話をしていた。「〔母は〕わたしが田舎に預けられているために、園の中で豚小屋の餌をやったり、寮長をやったりして、少しずつおカネ儲けて。わたしのために働いて。貧しかったけど、着る物とかは、母が〔稼いだ作業賃で〕和光園《ここ》の裁縫場から端切れみたいな布を買って、洋服とかいろいろ作ってくれたから、困らなかった」（晴海さん）。

午前中うちは、職員が〔園内を〕動くがね、治療とかいろんなので。〔だから職員にみつからないように〕ずうっと母の部屋でじっとしとって。夕方になったときに、中におる〔入所者の〕おじちゃんたちが「自転車、乗り方教えるから、出てこい、出てこい」って言うから、職員が帰ったあとは、楽しく遊びよった。〔のちのち、和光園の入所者自治会長をしたこともある〕Eさんが、「おまえが来て何十日もおるっちゅうこと、職員はわかっとって、スミエも怒られたりしたかもしれんけど。もう、それには動じなかったよやぁ。やっぱり、かわいそうに、来てる子ども帰すわけにいかんしやぁ」ちって笑いよった。

もう〔休み明けの〕ギリギリまでおったし、また、帰る時になったら、やっぱり田舎に帰りたくなくなるの。だって、中のひとの雰囲気は楽しいし、田舎に帰ったらまた自分がするの現実が見えてくるから。

学校が救いだった

叔母の二人の子どもたちより年長だった晴海さんは、小学生のころから、労働力としてあてにされる生活であった。

〔学校から〕家に帰ったら、ソーケ（＝竹で編んだ浅籠）に洗濯物を入れて、川に持っていって。固い石鹸あれして、石の上で洗って。そして干して。家に帰ったら帰ったで、〔家事を〕するのばっかりで。たまぁに夏なんか遊び過ぎて。ほら、海へ泳ぎに行けば、三十分で帰ればいいけど、四時間も五時間も友達と遊び過ぎて、疲れて帰ったあげくに、怒られて、叩かれる。そうとう叩かれましたよ。

家の御飯《まんま》作りばっかりしてるもんだから、〔学校の〕家庭科なんかは、いの一番でうまくやれる。実生活で身についたものに対しては、もう負けるわけはない。負けるのちったら、勉強面ではぜんぶ落ちるかもしれないけど、まぁ学校で集中してやれるぶんやって、できないぶんはしかたない。試験があるっちいっても、家で勉強できるわけじゃないし。あのころ、電気も時間的に点《つ》きよったし。わたしたちが中学校卒業するまでは、まだ赤い球《きゅう》で。〔家には〕その一つの球〔だけ〕で、その下で勉強するわけにいかないしね。帰ってからは、お粥《かい》さん作るのに、蘇鉄《そてつ》の実を割って、ずうっと〔処理〕していくのに、時間かかるし。家で勉強したことない。

〔蘇鉄の実は〕灰汁《あく》抜きをして干したのを、炊くときに、また膨らして。それを割って、粉にして。三リットルぐらいの水にひとつかみの外米をパッと入れて、沸かして、こないして漕いで入れて、炊いてあげるんだけど。わたしが三年生のとき、見様見真似でしとったら、隣のばあちゃんが「かわいそうにね、本土《やまと》から来て、ここまでせんばならんかい」ちって、わたしを見て泣いたっちって、あとで笑い話になったんだけど。「鍋もたぎってないのに、独りでしとった」ちって。あとはもう、うまく炊けるようになったけどね。

ほんと、学校が救いだったかもしれない。怒られながら、なに言われながらでも、カバン持ってパッと走りよったし。学校に逃げて行けば、一日中、家のことせんでいいから。その楽しみ。そして、あるときからユニセフの脱脂粉乳のミルクが出だしたの。あれがだいぶん救いになった。おいしくはなかったけど、空腹をしのげた。

学校の先生や保健所職員の手助け、そして恵楓園の父の友達

日々の生活は辛いことが多かったけれど、晴海さんを助けてくれる存在もあった。菊池恵楓園の、亡き父親のある療友は、晴海さんが中学を卒業するまで、子ども向け雑誌の定期購読や、学用品の世話を続けてくれた。「わたしもそれに甘えて、何がない、何がないちゅう手紙を書いて。わたしが中学二年のとき、奄美に会いにいらして。足ながおじさんみたいにかわいがってくれた」。学校の教員にもやさしい先生がいた。「徳之島からいらしてる先生が『運動会の時期だから、ハルミのために、おにぎり作ってあげれぇ』ちって自分の奥さんに言って、作ってくれた」。

奄美大島に来て以降、晴海さんには公的な「援護金」が出ていたという。

龍田寮から出た子どもたちは、たぶん〔みんな〕そうだったと思う。国が〔附属保育所で子どもたちの面倒を〕みた場合、百パーセントみなければならないけど、身内に預けた場合にはその何分の一で済むということで、わずかだけど出とったんです。でも、あのときは現金封筒で来て。受取証を返さなければならなくて。そのころ、叔母もあんまりそういうの書ききらなくて、わたしもま

だ小学校三、四年生ごろで、わからなくてね。学校に封筒を持って行って、担任の先生に「これ書いてくださーい」とお願いしたら、「どれどれ」って書いてくださりよった。六年生ぐらいからは自分で書けるようになった。

「援護金」の関係もあってか、晴海さんのところへは保健所職員がたびたび訪ねて来た。

　保健所からいらっしゃるひとも、とってもいい方で。わたしが中学校卒業するときに「今後どうする？　上の学校へ行くか？」とも言わしたけど、そのときにはもう、叔母とか祖父《じいさん》とか、それまで〔わたしを〕ほったらかしとったひとたちが、こんどはもう、とにかく手っとり早く使わなければ損みたいに「〔ハルミを〕使え、使え」っちことになってきて。自分の意思も聞かないで、「紬織り、せい、せい」ちって。和光園の看護婦長さんからもね、「ハルミちゃん、〔療養所附属の〕看護学校へ行きなさい」ちって勧められもしたけど、けっきょく、「こんな〔病気の〕ひとの子どもが、そんなンする必要はない」ちって。とにかく中学校卒業するまでが波瀾万丈。叔母がもう、ほんとに……。

　でも、いまになってみたらね、ほんとに、〔叔母も〕三十代そこそこで大変だったんだろうなぁと思う。

身内からの差別が厳しかった

晴海さんの体験では、「ガシュンチューヌ、クワンキャーヌ」（病人の子どものくせに）と侮蔑の言葉を投げつけられたのは、おもに親族からであった。

他人《ひと》じゃなくて、身内、みんなによ。叔父とか祖父《じいさん》とか。けっきょく、「目立つようなことはするな」って。わたし、なにかをやりたいと思うけども、ほんとに、引っ張られて、押さえられて。「ガシュンチューヌ、クワンキャーヌ」。そんなことすれば目立って、他人《ひと》に笑われるっちいうこと。ストレスがボンボン溜まっていくし。クソォッと思って。

中学卒業後は大島紬の機織りを始めたが、これは紬業の親方をしている祖父から搾取されるかたちになった。

じいさん、他人《ひと》に〔機織りを〕させるときには、手数《てかず》一反いくら、あげてるわけ。でも、わたしにはぜんぜんなし。奴隷とまでは言わないけども、そういう扱い。「祖父《じぶん》のため、せんばいかん」「叔母のため、せんばいかん」ちって。わたしはずうっと、黙って紬を〔織った〕。ほんとの差別は祖父《じいさん》たちがいちばん多いの。そしてね、機織りも、とくにできたの、わたしは。

傍目《はため》は「じいさんがたくさんおカネくれるだろう」っち、田舎のひと言うけど。「まったくそうじゃない」ってわたしが言えば、もう〔お酒を〕飲んできて、わたしを脅しにくる。そういう痛い目にもなんべんも遭いながら我慢して。「〔おまえは〕育てられた」ちって、恩着せられて。

晴海さんは「我慢、我慢」の生き方を強いられて残念でならなかった、と語る。

いつも〔ハンセン病国賠訴訟の弁護士の〕先生たちにね、「〔この問題とのかかわりを〕十年、二十年、早くしてくださっていれば、わたしの生き方がほんとに変わっとったかもしれない」ちって泣きたくなるんだけど。自分がほんとに、幼児期にね、親が欲しかったころに、こういう助けがあって、話を聞いてくれる人がおったらよかったなぁと思う。

和光園に行ってせば、「また、あっちへ行って来たのか！」ちって、祖父《じいさん》に怒られる。ほんとに、療養所の近くで生きる人間のつらさ。そういうのも、いっぱいわかって育ってきてる。

二十歳のころ、叔母の家を飛び出した。鹿児島市に出るが、男の子を産み、相手の男性とは別れ、奄美大島に帰って来た。晴海さんは、当時は不安も大きかったけれど「機織る技術《あれ》があるんだから、やり直せばいい。現実と向き合って生きるしかない」と思った、と語る。

人間のいいひとと結婚

この当時、紬業はとても景気がよく、機織りで収入を得ることができ、子育ては楽しかった。子どもが高校に入るころ、晴海さんは同じ村出身の男性と結婚。祖母と母親が和光園にいることは、結婚前に夫に話している。

同村だから、隠しとってもどっかから耳に入るし。「和光園に母親がいる」ちったら、主人が「だれも病気はなりたくてなるんじゃないよぉ」って言ってくれた。「ああ、そうかぁ―」っち。でもね、人間、酒飲む人たちは〔酔うと〕どうなるかわからないしねぇと思って、疑ったりもしたけど。そういうことがぜんぜんなくて、こうして過ごせてきた。〔主人は〕母とか祖母《ばあちゃん》のこと、いっくら泥酔いしとっても、〔嫌なふうに〕触れたことない。ああ、この人はほんとにいい人なんだなぁと、その点で感謝してる。

祖母や母親に会いに和光園へ行くのに、夫に気兼ねする必要がないことも、ありがたかった。母親が脳梗塞で倒れ、看病に通っていた時期も、夫は和光園まで車で送り迎えをしてくれた。国賠裁判からあと、晴海さんがハンセン病問題関連の集まりに出かけることにも理解を示している。「いま楽しく生活できているのは主人のおかげ」。

明治生まれの気丈な祖母も、叔父には遠慮していた

祖母は一九九〇年に八十九歳で亡くなった。ひとり息子である叔父は、和光園へはなかなか来ず、祖母の死に目に間に合わなかった。

ばあちゃん、すごい生命力の人で、〔息をひきとる直前まで〕意識があったもんだから、死ぬまで〔ただ〕ひとりの男の子である叔父と会いたがってた。叔父は〔住まいは〕この〔和光園の〕近くだったけど、やっぱり嫁さんに遠慮してか、〔祖母が危篤になってもなかなか〕来なかった。来てから大泣きしとったけど、すでに遅しだった。叔父は〔祖母のことを〕女の子であるわたしたちに任せて、自分は知らんふりして生きた。

祖母は、ハンセン病の後遺症で指を失ってはいたものの、足は丈夫で、背筋の真っ直ぐな、気丈な人だった。元気なころはときどき故郷の村に帰ってきたという。

ばあちゃんは、園の入所者《ひと》が車の免許を取りだしたら、そのひとを頼んで〔車に〕乗って堂々と来た。〔事前に〕連絡もなしに。〔でも〕自分の息子、叔父の家には行かないの。わたしのとこに来るもんだから、こっちが仰天してしまって。「帰れ」と言うわけにもいかないし。夜になったら叔父夫婦は隠れてばあちゃんに会いに来るわけ。

ばあちゃんは、潮干狩りへ行ったり、墓参りとかも堂々と〔後遺症の重い〕あの格好で歩くもんだから、こっちはヒヤヒヤ。だけど〔本人に〕言うわけにはいかない。たら、どの人か知らないけど、〔誰かが〕じいさんの家に電話する。〔祖父は〕「早よ、園に帰らせ」とか言うし。〔ばあちゃんに〕それを言ったら、「偉そうに」っち。女つくって夫婦別れした仲だから、島ユムタ〔島ことば〕で「オゼラヌチュンキャヌ、ワキャバ、キラトゥ」ちって、鼻笑いにするわけ、祖父を。たいしたことないくせに、自分を嫌って、ちってね。ばあちゃんも明治生まれの女だから〔気が〕強いの。ばあちゃんがかえって、じいさんをおかしく見よった。昭和四十年代でよ。〔わたしは二人のあいだに挟まれて〕こっちから言われ、こっちから言われ。ほんと立つ瀬ない。

祖母は、村に帰るとかならず晴海さんのところへ来た〔当時、叔母は大阪へ出ていた〕。「わたしは孫だけど、叔父《むこう》は子どもだのに、おかしいでしょう。あれだけ〔気が〕強かったのに、やっぱり〔叔父たちに〕遠慮しとったのかな」。叔父の子ども〔晴海さんのイトコ〕は、祖母について「自分のばあちゃん」という感覚はなく、晴海さんの子どものばあちゃん、という感覚のようであったという。

当時は、晴海さんも、周囲から向けられる目が気になった。

いま考えたら〔村に堂々と帰って来た〕そういうばあちゃんの生き方が、ほんとうだけど。それをわたしたちが嫌と思ったのが、恥ずかしいとこもあります。ばあちゃんは〔指がなくても〕おてて振って平気で歩くし。〈わたしたちは、そんなばあちゃんの振る舞いに〉脅かされる一方。

うちの子が小学校入学した次の日に、またまた、なんの連絡もしないで来るもんだから。先生の奥さんたちが、うちの子どもにお祝い持って来るとき、ちょうど出くわして。その人たちが見る目《あ》線《れ》が……。やっぱり〈お茶を出しても〉湯呑も摑まないし、そういう態度《あれ》を見たときに、嫌だなぁと。ばあちゃんの姿を見たら、誰も〈湯呑を〉摑まないでしょう。

母との和光園での思い出

子どものころ、学校の長期休みを母親の寮舎で過ごした時期を、晴海さんは「すごく楽しかった」と振り返る。母親は三人一部屋の「桜寮」にいたが、園内での人づきあいがよく、お客がたくさんあった。園の中は「〈入所者が〉何百人っていらしたけど、和気あいあいだった」。


〈和光園へ行くと〉お母さんは〈園から配給される自分の食べ物を〉わたしに分けて食べらしてる。足らないときはお素麺ゆがいたりもしたけど、隣の〈部屋の〉おばあちゃんたちが、自分たちが食べきれないから「スミさん、子どもが来てるんだったら、あげて」ちって持ってきたり。

〈母親の部屋には〉「若竹寮」のおにいちゃんたちの出入りも多くて。退所したFさんたちは、「ハルミちゃんのお母さんにお世話になった。おまえのお袋だったけど、俺たちのお袋でもある」ちって。あのころ、食べ物がなければ、うどん、素麺、持って行って、「湯がけぇ」「つくれぇ」って言って〔分け合って〕食べてね。むかい〔の部屋〕には、どこが病気かっち思われるきれいなねえちゃんたちが、いっぱい入ってるわけでしょう。おにいちゃんたちの目的は、その彼女たちでもあるわけ。うちの母のとこ、中継場所よ。人がいっぱい集まって、花札とかそんなのしてるの、わたしも見様見真似で覚えたし。楽しい時期だった。

一九九六年、「らい予防法」が廃止になった年に、母親は数えの七十七歳で亡くなった。最初の脳梗塞を起こしてから、発作を繰り返すうちに、だんだんと身体が弱っていった。発作のときには県立病院に運ばれ、医者も看護婦もていねいにみてくれた。しかし晩年は、頼りにしていた療友が自分より先に亡くなったことで大きく気落ちしていた。

「スミエ、心配するなよ。あんたのことまでちゃんとしてから、あとで自分は逝く。あんたが死ぬときは、自分がちゃんと〔追悼の〕言葉も述べるし」っち言いよったのが、先ぃ逝ったもんだから、ガックリきたらしくて。生きる気力を失ってね、泣きだして。わたしを和光園にいちばん最後まで通わすちゅうこと、すごく気にして。「自分が早く死ねば、あんたも来んでいいのに……」。「そんなことはどうでもいいよ。いまは、旦那も協力してくれてるし、わたしに余裕もできてるから、そんなこと言わんで、長生きして」って言うのに、もう、本人が生きる気力を失ってるもんだから……。

お葬式は和光園で執り行ない、療友のひとたちに温かく見送られた。晴海さんの胸にはさまざまな思いが去来した。

〔母の療友で同村出身の〕Iさんが、わたしをじぃっと見とって、「ハルミ、お疲れさんねぇ。これで和光園とお別れだねぇ。長いこと頑張ったねぇ」っち言われたとき、ほんと、一抹のさびしさを感じた。自分の思春期には〝こんな親、早よ死んでしまったほうが、わたしは楽なのに〟と思って葛藤したときがなんべんもあったし。だって、「両親は?」って他人《ひと》に聞かれるときみたいに辛いの、なかったんです。父は「死んだ」ってはっきり言えるけど、生きてる母を「死んだ」とは絶対に言えなかったから、言葉が出せないで止まるときが多かった。主人と結婚してからは、いっさい、そういう思いは一度もなかった。〝もういい世の中だから、あわてて死なないでいいよ、長生きしてくれ〟って思ったし……。

「らい予防法」の廃止が報道されたときの母親の言葉が、記憶に残っている。ハンセン病国賠裁判で、母親の遺族としての提訴に踏み切ったさいには、その記憶が晴海さんの背中を押した。

「らい予防法」が廃止になったとき、ちょうど母ちゃんの部屋に一緒にいたの。〔母は〕目が不自由だし、ラジオだけは付けっぱなし。〔法廃止のニュースが流れて〕「いい世の中になるがぁ」とわたしが言ったら、「ガシュンクトゥユンバン、クニノシュンクトゥジャガ、ワカリュンニャ」ちって怒ったから、「そうね」ちって、わたしも思っとった。――〔母が亡くなった後、一九九八年に〕この裁判が始まって。〔当初は〕嫌だなぁって。「ハンセン、ハンセン」っち言って、また寝た子を起こさないでくれ、と思っとった。けど、自分が〔裁判に〕かかわったときに、母があのとき「国のすることだから、わかるもんね」と言ったあの言葉には、生涯、国を信じてなかったのかなぁと思う気持ちも出てきた。出るところに出て、話すことは話したほうがいいかなと、そういう思いになったのも事実。

ハンセン病裁判で遺族として提訴／「れんげ草の会」の立ち上げ

国賠訴訟に遺族として提訴ができるという話は、和光園入所者で同じ村出身のひとなどから教えてもらった。園内で開かれた説明会に出かけると、たくさんの遺族たちが話を聞きに来ていた。裁判*10では、ハンセン病にかかった本人の死後二十年以上経っている場合は、「除斥期間」を過ぎたものとして訴えを退けられた。また、本人との家族関係が法的に登録されていない場合も、損害賠償請求権の相続が認められなかった。

*10　二〇〇一年五月の「らい予防法違憲国賠訴訟」熊本地裁判決を受け、原告には賠償金が支払われ、原告にならなかったハンセン病当事者には補償金が支払われることになった。ところがその後の協議に

おいて、被告である国は当初、療養所への入所歴のない〝非入所原告〟と〝遺族原告〟については和解に応じないと主張、この両者については二〇〇一年十二月まで裁判が続行されたのである。非入所原告および遺族原告に「和解一時金」が支払われる方向で国との合意が成立したのは、翌二〇〇二年一月二十八日であった。そして、「和解一時金」の支払いの条件として「相続人からの請求について、当該原告が相続人であること及びその相続分については、証拠に基づき、裁判所が認定する。／原告は、相続を原因とする不動産の所有権移転登記手続に要する程度の資料を証拠として提出する」とされた。

〔ハンセン病の〕お父さんの子どもだけど、認知されてないために、戸籍上〔相続人としての認定が〕ダメな人もでてきた。そのひと、残念そうに「あんたたちは、よかったね」っち……。あの当時ね、自分の子どもを「ハンセン病の子ども」になしたくないちゅう親の思いが、裏目に出た人もいるわけ。して、自分の子どもになすより、きょうだいの子どもになしとったほうが〔偏見の目でみられずに済む〕ちゅ〔ことで、戸籍上〕きょうだいの子どもになした人たちも、ぜんぜん〔補償が〕ない。

晴海さんは意見陳述のため法廷に立っている。「そんな大それたこと、わたし、できることないし、〔自分の体験を〕他人《ひと》に話したこともない。〔弁護団の〕国宗〔直子〕先生から、夜、電話かかってきて、あのやさしい口調《ことば》でね、『〔あなたなら〕やれます』〔と説得された〕」。福岡から久保井《くぼい》摂《せつ》弁護士が来て、晴海さんの話を聞き、意見陳述の原稿をつくった。

「なに話せばいいんですか？　わたしは愚痴にしかならない」っち言ったけど、〔久保井〕先生がカレンダーの大きな紙の裏《あれ》に〔わたしが話したことを〕ちょこちょこ書いてる。〔そうやって原稿を作ってくれました。〕

最初に「わたしは泣きません。泣いたら語れなくなる」って言って。「わたしは〔人生で〕二回、大泣きしてる。両親と〔昭和〕二十五年に離れたときと、奄美大島に突き放されたとき。それから後は、けっしてもう涙は流すまいと思って、もう我慢我慢、ガマンガマン。そうした生活してきてるから、ひと前ではけっして泣きたくない」。先生に言われたね、「それだけ辛かったひとは、そういうふうになるだろうなと、わたしも思うときあるんです」って。

〔法廷に立ったときは〕緊張しました。帰ってきてから、ドォーッと疲れて、じんましんが出たもの。前の晩に〔意見陳述の原稿を読み上げる〕練習をひとりでやってたら、悲しくなってきて。裁判所ちゅとこ、怖くもあったし。身体がやっぱり震えて。

法廷は二カ月に一回のペースで開かれた。このかんに、晴海さんは、宮里良子さん、Kさん、原田信子さんらと出会う。「れんげ草の会（ハンセン病遺族・家族の会）」は、この出会いから始まった。

みんなでベチャベチャしゃべってるうちに、国宗先生から「遺族の会でもつくろうかぁ」って。「会の名前はどうする？　国宗先生のところは『菜の花法律事務所』。じゃあ、花の名前にする？」ちって。Kさんが「なんにしようか？」って言うから、「不思議〔なこと〕に、わたしは、れんげ草を知ってるんだけど、奄美にれんげ草がないの。龍田寮の風景が忘れられなくて、なんで、島にはれんげ草はないんだろうかぁと思って育ってきた」ちったら、国宗先生が「それがいい！」ちって。そうして〔二〇〇三年に「れんげ草の会」を〕立ち上げた。そして、一人、二人と増えて。

会うたんびに、ガチャガチャガチャガチャで、言い合いみたいになるけど、やっぱり原点がひとつ。親〔やきょうだい〕が病気だったたちぅ結びつきは大きい。なに言ってもやっていけるっち信頼感《あれ》で。

国賠裁判の過程では、祖母と母親の敬愛園時代のことを、ふたりの療友だったひとたちから伝え聞くことができた。

おばあちゃんたちが〔敬愛園に〕入ったころのことをよく知っとったのが、〔国賠訴訟の第一次原告であった〕玉城しげさんとか上野正子さん。裁判が終わって一周年の忘年会で、「わたし、奄美大島から来た」ちったらもう、〔敬愛園の〕おばあちゃん連中がね、わたしを摑んで「誰のあれ？　誰のあれ？」って言いだして。「まぁ、あんた、クルさんのお孫さんねぇ。したら、お母さんはスミエさんねぇ」ちって。「はーい」ちって言ったら、「自分たち、入ったころが一緒。すごく楽しくて、よかったよぉ」ちって聞かしてくれて。上野正子さんは〔母と〕同年輩。「とってもいいひとだったよ、あなたのお母さんは」つうから、「うれしいです」っち。そういう話も聞けてよかった。

晴海さんは「両親に感謝している」と現在の心境を語る。

〔あるとき、恵楓園からの〕退所者の方にね、「〔閉鎖された〕龍田寮から行く場所がなくて、何人か〔恵楓園に〕入ってる子たちがおったよ。ハルミちゃんたちも、そんなにして〔恵楓園に〕おったほうが楽だったねぇ」ちって言われたの。「それは違う」って、わたし言ったの。「それを言われるたんび、父は偉いって、わたしは父を尊敬するよ。あの当時のハンセン病の怖さを知っとったのは、両親と思う」っち。〝自分たちは仕方ないけど、この子にまではそんな思いをさせたくない〟って思ってね、あの厳しい奄美大島にわたしを押しやってくれた父と母を、わたしは恨みもしたけれど、自分がいま強く生きれるのも、そこがあったと思う。「一回〔ハンセン病だという〕刻印を押されたら、それで生きなければならないし、そこをしなかった両親に感謝するよぉ」って。やっぱり、いろんな面で大変なこと社会であったけど、そこを乗り越えられたから、わたし、いま、こうして生きれるし。また、ほんとに、こういうことを一生語るつもりもなく、自分の胸でいろんなことを思いながら、この世は去るつもりだったけど、なにしろこの裁判のおかげでね、こういう話せる機会がもてたということも、まぁよかったのかなぁと。

ハンセン孤児として──追悼式典での意見表明

日本政府は二〇〇九年より、六月二十二日を「らい予防法による被害者の名誉回復及び追悼の日」と定め、厚生労働省主催の式典を行なうこととした。これは、「ハンセン病問題対策協議会」*11の話し合いの結果、決まったものだ。

＊11　「ハンセン病問題対策協議会」とは、熊本地裁判決直後の首相談話を受けて設置された、厚生労働省と「統一交渉団」との協議交渉機関。「統一交渉団」は、「ハンセン病違憲国賠訴訟全国原告団協議会」（全原協）、「全国ハンセン病療養所入所者協議会」（全療協）、「ハンセン病違憲国賠訴訟全国弁護団連絡会」（全国弁連）の三者からなる。

二〇一〇年の式典で、晴海さんは遺族を代表しての意見表明をした。以下は、その意見表明の後半部分。自分の半生を振り返ったあとに続く言葉である。

わたしは両親がいたにもかかわらず、「らい予防法」のために、孤児として生きなければなりませんでした。日本にはわたしのようなハンセン孤児がたくさんいます。裁判をきっかけに、そんなハンセン孤児のいくびとかと知り合うことができました。いま、わたしたちは、「れんげ草の会」

という遺族・家族の会をつくって年数回の集まりをもっています。このつながりは、わたしにとってかけがえのないものです。おなじ秘密と悩みを抱えて生きてきたハンセン孤児の前では、安心して語り、裸の思いをぶつけ合うことができます。それぞれ事情を抱え、ときには大喧嘩になることもありますが、どんなに言い合ったあとでも、奥深いところでつながった友達であるという確信は揺らぐことがありません。けれど、こうしたつながりをもつことのできた人は、ほんとうにわずかです。大半のハンセン孤児はいまだに声を上げられず、つながりをもてず、自分の中に隠しもった秘密の重さに苦しんでいます。

六月二十二日が「追悼の日」と定められ、追悼式が行なわれることになったことを、わたしは昨年、ニュースで初めて知り、愕然としました。とりわけ、病気でもなかったのに収容されて、若くして命を失った父の無念を思うと、心が震えてどうしようもありませんでした。わたしは、いまもたびたび和光園を訪れます。和光園にかぎらず、園の納骨堂はどこも、つねにたくさんの花や蝋燭、線香でまつられ、お参りする人も姿が絶えません。熊本判決ののちには大臣や副大臣も訪れてお参りをしています。けれど、わたしの両親をはじめ、家族が引き取ったお骨はどうでしょうか。限られた家族が人目を気にしながらお参りするだけ。多くは、それさえかなわずに荒れたままになっているのではないでしょうか。国や県が反省し追悼するというのなら、そのような一つひとつのお墓に出向いてこそ、手を合わせ、謝罪すべきではないでしょうか。そして、追悼式を開催するにあたって、隠れ潜み、顔を上げることのできない多くのハンセン孤児が、胸を張って参列できるような手立てこそが講じられるべきではないでしょうか。きょう、わたしは、数知れないハンセン孤児を代表し、わたしたちがいまだに抱える被害、そして、とくに、別れを告げることのかなわなかった父への思いを込めて、ここに立たせていただきました。この追悼式が名前だけのものにとどまらず、真に、犠牲になった方々を追悼し、差別を解消する力をもつこととなることを強く願って、わたしの追悼の言葉とします。

◆第2話 園を脱走してわたしを産んでくれた

宮里良子《みやざとりょうこ》さんは一九四四年、宮崎県で生まれた。父親と母親がともに鹿児島の星塚敬愛園の入所者だった。ハンセン病家族としての体験を綴った著書『生まれてはならない子として』（毎日新聞社）を二〇一一年に出版。「れんげ草の会（ハンセン病遺族・家族の会）」の中心メンバーのひとりだ。

両親は敬愛園のなかで出会い、園内で結婚。母親は子ども（良子さん）を身ごもったが、当時、療養所では入所者の妊娠があきらかになると堕胎（中絶）の処置が行なわれるのが常であった。両親は子どもを産むために妊娠七カ月で園を脱走、良子さんは母親の実家で生まれている。良子さんが四歳のとき、両親はふたたび敬愛園へ収容され、そのまま園で暮らした。父親は一九七八年、母親は二〇〇〇年に亡くなっている。

良子さんからの聞き取りは二〇〇四年九月、菊池恵楓園の面会人宿泊所にて行なった。聞き取り時点で良子さんは六十歳。

両親の強制収容

四歳のときに、母親が目の前から連れ去られていく場面が、人生最初の記憶である。——聞き取りの冒頭、良子さんはそう前置きして語り始めた。

　そうですねえ、なにから話していったらいいんだろうか。

　昭和二十三年、あとでわかったのは六月でした。夏の服装をして立っていたなっていうのを覚えています。突然、灰色のトラックが来て、わたしの前に停まって。なんか……、母親がトラックの上から、わたしの名前を呼びながら泣いてたんですよね。その前後が記憶にない。けど、やっぱり連れて行かれるというのはわかってたんでしょう、「かあちゃん、行かんでぇ、行かんでぇ」って泣き叫んでました。母親も泣きながら、別れて。そこには〔患者が〕何人か乗ってたんです、戦後の強制収容のときですから。スッとトラックが行ってしまって、後ろからばあちゃんが「あとから連れて行くから、連れて行くからね」って、泣きながら〔わたしを〕抱きしめていました。

　良子さんのこのときの記憶には母親の姿しかない。しかし後年、敬愛園から記録をとりよせ調べたところ、両親はおなじ日に再収容されていたことがわかった。このとき、父親も一緒に連れて行かれたのだろう。

敬愛園での面会の記憶

両親が連れ去られたあとも、そのまま母親の実家で育った。この時期にともに暮らした家族として良子さんがはっきり記憶しているのは、祖母と二番目の叔父である。母親には三人の弟がいたが、一番目と三番目の叔父は家を出てしまっていた。祖父は、両親の強制収容の直後、盲腸炎で急逝。さらに、良子さんには九歳上の異父姉がいたが、中学卒業とともに集団就職で郷里を離れていた。

幼い良子さんの面倒をみていたのは二番目の叔父であった。

叔父は十七歳だったんですけど、父性愛が強かったんだと思います。わたしを囲炉裏端で抱いてくれたり、お風呂にいれてくれたり。もう、それはそれはかわいがってくれました。

敬愛園に〔わたしを連れて〕行くときも、乗り換え乗り換えして、「ながのだ」(永野田)っていう駅で降りて、そこから四キロぐらい歩く。その道のりを、わたしは手を引かれて、歩ききれないんですね。〔まだ小学校に入る前の年頃でしたので。〕したら、叔父が「疲れたか?」って。〔叔父の背負っている〕リュックは米と餅が入ってるんです。そのリュックの上にわたしを肩車して、坂道を登って。敬愛園は煙突が見えるのがシンボルでしたから、叔父が「ほら、煙突が見えてきたぞ、もうすぐだ。また歩くか?」って言って、手を引いて。そうやって、叔父と何回か行ったんです。

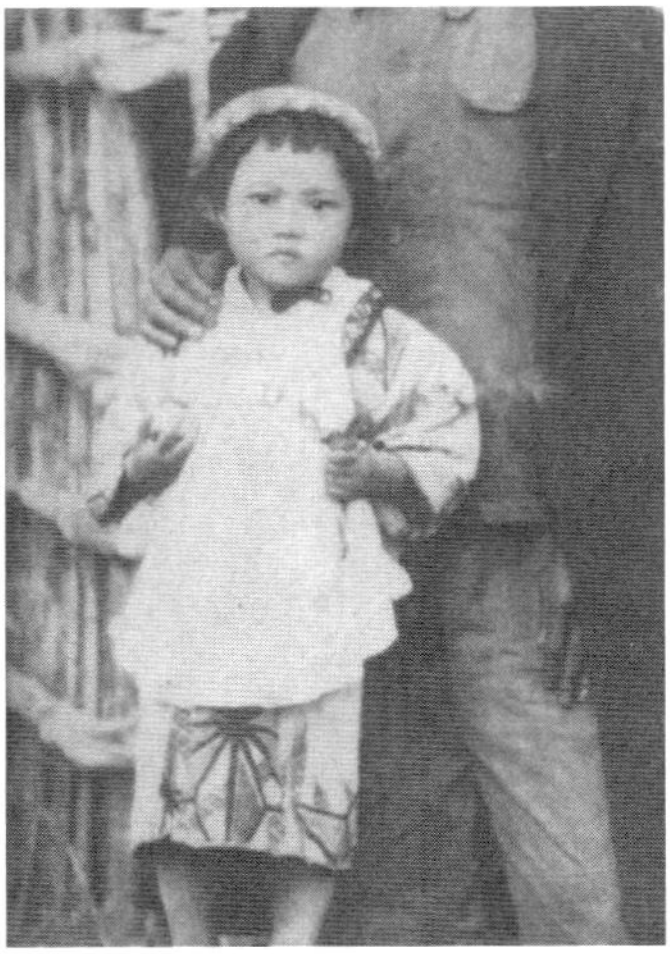

4歳ごろの宮里良子さん。

最初に行ったときは、予防着を着て〔両親のいる夫婦舎へ〕行かされたんです。夫婦が三組ぐらい、おんなじ部屋にいるんですね。片隅、片隅、片隅って、もうなんか疲れたように、こうやってるんです。みんな注目しますわね、子どももいないんだから。なんかわたし、怖いんですよ。怯えてたっていうのだけ、覚えています。

そのあとはもう、あんまり覚えてないの。でも、そこに父がいたっちゅうことだけ覚えてます。そのまえに、わたしと父が〔宮崎の母親の実家で一緒に〕暮らしたっていうのは、覚えてない。でも、そのときに父が「静かにしとくんだよぉ」って言ったのを覚えてるんです。そして、そのあとはもう別れのシーン。敬愛園のまわりは、いちおう木ですよね。でも、そのまわりは有刺鉄線が張ってありました。わたし、何度も引っかかってるから覚えてるんです。そのあいだから、父と母が泣きながらわたしを見送ってる。わたしは叔父に手を引かれながら、泣きながら何度も何度も振り返り、帰った。そういうシーン。

わたしを産むための両親の「逃走」

父親は沖縄出身で「明治四十何年生まれ」。無口なひとで、どんなふうに生きてきたのか、生前に自分の口から良子さんに語って聞かせることはほとんどなかった。父親の療友によると、ハンセン病になる前は、大阪に出て働いていたらしい。伝え聞くところでは、父親の故郷の島では、この病気にかかると集落から引き離され、「洞窟へ入れられて死を待つ」という風習があった（集落の掟として、この洞窟へ患者のための食事を運ぶことは、たとえ家族でも禁じられていたという）。良子さんの父親は、そうした島の風習にはよらずに、鹿児島県に設置されたばかりの「国立癩《らい》療養所星塚敬愛園」への収容のため、沖縄本島からの百人あまりの患者収容船に乗せられたという。「台風でどうしようもなくて、奄美大島に二泊ぐらいして。そのときに『こういうたいへんな病気のひとが二泊もされたら困る』と、すごく圧力があったとか」。園の記録によると、良子さんの父親の最初の入所は一九三五（昭和十）年。敬愛園が開園したその年であった*1。

＊1　星塚敬愛園入園者自治会『名もなき星たちよ——星塚敬愛園五十年史』（一九八五年）の年表によると、「昭和一〇年（一九三五）10・28　星塚敬愛園開園式挙行」。患者収容はこの年の十一月から始まり、「12・5　沖縄より一二九名収容」、さらに翌六日の大島郡からの一一六名収容により「定員三〇〇名を突破し三四三名とな」った（三〇二〜三〇三頁）。開園直後に沖縄・奄美地方からの一斉収容があり、良子さんの父親は、このときの沖縄収容で入所した一人だと思われる。

「おまえのお父さんは健康なひとだったんだよ*2。〔でも〕徴兵検査でひっかかってね」っていう話を、母がよくしてたんです。わたしはそのとき、〔ハンセン病の後遺症で〕失明している父親〔の姿を見ている期間〕が長かったもんですから、〝ふん、そんなの嘘〟っていう気持ちで聞いていたんですよね。こんど、父と母をもっと知りたくて〔昔の写真をあるひとから〕見せてもらったんです。そうしたら父親の、もうほんとに軽症の、たくましい裸の姿が〔あった〕。その若々しい姿を見て〝ああ、これで二人で逃走したのか〟って。——昭和十九年二月に逃げてました。〔そして〕わたしが五月に生まれてます。〔両親がそのまま園にいたら堕胎されていたでしょう。わたしは〕そうやって生まれた子です。

＊2　この「健康なひと」というのは、ハンセン病であることを前提として、その病状や後遺症が軽く元気に活動できるひと、という意味。ハンセン病療養所のなかで暮らしてきた人びとの独特の表現である。

母親の最初の入所は一九三八（昭和十三）年であった。「もう七歳ぐらいのときから手を痛がっていたって、ばあちゃんが話してくれてました」。敬愛園に入所後、ハンセン病の後遺症で手の指を失いながらも、患者作業として畑仕事をよくやった、と母親はかつて話していた。

父を知ってる〔療友の〕おじさんが「あんたのお父さん、逃走ばっかりしてた」って言うから、わたし、ギクッとなったんです。〔敬愛園の〕福祉〔課〕で見た〔父親〕の〔書類に〕は、逃走記録が何回もありました。「そのたんびに監禁室に入れられたの？」って言うたら、〔おじさんは〕「そうさ」って。そこらへんのことは、もうわかんないですよね。どんなかたちで……。はぁー、って思ったけど。

〔昭和十九年にふたりで園から逃走して〕母親の田舎に帰って、なにをするかといったら……。母のすぐ〔下の〕弟は、戦争に行ってる状態。ほかの子どもは学校。だから、ばあちゃんとじいちゃんが苦労してるわけでしょう。母は、家が気になるんです。〝この健康なひとを連れて帰れば、家の仕事が一緒にできる〟って。〔母の実家で父親がやったのは〕農業です。材木を伐ったり。〔二番目の〕叔父が、体格のいい、そりゃあもう機転のきく叔父だった。一緒に山に行って、木を伐ったらその木が反対に倒れるんだとかいうことを、〔父親は〕島のひとやから、わからないじゃないですか。〔父親が〕木に挟まれて、叔父はとっさに服を切って助け出したこともあったって言ってました。一緒に働いたんでしょう、父親が元気な姿のときは。社会に出れる喜びだったのか、わたしが生まれる喜びだったのかわからないけど、〔敬愛園から〕夫婦で出てきて、わたしを〔産み〕育てたみたいです。

〔もういちど〕強制収容があったときに……。わたしには記憶はないんです。ただ、〔あとになって教えられた〕〝ここがわたしたちが〔親子三人で〕住んでた家〟っていうのは、小屋でした。電気もない、隠れ家みたいな小屋を「おまえたちが住んでいたとこは、ここだ」って。でも〔両親の収容のあと〕そこを消毒されたために、叔父が取り壊して。壊すのは簡単でしたね。それこそ〔母屋とは離れた〕鶏小屋の隣みたいなところ。

のちに母親から聞いたところによると、敬愛園へ再収容されたときに受けた菌検査では、両親とも「もう菌はいなかった」のだという。すでに自然治癒していたのである。

「敬愛園に行く」とは言えない

小学生になると、夏休みや冬休みのあいだに敬愛園へ面会に行くようになり、やがて、ひとりで園まで行くようにもなった。高学年のあるとき、永野田駅から敬愛園へむかう途中で道に迷ったときのことを、良子さんは印象深く覚えている。

〈道がわからなくなって〉わたしは必死だったと思うんです。たら、「どこ行くの?」って〈バイクに乗った知らないおじさんが声を掛けてくれた。〉「はぁ、道迷った」。――「敬愛園に行く」って言えないですよ。「道を迷ったみたいです」、それを先に言ってるんです。したら、「じゃあ、乗んなさい」。〈わたしを乗せて〉ずうっと連れて〈行ってくれた。いまから思えば〉その人は気づいたんじゃないかと思うんです、最初から。そういうところを通るひとっていうのを。〈でも、わたしは行く先を言えないまま〉〝近くなった、〈敬愛園の煙突が〉見えたな。ここだ〟って思ったら、「もういいです」って降ろしてもらった。〈園に着いて、親に〉「道を迷ってたら、知らんおじちゃんがバイク乗せてくれた」って。「名前聞かなかったのか?」「ううん、聞かんがった」。「お礼言ったのか、ちゃんと?」「うん、お礼は言ったよ」。もう、それで終わり。

幼なじみを遠ざけられる／やさしかった叔父の態度が変化

良子さんのなかに〝病気の親のことを話してはいけない〟という意識が芽生えるのには、いくつかのきっかけがある。最初は六歳のころ、仲良しの幼なじみを遠ざけられた体験があった。

小学校に入学するとき、〔学校に〕一緒に行こうと思っていた、仲良うしよった女の子がいたんです。〔でも〕そこのおばあちゃんが……。その女の子は早生まれだったから、小学校〔入学を一年遅らせて〕ずらされました。〔わたしと〕一緒に行くことを避けて。「うちの子が、あんな〔病気の〕ひとの子と行くのは、恥ずかしい」って〔そのおばあちゃんが言っていることが〕やっぱりこう、〔耳に〕入ってくる。どこかで伝わってくるんです。〝なんでタヅちゃん、わたしと学校行かないんだ。一緒に行こうと思ってたのに〟って。

さらに、やさしかった二番目の叔父が、ある時期から良子さんへの態度が変わってしまった。

祖父《じいちゃん》が盲腸で亡くなって〔農業をやる人手が足りなくなったこともあり〕、叔父は早く結婚しなきゃならなくなったんです。〝嫁を、嫁を〟〝早く結婚したほうがいい〟なんて話があるときに、「うちみたいなとこに、嫁が来るか」っていうのが、だんだん、叔父の不満として、わたしのとこにも聞かれるようになったんです。

わたしを肩車して、一緒にお風呂入って、囲炉裏端で抱いて。わたしが昼寝してたら団扇《うちわ》をあおいでくれてた叔父なんです。〔だけど〕だんだんその、自分の家庭は貧しいし、嫁は来てくれないかしらない。そして、ときどき外に出て、いろいろ〔ムラの〕会合に行ったときに、やっぱり偏見差別の煽りを受けとったんでしょうね。帰ってきて、「くっそう、馬鹿にされて……」とかいう言葉を口にしてました。わたしは、大好きな叔父なもんだから、かわいそうでたまらんかったですけど。

誰かが世話をしてくれて、結婚するんです。子どもができますわね。もちろん、愛情はなくなっていきますよね、わたしから。自分の子どもができたときに「〔おまえの〕親のことは話してくれるな」っていう叔父の〔言葉がありました〕。〝もう二度と帰ってきてくれるな。〔おまえの〕父ちゃん母ちゃん、二度と帰ってきてくれるなよ〟とかいう、叔父の心の変わりがあったんです。それがもう、だんだんだんだんだん、やりきれなくて。もう遠慮するようになってるんです、叔父にたいして。わたしは厄介者だっていう気持ち。

〔この叔父が家を継ぎました。〕長男は、戦争後〔復員すると〕「自分は戻らない」って言って、〔家を出て〕ほかで成功したもんだから、跡継ぎがいないと困るし。叔父もほんとに、犠牲者なんですよ。

勉強ができればいじめられない／「生まれないでよかった」と母親をなじる異父姉

小学校の同級生たちは、自分の両親がこの病気であったことを知っていたにちがいない、と良子さんはいう。低学年のころには、学校からの帰り道、石を投げられることもあった。

親が教えてるんじゃないですか。ただなんとなく石コロが、わたしに向けて投げられるんですよね。そして、麻疹《はしか》とかなるじゃないですか。学校でそんなのが見つかると、特別なことを言う。「あのひとのは、うつるんだ。わたしのお母さんが言ってたぁ！」って。そして仲間はずれにするんですね。それが悲しかったです。そして、もうやっぱり身に染みついちょったんでしょうねぇ、同級生《こども》たちが「先生、きのうはお母さんと、こんなんあってぇ」って言ったときは、やっぱり、わたしはしゃべらないんですよね。ほんとは、夏休み〔敬愛園に行って〕親に会ったうれしさとか話したいんだけど、絶対そこで話さないです。〔親のことは言っちゃいけないというのは〕いつのまにか染みついていた。だれが教えるともなく。

ほかの親たちも、陰では「〔あの子は〕あそこの子だ」とか言うんだろうけど。うちの家は、親たちがおるとき「コシキ小屋」って〔呼ばれてたそうです。あのあたりでは〕「コシキ」って言うんですよ、らい病のこと。「コシキ、コシキ」とか言って、みんなが寄りつかなかったっていうことでした。やっぱり「あそこの子だがぁ」っていうのは、みんな知ってますよね。いたんだから、〔わたしの〕親たちが。

学年があがるにつれ、自分なりにいじめから身を守るすべを覚えた。学業を頑張ることだ。

気づくんです、勉強ができればそんなにいじめられないということ。小学校のときは、一生懸命〔授業を〕聞いとけばわかるじゃないですか。田舎だから、みんな成績悪いから、ほとんどトップでいけた。賞状もらって、「ばあちゃーん、こんなんもらったよぉ」って。学芸会でも、いつも主役をしてたり。――一年生のときは〔まだそんなに成績に差がないので〕、わたしが「先生、あのひとが叩く、いじめる」とか言うと、「あなたが悪いんじゃないの?」っていうような〔冷たい〕言葉を聞いて、涙が出たけど。でも高学年になって、成績が良いと、先生も違う目で見てくれた。かわいがってくれた気はしますね。〝勉強ができればいじめられない〟と思って、そっちのほうに気持ちを向けてました。

九歳上の異父姉は、良子さんとはまた違った、過酷な状況を生きていた。

異父姉《あね》は、〔うちに両親が逃げてきていた〕そのときに学校に行ってるから、唾を吐きかけられよったそうです。異父姉《あね》はそんなに成績も良くなくて、「あそこの子だぁ」と言われて……。異父姉《あね》はとくに、〔母親と親子であることをまわりに〕隠してあったみたいです。ばあちゃんに

「お母さん」と呼んでました。けど、それはやっぱりバレますよね。

だからほんとに、つらい時代を送ったみたいです。異父姉《あね》は〔昭和〕十年に生まれてるから、〔母の最初の収容のときは〕三歳で引き離されてるんですよね。そして母親が〔わたしの父を連れて実家に〕帰ってきたとき、わたしが生まれる直前《まえ》でしょう。〔生まれたら〕父と母はわたしだけに愛情があるわけでしょう。

異父姉《あね》は、中学校卒業してから、岐阜へ集団就職していきました。しばらく帰ってこなかったんです。で、郷里のひとが一緒だったみたいで。おんなじ紡績〔工場〕とか勤めるじゃないですか。けっきょく〔親の病気が〕バレてしまって、職場も追われました。

〔うちへ〕帰って来てから、異父姉《あね》は敬愛園に入りびたるんです。そして母親をいじめるんです。「なんでわたしを産まないかんがったか」って。「こういう親に生まれて。しかも、〔らい病の継父を連れてきて、わたしを〕両親《ふたおや》ともらい病の子に〔して〕。生まれんでいかった」って。もうずっと母親をなじり続けましたね。

居場所がない子ども時代

中学生になると授業の内容がぐっと難しくなる。〝勉強する〟ことで自分を守ってきた良子さんは、いっそう頑張ろうとするが、しかし、それを許さない家庭の状況があった。やがて良子さんは、両親のいる敬愛園の附属保育所*3で暮らすことを望むようになった。

＊3　第1話「よみがえった記憶」の註1を参照のこと。

電球《でんき》なんて〔家には〕ひとつしかないですから、みんな〔ひとつしかない電球の下で〕百姓〔の夜なべ仕事を〕しよる。勉強がしたいですよ、その下で。だけど、「この忙しいのに、おまえが勉強してなんになるかぁ！」って、やっぱりそういうのが飛び交いますよね。「子守をせい、なにをせい」って言われるし。だから、自分が居《お》る場所がなくなったんです。けっきょく〔わたしは〕「どうしても保育所に入りたい、勉強がしたい」って言って、敬愛園の〔附属〕保育所に入るんです。

中学校一年の終わりごろ。

しかし、附属保育所での集団生活にはどうしても馴染むことができなかった。

幼いころから居《お》る子どもたちっていうのは、その生活に慣れてるじゃないですか。そこの保育所が、我がものですわ。それがどうしても馴染めない。「新しい人が入ってきた」っていって、勉強してるところに来るんです。邪魔するかのように。

母親にももっと会えると思ってたら、二週間に一回か一カ月に一回。〔しかも〕母親の寮舎《へや》に行けないんです。〔園内の〕公会堂に行って、そこでみんな、集団で面会なんですよ。わたしは「保育所《ここ》に入ったけど、みんなからいじめられる」ということが訴えられないんですよね。会っても、会ってる気分ではないし。とうとう、またわたしはそこを飛び出して、別の施設に行くんです。中学二年生の二学期から。だから、〔保育所には〕ほんのちょっとしか居《お》りきらんとです。

移った先は、敬愛園から紹介された鹿児島県内のカトリック系児童養護施設。そこでは一年数カ月を過ごすが、中学卒業を待たずにふたたび施設を出た。「とにかくわたしは落ち着かなかった」と、良子さんは当時の状態を振り返る。

ほんっと、わたしは自殺したいと思いました、その頃ずうっと。〝こうしたい〟って思ってた夢がなくなって、自分の精神がなんか落ち着かなくて。父や母にも心配をかけました。「利口な子だ、利口な子だ」って、親は自慢してたと思うんです。それが迷惑ばっかりかけて、とんでもない少女になってたと思うんです。

最後は異父姉《あね》のところに行くんです。ちょうど〔恋人と〕同棲してたから、そこに転がり込んで行くんです。〔児童養護施設は〕中学三年の三学期に出て行きました。〔異父姉のところにいたのは〕三カ月ぐらい。

父親の療友の勧めで長島愛生園附属の准看護学校へ

父親は、園内の沖縄出身のひとたちとの親交が深かった。小学校高学年のころには面会の規制が緩和され、良子さんは夏休みや冬休みを両親の寮舎で過ごせるようになった。そのたび、そうした父親の療友たちが、かならず顔を見せに来てくれたのだった。

ほんとに沖縄のひとばっかりで囲まれてたんです。〔父の〕友達っていうたら、沖縄のひとたちで。「ああ、面会人が来たか。良子、来たか」って、いっつも来てくれたんですね。で、いろんな話を〔してくれる〕。ほんとにこう、わたしを〔大事に思って〕〝ちゃんとして生きてほしい〟という気持ちが〔伝わってきた〕。〝みんなの娘〟なんですよ。だから、いろんなことを言ってくれる。うちの父と母は無学でしたけど、そういう優秀なおじさんたちのあいだで、夏休みと冬休みだけは居《お》れた。

附属保育所にいたあいだは両親の寮舎へ行くことはほとんどできなかったが、中学二年で養護施設へ移ると、ふたたび長期休みを両親のもとで過ごすようになった。

その時代はまだ患者が患者を看る時代ですよね。父は、弱視ぐらいのときまでは〔患者作業として〕他人《ひと》の世話をしてました。〔重症患者の〕食事を運んだり。だけど、いよいよ失明したとき、〔後遺症の重い〕父と母の世話をするひとがまた沖縄の入所者《ひと》だったんです。とっても優秀なひとで——小学校のとき、勉強、夏休みとかはいっつもそのおにいちゃんに習ってたんです——そのひとが〔岡山県の長島愛生園《ながしまあいせいえん》のなかにある〕新良田教室《にいらだこうこう》に〔一期生として〕行くんです*4。学校に入るときは三十歳ぐらいでした。

*4　岡山県立邑久《おく》高校新良田教室は、ハンセン病療養所に入所している人びとのための唯一の高等学校として、一九五五年九月に開校した。瀬戸内海に浮かぶ島の療養所、長島愛生園のなかに設置され、定時制課程四年制であった。開校から数年は全国の療養所から入学希望者が殺到し、入学試験の競争率が高く、三十歳前後での入学もめずらしくなかった。

高等学校の設置は、一九五三年の「予防法改正闘争」のさい、入所者の全国組織である「全患協」（現・全療協）が掲げた国への要求項目のひとつであり、新良田教室の設置はこの闘争の成果のひとつであった（全国ハンセン氏病患者協議会『全患協運動史——ハンセン氏病患者のたたかいの記録』一九七七年）。入学者減による新良田教室の閉校は一九八七年三月、卒業者は二十九期で総勢三〇七名（長島愛生園入園者自治会『曙の潮風——長島愛生園入園者自治会史』一九九八年）。

そのおにいちゃんが「良ちゃんを愛生園附属《こっち》の〔准〕看護学校へやらないか？　鹿児島から来てる看護婦もいるから、安心だから」って、アドバイスをもらったんです。「おにいちゃんがこう言ってきてるけど、おまえどうするか？」「そこに行く」って。なんか、そこで守られそうな気がしたんですね。それで少し、いままで落ち着かなかった少女が、希望が湧いたんです。〝看護婦になろう〟って。

受験のときは、附属保育所時代に世話になった保母さんが付いてきてくれた。「国立療養所長島愛生園附属准看護学院」へは、この当時、良子さんのような遠方からの受験生は珍しくなかったという。「あのころはもう本州は高校の進学率が高かったから、とくに愛生園〔附属〕の〔准〕看護学校とか、受けるひといないんですよ。九州からはけっこう来とったんですけど」。面接試験では、試験官からのなにげない質問に、心中穏やかでいられなかった。

〔面接で〕「誰と来ましたか?」〔と聞かれた〕。それをごまかすのに苦労するんです、いきなり。隠したほうがいいだろう、敬愛園《ここ》の〔入所者の子どもだということは〕……。父と母はわたしを守りたいばっかりだから、〔園内での〕いろんな噂を鵜呑みにするわけです。「敬愛園《ここ》の病者の子どもって言わないほうがいいみたいだよ」とか〔親が〕言うたら、〔わたしも〕〝そうかしら〟って思って。もう悩んでいるとこに、ポッと「誰と来たんですか?」――「あの、ちょっと、よその保母さんで、姉の友人です」って言って、〝敬愛園の保母さんです〟って言わなかった。面接のときも、やっぱり怯えてましたね。

准看護学校で噂が広まる／親身になってくれる婦長との出会い

入学試験に合格したことは、新良田教室在学中の「おにいちゃん」からの知らせで、すぐにわかった。ところが合格通知がいっこうに届かない。異父姉のところへ身を寄せたさい転居届を出していなかったため、合格通知は「迷子」になり、返送されてしまったのだ。愛生園では良子さんのことを調べたようで、合格通知は敬愛園に届いた。けっきょく、この一件で、良子さんが入所者の子どもであることは愛生園の准看護学校の教職員たちにわかってしまった。

〔准看護学校に〕入ったら、やっぱり職員も一緒なんです、「あの子はねぇ、敬愛園《あそこ》の入所者の子どもだって」って、もうそれが〔先生だけでなく先輩学生たちにも〕ずうっと広まって*5。またそこに暗く沈む。〝わたしはそう思われてる、そう思われてる。島の中でそう思われてる〟。

＊5　この原稿を確認してもらったさい、良子さんからこの箇所の詳しい状況説明が書き送られてきた。

ある日、わたしが作法室にいたところ、二人の先輩が来て、わたしに言った。「あんたが入学するとき、大変だったのよ。『入所者の子どもを入学させるなんて、どうかと思うわ』って教務の先生が言ってたわ」。数日たって、またその先輩たちが来て、「あんたは二十歳ぐらいで自殺するよ。あんたもそう思わないか」と言った。返す言葉のなかったわたしは「そうかもしれません」と答えた。先輩は笑いながら去った。わたしは看護婦の道を進むひとたちがこのようなことを言うのにショックを受けたが、わたしをかわいがってくれる鹿児島出身の看護婦もいたので、かろうじて気持ちを切り換えることができた。

〔そして〕わたしは宗教に入り込んでいくんです、キリスト教に。もう、わけがわからないんですよ、自分の心の落ち着きがなくて。そして〔愛生園の「患者地帯」にある曙教会の〕ある牧師さんと知り合って。その牧師さんは〔自身、入所者で〕園の中〔の夫婦舎〕に居《お》られた。そこに、わたしは隠れて。〔当時の〕愛生園は、〔看護婦が「患者地帯」に入るときには〕予防着を着て、きちんとされてるのに。わたしは学生の身でありながら〔私服のまま入所者の寮舎に〕入り込んでいくんです。

ある日、日曜日ですから、そこに当直の婦長が回ってきたんです。ジロッと見られた。〝わたし、退学になる〟と思ったんです。そしたら、その婦長さんが「あんた来《き》いや、うちの部屋に」って。「これ飲みや、食べや」って言うんです。でも、もう怖くて怖くて。そしたら将来の話をしてくれて。もうそのときは二年生だったんですけどね、実習にも下りてたし。「あんたはな、療養所の病院には勤めなんな。よそのところの看護婦になりぃ。そのほうが、きっとあんたは思い切り働ける」っていうアドバイスをくれて。〝はっ、社会の病院で働こう〟っていう、夢はそれで。卒業するまで、その婦長さんはずっとかわいがってくれるんです。

異父姉の恋人に打ち明ける

准看護学校に入学する前、異父姉のところにいた三カ月のあいだに、良子さん姉妹は、異父姉の恋人（やがて夫となる男性、良子さんの義兄）に、両親の病気のことを打ち明けている。

〔そのころ〕異父姉《あね》はずっと、〔敬愛園の〕親の寮舎《ところ》に行って、言いがかりばっかりつけてたんです。努力してバスガイドになって帰って来ましたけど、とにかく荒々しい性格でした。「こんなに落ち着かないのは、結婚しないからじゃないだろうか」「結婚したら、結婚したら」って、みんなが言ってたんです。岐阜に居《お》るときも恋愛はしてたみたい。でもけっきょく、親のことを話せなくて、去って帰って来た。心の中は〝親のせいで、親のせいで〟っていうのがいっぱいになってるから、ちょっとやそっとでは許せなかった。〔そして、新しい恋人と出会って〕同棲生活していくんです。

〔そのときは〕わたしが「やっぱ、ねえちゃん、話そうよ。このまま黙って生きてゆかれないよ」って言って。二人で、異父姉《あね》の夫になるひとに話すんです。やっぱりおなじ、「コシキか──っていう激しい言葉が返ってきました。異父姉《あね》はまたごまかそうとした。「ごまかしたら、ずっと一生ごまかしとかんといかんよ、ねえちゃん。ごまかすまい」って言って。二人、泣き泣き、話すんです。「俺はいいけどね、俺の親にはぜったい言ってくれるな」っていうことで。まあ、義兄《あに》も、異父姉《あね》と結婚したいっていう気持ちになってたんでしょう。異父姉《あね》も〝このひとならば〟っていう気持ちがあったんでしょうね。

その義兄《ひと》と、母の寮舎《ところ》に会いに行くんです。〔義兄は〕やっぱり、座ろうともしなかったですよ。お茶も飲まなくて、そそくさと帰りました。それがずうっと続きましたがね。ほんとに、父と母は耐えて、その夫婦によくしてやってました。〔母は〕「ときどき、とうちゃんと話すんだよ。おまえはカネの心配はかけないけど、会いに来てくれない。ねえちゃんは、よく会いに来てくれるけど、カネの心配と、わたしと喧嘩して帰る。とうちゃん、辛そうだ」っていう話はしてました。

そういう人生を送りながら、やっと異父姉《あね》は子どもができるんです。できたころから、義兄《あに》もわりと、わかってくれて。母の寮舎《とこ》にもよく行くような人生を送りだしたのは、もう父が死んでからなんですけど。けっきょく、異父姉《あね》は、どうしても過食症がとまらなくて、糖尿病になって、五十四歳で死にます。子どもは二人。わたしはもう、異父姉《あね》には疲れ果ててました。父と母に言う言葉が辛くて。でも、自分が唾吐きかけられてこんな人生を送ったっていうことだけは、異父姉《あね》も〔両親には〕話しませんでしたわ。わたしまででした、その話は。

気持ちの不安定さと、「しっかりしなきゃ」という部分と

准看護学校卒業後は、九州地方にある公立病院で働き始めた（この聞き取りをした半年前に定年退職するまで、四十年以上をここで勤めることになる）。当時の精神状態は「不安定な部分と、しっかりしなきゃならないっていう部分」の両方があった、と良子さんは振り返る。

とにかく父や母のことについて語らなければ、自分のまわりは平穏で幸せなんだっていうのが十分わかってたから、〝親を語るまい〟っていう決心のもとに働くんです。でも〔職場で〕最初に言われた先輩の言葉が「あなた、看護学校どこ卒業したの？」って。ふつう聞きますよね。つい出てしまったんです、「愛生園の看護学校」。〔先輩は〕「あんたにはもう〔病気が〕うつっちょるよ」。びっくりしました。これが〔たんに〕そこを出ただけのひとだったら、「そんなに簡単にうつるも

んじゃないよ」って言えたでしょうけど、〔病気の両親をもつわたしは〕それが言えないんですね。

　愛生園の看護学校で講演があったときの医師《せんせい》が、誰だったか。昭和三十六年ぐらいです。そのとき〔その医師は〕「なぜいつまでも隔離するのか。あなたがた職員のなかで、だれか〔一人でも〕感染しましたか？　隔離する必要のない病気だ」っていう、ものすごい講演されるんです。〔そんな話を聞いても〕愛生園《そこ》の職員なんて、そんなに考えなかったかもしれませんよね。でも、わたしは親が病気だから、耳を立てて。その講演は嬉しかったです。心の支えでしたね。

　〔准看護学校にいたころ、入所者の遺体の〕解剖も見ましたよ、もちろん。瓶の中に詰められた〔ホルマリン浸けの〕胎児も見ましたよ。〔入所者の、堕胎させられた胎児です。〕でも〝医学を学んでいくためには仕方のないこと〟。いつかは自分の親も〔解剖〕されるって思っても、やっぱり、とにかく看護婦にならんと仕方がないじゃないですか。

　両親に会いに行くと、父が言うんです。「父ちゃん母ちゃんのことは、なんも考えんでいいよ。自分の幸せだけ考えて生きていきね」って。就職したから。子どものころ、母は「あんたを父ちゃんの籍に入れなかったのは、両親〔ともが〕この病気では〔おまえが〕不憫だから、わたしの私生児にしとった。ほんっとに、このひとが父ちゃんだからね」。〔わたしは〕複雑な気持ちでした。

　でも、ほんとにわたしは父と母の愛情を受けながら生きてきたから、やっぱり、悪い方向には進みきれない。なんとか、この親を、幸せな気分にしたいっちゅう気持ちもあるわけですね。

結婚差別の体験

十九歳のときに恋人ができた。しかし、両親の病気のことを伝えると、相手は良子さんのもとから去ってしまう。

「結婚を、結婚を」って言うから、〝まだちょっと早いかな〟と思いながらも、〝もしか〔わかってくれるのではないか〕〟と思って、〔両親のことを〕手紙に書き送ったんです。〔そうしたら〕「あなたの身体を介して、らいになるんじゃないか」っていう〔返事が来た〕。もうそれは怯えましたね。講演〔を聞いたこと〕で、〝そんなに〔簡単に〕病気になるもんではない。ハンセン病の両親から、わたしは生まれてる。〔それでも〕こんなに健康に生きてるんだ〟って思っても、世間はこんなふうに見てたのかっていう、驚きですね。それは怖かったです。そのひとが言いふらすんじゃないかって、そのほうが怖かったんです。別れてもおんなじ市内に居《お》って……。〔職場を追われ、仕事を失うことになるのではないか。〕もうだんだん、わたしが就職するころには、准看護婦は採らない時期でしたから。怖かったですねぇ。

〝わかってくれる男性〟と思い結婚、しかし……

その後、良子さんは別の男性との出会いがあり、交際をへて結婚。相手には、交際を始めてまもない時期に、両親のことを伝えている。

〔両親のことは〕話せないって思ったけど、やっぱり異父姉《あね》のときの悲しみもあったから、どうしても隠して生きることはできない。〝親が死んだとき、どうするんだ。やっぱり話そう〟と思って。二十一歳のときに話すんです。そしたら「そんなこと関係ないよ」って。さも理解があるげでしょう。そして〔敬愛園の〕両親《おや》のところに行くんです。行ってやっぱり、びっくりするんです。「びっくりしたでしょう?」「びっくりしない」って言いながら、やっぱりびっくりしてるんですよ。〔そして〕「〔俺の〕親には話してくれるな」って。

「親には話してくれるな」って言ってても、子どもができたら、子どもにも話せないんですよね。子どもに話したら〔同居している〕義母《ばあちゃん》に話すんじゃないかという不安があるから。そして、なんとなくチクリチクリとするもんがあるんですよ、夫とのあいだに。子どもは湿疹つくりますよね、どうしても。そういうとき「俺の家系はこんなに皮膚の弱い家系じゃない」って言う。――わたしが〔彼を〕結婚相手に選んだのは、〝ちょっとぐらい身体が弱いほうが、わかってくれるかもしれない〟って。〔彼は〕喘息《ぜんそく》〔をもっていたから〕。でも、ダメでしたねぇ。

夫の親族にたいしては、両親のことは「死んで、いない」ことにした。

夫だけに言って〔あとはすべて〕隠したんです、ずっと。〔姑は〕「親のいない人だから、かわいがらなきゃいけない」って〔思ってくれて〕。親戚じゅうがわたしをかわいがってくれる。〔そして〕異父姉《あね》が糖尿病になって。べつに〔容態は〕悪くないんです。〔でも、敬愛園へ親の面会に出かけるのに〕「異父姉《あね》が病気」って言うて行けば、都合がいいでしょう。いつも異父姉《あね》を危篤にするんです。「どうしてそんなに〔何度も危篤になるの〕?」って〔聞かれたら〕、「低血糖に陥るの。だから意識もなくなる」って。これが医療従事者のうまい嘘ですよね、って自分で思いながら。——よく嘘を言いました、ほんっとに。職場にも「親はいない」って言ってました。

夜学に通う

結婚生活は、麻雀に明け暮れる夫に苦労させられる日々であった。良子さんがそれに耐えることができたのは、同居する義母が「やさしい人」だったからだ。義母の支えにより、正看護婦の資格を取得するため夜学の高等看護学校に通うこともできた。

ほんっとにやさしい姑で、理解のある姑で。〔病院で〕三交代〔勤務〕するわたしを、庇ってくれる。わたしは准看護婦でいて、自分の「愛生園〔附属准看護学院〕卒業」っていう履歴をもって生きていくのも、やっぱりどこかでずっといやだったんですよ。そのころにはもう進学コースが次々できていくんです。そこに〔病院を〕辞めて行くわけにはいかない、〔自分が養わなければいけない〕家庭をもってるから。夜学ができるのを待って、三十三歳から夜学に入るんです。そのときも姑がすっごく助けてくれるんですよ。幸い、〔小学生の〕子ども〔二人〕も〔理解してくれて〕、「お母さん、勉強がしたい。もっと人の役に立つ人間になりたい。だから、夜学に行っていい？」「行ってほしくないけど、お母さんが行きたいなら、いい」って。三年間我慢してくれた。

そのかん、夫は麻雀に走って。〝この二人の男の子を間違った道に走らせないために、どうしようか〟って思ったら、短い時間を……。夜学から夜九時半、十時に帰っても、「きょうは学校どうだった？」お腹を空かせながらも〔子どもたちの〕話を聞くとか。そういうところで、子どもを卑屈にならないようにしていく。〔夜学の高看も〕三年生になったら、昼間に実習〔が入る〕。夜、仕事を勤めなきゃ〔ならない〕。十六時間仕事をする、そして実習録を書いたら朝の六時になる。それから二時間寝て、八時からまた実習におりる。そういう人生を一年送りました。ある日、子どもの作文を見たら「ぼくのお母さんは、寝てるときよりも勉強してるときのほうが長い。ぼくも、もっともっと勉強しよう」と書いてくれてた。〝ああ、わたしのやってることは間違ってなかった〟と思って。三年間、子どもたちも病気しなくて。まずひとつ、夜学っていうのを突破して、履歴を書き換えることができたんです。

姑が「癩」の字に身を震わせて

あるとき、良子さん宛てに一通の葉書が届いた。愛生園の准看護学校時代の〔良子さんを励ましてくれたひととは別の〕婦長からのものだった。

「わたしの癩《らい》療養所での何十年間は貴重なものでした」っていう葉書が来たんです。そしたら姑が、その葉書を見て、「あんたは、こんなとこに居《お》ったんかぁ」って〔葉書を持った手を〕震わせましたね。〝このやさしい姑も、ハンセン病にたいしてだけはダメなのか。やっぱり話せない〟。

ほんとに話そうと思いましたよ、わたしを庇ってくれるのはこのひとしかいなかったんですから。孫もしっかりと育ててくれたんです。物知りな姑で、孫に集合を教えよったです、数学の。百人一首はみんな覚えてました。そういう姑だったから、「きょうは、こんなんで仕事が遅くなった」って、いろいろ、わたしも帰ってから〔話を〕しよったんですわ。

〔敬愛園の〕母たちには、「姑さんがやさしいから、〔会いにいけなくても〕辛抱してね」って。だって、出産とかそういうところでも姑に頼らんと仕方がないじゃないですか。洗濯からなにからしてくれるわけですから、親がいないと思って。——でも、親が年取ってくると、話したくって。〝どうするんだ、どうするんだ〟という気持ちがあったから。話そうかな、と思ったけど、その一通の葉書でやめました、話すの。

父の死に自分を責めながら生きて

一九七八年十二月の終わり、父危篤との知らせが、敬愛園の両親の療友から届いた。良子さんはすぐさま敬愛園へ駆けつけた。

異父姉《あね》をやっぱり「危篤」にして〔敬愛園に〕来ました。〔父は〕胃潰瘍だったんです。吐血したんです。やっぱり心の中では、異父姉《あね》は来て母親と喧嘩する、そしてわたしは来ない、というのが父の寂しさとなって募ってたんだと思うんです。ものすごい血を吐いたそうですよ。そこへわたしが行ったら、父親は「帰れ、帰れ」って言ったんです。それっきり、でした。

そのときに、わたしは「もう、いいがな」って言ってしまったんですよ。〝死んでもいいがな〟なんですよ。もう疲れ果ててたんですよね、そういう人生が。――で、父を犠牲にしたと思っていまでも、わたしは、父を殺したのはわたしだと思ってるんですよ。そこがいちばん悲しい場面でしたね。

だんだん意識が遠くなっていくのに、わたしは敬愛園の医者に「もうこれ以上のことを処置しないでください。わたしは姑に嘘を言ってここに来てるんだから、何度も駆けつけることができない。助からないんだったら、わたしの目の前で死なしてください」。父は、わたしのためにそこで死にました。わたしは医療従事者なのに、「父を助けてください。点滴を、もっといっぱいしてください」ってなぜ言えなかったのか。助ける道もあったんじゃないかって。それからはずっとわたしは〔自分への〕責めです。もう一生背負って生きるでしょうね、このことは。

父の葬儀が終わったら、ほんっとに、なに食わぬ顔で、家に帰って。「異父姉《ねえ》さん、低血糖起こしたけど、助かった」。またなにがあるかわからんから。そうやって、またすましてましたけども、悲しくて悲しくて。ずっと泣いて暮らしました。

林力先生の本との出会い、子どもに話す、そして離婚

あるとき、良子さんのもとに母親から一冊の本が送られてきた。父親がハンセン病であったことをあきらかにした林 力《はやしちから》さんが書いた、「最初の本」*6であった。

＊6　林力さんは第7話の語り手。一九七四年に出版された著書『解放を問われつづけて』（明治図書）で、父親がハンセン病であったことを初めて公表した。その後一九八〇年代には、『差別認識への序章』（あらき書店、一九八一年）、『「癩者」の息子として』（明石書店、一九八八年）と本を出版している。このとき良子さんが手にしたのは『解放を問われつづけて』だっただろうか。

〝林先生とわたしが生きてきたことは、おなじじゃないか！〟って。〝林先生も苦しんで苦しんで、これをバネにして、ここまでになられた人なんだ〟っていうことを感じたときに、〝この先生に会いたい〟と思いました。〝この先生のような生き方をしたい〟と思いましたね。

それから〔わたしは〕通信〔制〕高校に行くんです。まだ子どもたちは中学生だったから、わたしのほうが英語を教えられるぐらいだったから、そういうことをしながら、子どもとの話題をとにかく〔時間をつくって〕やっていって。――子どもが、「〔お母さんが〕あれだけ頑張ったのは、ぼくたちに指標を示すためだったんだね」っていう手紙をくれました、定年で辞めたときに。「ぼく

たちに生きる目的を示すためだったんだね」って。

で、高校を卒業して。そのあいだに家庭は……。とにかく、父が死んでから〝離婚しよう〟っていう気持ちが、だんだん募ってきたときに。やっぱり博打を打つひとは借金を抱えるんですよね。このときに離婚っていうことを言わないと、と思って。父が死んで、悲しさと、いろんなことが入り混じってたので。子どもに「じつは、〔お母さんには〕こんな親がいるんだよ」って言ったら、「なんであんたは、この家にだけ尽くしてきたんだ！」っていうのが、十五歳の息子の、わたしにたいする怒《おこ》りでした。それがまた、わたしを力づけてくれたんでしょうね。で、「離婚しなさい」って。

でも、姑はわたしが好きなんです。離れたくないんですよ。わたしはもう、冷たく、冷たく当りだして。「もうわたしは、夫《あのひと》には愛情はないんだ。もう元には戻れない」って、ずっと言い続ける。借金はわたしが背負って、整理して。そうやって言い続けて、離婚までもっていきました*7。

*7　ここにも、原稿確認のさい、良子さん自身による加筆があった。
夫とは、病弱なひとのほうが、わたしの両親を理解してくれるのではと思って、不安はあったけど、交際をはじめました。『バイロン詩集』や『智恵子抄』を暗唱し、数学にも強いひとに惹かれて結婚。結婚後は麻雀に走る夫。次第に不信感をいだいて、わたしは夫に精神科を受診させた。「躁鬱《そううつ》病」との診断。「通院でよい」と言われたが、そのときには多額の借金があった。子どもたちのことを思って、夫に「精神病」の社会的烙印を押させま

いと思い、わたしが借金をすべて整理した。それが終わると「離婚」を申し出た。姑は「もう落ち着いたんだから」と言ったが、〝いま、離婚しておかなければ〟と思い、気持ちを変えなかったのです。

どっちにも罪をつくったような気がします。親にも罪をつくり、姑にも罪をつくりしながら。でも、そうでなければ、わたしは残ってる母を大事にできないと思ったんです。父親の死があまりにも悲しかった。わたしが殺したんですからね。

離婚後、子どもたちを敬愛園へ連れて行き、母親と会わせることができた。

〔子どもたちは〕「もっと早く会いたかったよ。ばあちゃんは〔べつに〕酷くないじゃないか」って。ほんとに、眉毛がないわけでもなし、顔が崩れてるわけでもない。指がない〔のは〕、それはもう〔知覚麻痺の手で〕百姓して〔そうなったこと〕。敬愛園《ここ》に入ってから強制労働して。包帯巻きとかですね、指がなくても〔やってたそうです〕。「あんたのお母さんは器用だった。あれでも包帯巻き、わたしたちと一緒になってした」って。この〔ハンセン病国賠訴訟の〕裁判で〔知り合った敬愛園の〕ひとたちが、わたしに、母の記憶、父の記憶って教えてくれるんですけど。

子どもたちはそれぞれ大学を卒業し、社会人になった。良子さんは「もうひとつ挑戦したい」気持ちが芽生え、五十歳を目前に通信制大学に通い始め、働きながら七年かけて卒業している。

母の最期を看取る

「離婚してからは、ほんとに母を大事にすることができました」と良子さんはいう。

〔離婚する前は〕家に姑といると、〔母親に〕電話もかけられないんです。聞いてるんじゃないかと思って。離婚してから、〔母に〕電話かけて、もうほんとに大声で話しましたねぇ。敬愛園に行っても、〔母と〕ふたりで過ごして。

〔「らい予防法」が廃止された〕平成八年も過ぎたころ、〔一番目の〕叔父が、「母ちゃん連れて帰れや」って言ってくれたので、故郷《いなか》に連れて帰りました。とってもうれしそうでした。「寮のひとが言うとよ。わたしたちのぶんも幸せ味わってきなぃって、言うとよ」って。けっこうおしゃれでしたので、「わたしの髪はどうや?」髪を、もう家の近くになってから、さばいてやって。正月のたびに、母を連れて五回ぐらい帰りましたねぇ。それがわたしの、いい思い出でしたね。ほんっとに〝母の最期はぜったいに悔いのないように〟って思ってましたから。そうやって、まぁまぁ、正月のたびには迎えてくれるように、叔父たちがなっていくんですけど。

母親は二〇〇〇年四月に八十三歳で亡くなった。晩年、人工透析など、敬愛園には設備のない処置が必要な場面では、委託診療で園外の病院に連れて行くことができた。最後の半年間は、看護婦の仕事をしながら、二週間ごとに敬愛園へ通っていた。

　ずっと職場では嘘を言い続けてるんですけど、〝いよいよ最期だな〟と思ったとき、ひとつだけ言ったのは「父が沖縄で戦死して、母はそのまま沖縄にいた。わたしたちだけ、〔こっちで〕ばあちゃんに育てられていたもんだから〔ずっと消息がわからなかった〕」。またそこで嘘を作りだしたんです。「母は九州《こっち》に帰ってきて、養老院にいた。もういよいよみたいだ」って。「どこの病院に入ってると?」〔と聞かれると〕、またそれも嘘言わないとならない。ちょうど〔母が委託診療で〕国立病院に入ってるときに〔その病院名を言ったら〕、「あの国立病院に入ってるの? あたしの知ってる看護婦がいるんだけど」って〔言われて〕。「うーん」って、もうそこ、ほんっとなんか、綱渡りして。〝嘘の綱渡りか、これ〟とか、そんなん思いながら嘘を言い続けて。〔嘘の話で〕ずうっと死なしてた母を、なんとか生きだせて。そんじゃなかったら、最期はしてやれないと思ったから。

　夜中の一時二時に夜勤明けたら、朝七時の電車に飛び乗ってましたね。そして、二週間ごとに行っちゃあ、母を〔園の病棟から自分の〕部屋の寮舎《とこ》に連れて〔帰って〕、母とそばに寝て。身体〔の体勢〕を変えて。ぜったい床擦れができんように変えて。最後は一週間ぐらい、一緒に寝て、抱っこして。〔母の〕この匂いを、この手の冷たさを、ぜったい自分に、ちゃんとインプットさしとこうと思ったもんだから。辛かったですけど、きつかったですけど、それがやっぱり、わたしの最後の幸せの、絶頂でしたね、親と子の。「父ちゃんに話せよ。わたしはこんなに〈親を〉大事にする娘になったって話せよ」っていうのが、わたしの願いでしたから。

そのあいだに〈平成十年に熊本地裁に提訴された「らい予防法違憲国賠訴訟」の〉裁判があってるんですよね。〝なにがあってるんだろう?〟と思うんだけど、でも、このひとの命は長くはないんだから、裁判のことを聞くどころじゃないわと思って。あの裁判には怯えながらも、母のところに〈通っていました〉。

母親の葬儀では、良子さんと子どもたちのほか、異父姉の夫とその子ども、それに母方の叔父三人とその家族たちが敬愛園に集まり、温かい雰囲気で送ることができた。

異父姉《あね》の子は、まぁ異父姉《あね》も早く死んでたし、「ばあちゃん、ばあちゃん」って〈よく園に〉来てた。で、「あんたたちを一生懸命助けてくれたばあちゃんに、最高の葬式をしてあげようね」って。「あなたは、ばあちゃんとの思い出を書いて、弔辞を読みなさい」って、異父姉《あね》の子にさせて。叔父たちは、偏見差別がなければほんとはやさしい叔父たちだったから、田舎から〈親戚一同が〉三十人来ました。そんな葬儀をして、送り出すことができたんです。

〈それでも〉自分では、やっぱりまだまだ足りなかった。〈職場の〉病院でも、わたしの親が敬愛園《ここ》に入ってるって言えたら、言える自分の強さがあったらとか、そんな欲を思うんですよね。

母が亡くなって、その〔連絡の〕ためにわたしは、それまで携帯〔電話を〕持たなかったのに、持って。電話をかけたかと思ったら、「わたしの母は何時に亡くなりました」。職場のひとは弔電を打ちたいんですよね。それを〔葬儀の詳細を告げずに〕パッと電話を切って。〝とにかく一週間休みをもらわないとどうしようもない〟と思ったもんだから。帰ったら、「ごめんね良子さん、斎場聞かなくて」「いいんだよ。うちは密葬だから」って、そんな嘘を言いながら。〝まぁ、よく嘘がポンポン出るわぁ〟と思いながら、嘘を最後までつきとおして。

親子の絆を託された名前／両親のお墓のこと

ハンセン病国賠訴訟の遺族原告になることは、母親が亡くなる直前の、ある出来事で決意した。

わたしは父の本籍をはっきり知らなかったんです。どうしても父の郷里《さと》に行きたいと思って、〔敬愛園の〕福祉課でいろいろ調べるんですけど。わたしは、父は「宮里次郎」っていう名前だと思ってたんですね。「郎」って。〔ところが福祉課で〕「これが、あなたのお父さんの戸籍ですよ」って教えてくれて、そこには「次良《じりょう》」って書いてあった。「違います」って言ったんです。そしたら「いや、これです」*8。――わたし、ピーンときたんです。〔正看の〕国家試験を受けたときに電話がかかってきた。「あなたの戸籍謄本には、『リョウ』って〔読み〕仮名がついてます。公文書を出すときは名前の上に『リョウ』ってつけてください」。ふしぎ、と思ってた。――だから、そのときに〝〔父は〕自分の名前をとって〔わたしの名を〕付けたんだ〟っていうのが、わかったんです。「良」という名前をわたしに託したんでしょう。〝けして「ヨシコ」と読むな〟って、わざわざ仮名《かな》をつけた。戸籍上の絆はないけど、親はそこまで考えて*9。〔生前〕わたしになにも話しませんでしたよ。わたしは福祉課で泣くだけ泣きました。

*8　遺族訴訟の良子さんの陳述書には、もうすこし事情が書き込まれている。「〔福祉課で〕昭和四十五年八月十七日発行の仮戸籍謄本を示されました。そこには、次郎という私の知る名前ではなく、『次良』という名前が記されていました。私はこれは父のものではないと言いました。／しかし、福祉課の人はこれはあなたのお父さんの本当の戸籍にまちがいないと言うのです。父は戸籍の再編成時に、園名の『次郎』を戸籍上の名前に変えたのだというのです」。

*9　ペンネームの「宮里良子」は、戸籍上は親子関係がないことになっている父親とのつながりを表現したいという思いを込め、良子さんが、亡き父の苗字を名乗ったものだ。

そして〝自分も裁判に立ちたい〟って〔思ったんです〕。遺族も立てるってわかったから。すぐ原告になって、意見陳述したんです。父親がこうやって死んでいった〔と〕。死ぬ間際に「帰れ、帰れ」と言った親のこと。でも、「いいがね」って言った自分のことは、初めてここで言います。そのぐらい言えなかった。自分が殺した……、わたしは医学を学んで、どうしたら助かるということは知ってて、〔でも〕それができなかった。もうそれは、尽きない責めです。

国賠裁判の過程では、両親の療友を含め、原告となった入所者のひとたちの体験を聞くことができた。「裁判に参加してよかった」と良子さんはいう。

〔入所者の原告の〕みんなが意見陳述するのを聞いてて。やっぱり〝自分が親を憎んだことは悪かった〟っていう気持ちが募って、もう涙でたまらんかったです。

あの、〔准看護学校の学生時代に〕愛生園で、瓶の中に入ってる胎児は見てるんです。でも、それと堕胎とはつながらなかった、十五、六歳のわたしには。〝それが、これだったのか!〟って。やっぱりほんとに泣けました、「堕胎された」って〔いう証言を聞いて〕。「〔赤ちゃんを堕ろしたあと〕おっぱいが出て、それに泣いたよ」っていうこととか。「〔子どもを産んだ〕あんたのお母さん、羨ましかったわぁ」って……。そういうのを聞いて、自分も裁判に参加してよかったって。母親を参加させられなかったけど、〝親の代わりはじゅうぶんできるんだ〟って、一生懸命自分に言い聞かせて。〝父ちゃん母ちゃん、行ってくるよ〟って。あんなに怯えてたのに、〝あなたたちのことを語ってくるね〟って仏さんに詫びながら、いまも〔きょうのようなハンセン病関係の集まりに〕出てきています。

両親の遺骨は、紆余曲折のすえ、現在では良子さんが引き取っている。

〝敬愛園〔の納骨堂〕にいたくない〟っていうのが父と母の願いでした。両親は早くから墓の心配してたんです。まぁ、わたしら〔子ども〕が二人とも女の子だしっていうので、気になってたんでしょうね。

〔父親の〕もう晩年ですけど、父の目が〔手術をして〕見えるようになって。わたし親孝行したんです。〔父が〕「沖縄も返還になって、自分も一回は帰りたい」って。〔故郷の〕島までは帰れないんだけど、〔沖縄〕愛楽園までは行けるから。で、両親《ふたり》を連れて行ったんです。

愛楽園で、父親の親戚っていうひとたちに会って。〔故郷の島から大勢、父に会いに来てくれました。〕――そのときに〔みんな父のことを〕「ジリョウおじ、ジリョウおじ」って言ったんですよ。それをわたしは沖縄の言葉だから〔だと思ってた。それこそが本当の名前だとは夢にも思わず〕訛りと、そのとき思ってるんです。――で、「〔おまえたちは〕女の子二人だから〔墓をもつことはできない〕」。自分たちが〔おまえの親の〕墓もっていく」って〔親戚から言われて〕。でも、「いやぁ、わたしが〔親の〕墓もっていきます」って、わたしも小声で言ったんです。〔離婚前だったので〕自分の将来がどうなるっていうのは、まだそのとき考えていなくて。

父が死んだとき、〔父の親戚が〕「遺骨をくれ」って来たらしいんです、ちゃんと。でも〔母は〕「分骨しかやれない」って。「わたしがもう、父ちゃん離さないよ」って言うてたから。そうしたら、〔父の親戚は〕沖縄の風習で「分骨なら、いらん」。〔そのときは母方の〕一番下の叔父が〔父の遺骨を引き取りました〕。――でもわたし、いろんなことを考えて。けっきょく「叔父さん、長いこと〔父の〕骨みてもらったけど、わたしが墓もって帰る」って言って、〔わたしの家のほうへ〕ひきあげて。
〔母が〕死んでから、いま三年目です。毎日墓に参りたいという気持ちがあるから〔自宅の〕すぐ近くに墓は建ててるんですけど、〔裁判以降〕しょっちゅうこうやって動いてるもんだから、参れない。『父ちゃん母ちゃん、まだいっときは、わたしのところに居《お》ろうよ』って、〔両親の遺骨を〕自分の家に置いてます*10。

*10 良子さんから朱を入れて返送されてきた原稿には、手紙が添えられていた。その一部を抜粋しておきたい。

ここまでの人生を生きてきて、ハンセン病の両親の元に生まれてきた自分を振り返り、〝わたしはこの人生でよかった〟と思えるようになりました。／姑とは、入所した介護施設で一緒に歌を歌って過ごしたことが、思い出となりました。毎回、「また来てね、また来てね」と言い、わたしが来るのを待っていてくれました。ちょうど手記（『生まれてはならない子として』）を書いていたころのことです。／姑は九十六歳で永眠。「わたしを扶《たす》けてくれてありがとう。感謝しているからね」と、最後に言いました。とうとう、わたしは姑に両親のハンセン病のことを明かすことはできませんでした。／お墓はわたしが守り、供養もしています。子どもたちが慕った祖母です。あとは長男に見てもらいます。また、夫の最期のときには、その覚悟でいます。

◆第3話　父を嫌った自分が辛かった

Kさんは、一九四五年、九州地方生まれの女性。「れんげ草の会（ハンセン病遺族・家族の会）」の中心メンバーのひとりだ。三歳のとき、父親が熊本の菊池恵楓園に入所。母親は、幼い彼女を置いて別の男性と再婚。Kさんは親族のもとを転々とする子ども時代を過ごす。父親については「亡くなった」と聞かされて育った。

最初の聞き取りは二〇〇四年九月、恵楓園の面会人宿泊所にて行なった。Kさんはこのとき五十九歳。その七年後、二〇一一年十月にも、ふたたびお話をうかがっている。

「亡くなった」と聞かされていた父親との再会

最初の聞き取りのとき、Kさんはテーブルに付いたとたん、聞き手の質問を待たず一気呵成《いっきかせい》に語り出した。結婚して子どもを産んでまもなく、「亡くなった」と聞かされていた父親が生きていると知らされ、初めて恵楓園を訪れたときのことについてだ。

わたしが父親に会ったのは二十四歳のとき。それまでは全然、父親というのは知りもしなかったし、「亡くなってる」って聞いてたからですね。

〔父親が生きていると〕なんでわかったかといったら、わたしに長男が生まれたんです。そのとき、母の言葉から、「父親が生きてる」っていうことが、ちょっと出た。「なんで?」って。いなってなってるのに、いてるっていうのはおかしいでしょう。そしたら〔母は〕「いや、〔あんたに〕子どももできたし」。けっきょく、母は父に〔わたしと子どもを〕見せたかったのか……、ちょっとわからないんですけど。

「どこに?」って言ったら、「恵楓園っていうとこ」。わたしは、その名前も知らないし、意味が全然わからない。「恵楓園って、どういうとこ?」そしたら「病院」って言うからですね、「病院って、どういう病院?」って。「行ったらわかる」って言うから、ああ、そうねと思って、気軽に来たんです。

Kさんは赤ん坊を抱いて恵楓園を訪れた。しかし、父親が園名を使用していたこともあって、まずは会うまでがたいへんだった。

恵楓園《ここ》の入口に行って、父親の名前を〔職員に〕言ったんです。そしたら「そういう方はおられません」って。〔「父親がここにいると母から聞いた」と言ったら〕誰のことだろうって、バーッて〔走って〕、事務所に行って調べたみたいでした。そして「○○さんじゃないんですか?」っておっしゃるから、「いや、そういう名前じゃないです」。何分ぐらいかかったかわからないですけど、〔父親の本名が〕わかったんでしょう。病棟に〔呼びに〕行かれたと思うんです。

「おたくは、なんにあたるんですか?」って他の職員《ひと》が聞かれるから、「娘です」って言った。わたしも〔連絡もせずに〕いきなり来たんです。父親とは三歳のときに別れてるから、お互い、どっちも〔相手を〕わからない。「この方が○○さんです。お父さんですよ」って紹介されても、わたしの〔結婚前の〕姓《なまえ》とは違う。「いえ、なんか、違うんじゃないんですか?」と言ったんです。

再会した父親は、後遺症の重い姿であった。

普通のお父さんと思って行ったんです、期待して。そして、見たときに……。子どもをだっこして抱えたときに、頭もはげて、顔かたちも変形して、手〔の指〕もなくて、なんか、包帯巻いてたんですよね。〝えっ、この人がわたしの親?〟って思った。それっきり言葉もなかったです。何分経ったかわからないんですけど、そのままタクシー拾って帰ったんです。

やっぱり嫌っていうのか、自分の想像した父親とはぜんぜん違ったから。なんで、わたしはこういうひとから生まれたんだろうっていう〔思いで〕頭がいっぱいで。見た瞬間、はっきり言って悪いですけど、〝化け物〟って、そう思って帰ったんです。

そのとき初めて〔子どもの頃から受けてきた仕打ちの意味がわかった〕。小さいとき、親戚のうちに行っても、なんとなくあしらいがちがう。子ども心にわかる。大人になって、初めて親を見たときに、自分の親がどういう病気だったかっていうことを〔知って〕、〝あっ！ そういうあれだったんだ〟って。

親戚の家を「行ったり来たり」で育つ

Kさんは、もの心ついてから小学校四年生までは父方の親戚の家で、五年生からは母方の親戚の家で育った。「そっちを行ったり来たり、こっちを行ったり来たり」の落ち着かない日々。ある時期までは母親の存在も知らず、「じいちゃんばあちゃんが親と思ってた」。

運動会なんかあるでしょう。〔ほかの子たちが〕なんで、そこの家の者〔のことを〕「父ちゃん、母ちゃん」って言うのかなって、とっても不思議でたまらんかった。わたし「じいちゃん、ばあちゃん」って言う。そこがね、ものすごい頭ン中がおかしかったのよ。

小学校五、六年生になって、〔自分には〕親がいない〔って気づいた〕。なんでいないんだろうって、ずうっと考えて……。

親族たちはＫさんに冷たい態度だったという。

じいちゃんばあちゃんのうちから、隣の〔おばの〕うちに行けば、「あらぁ、なにしに来たぁ」とか、襖をピシャッと閉められたりとかって、そういうふうな態度。ある程度大きくなって、遊びに行ったときに〔おばが〕「あんたがこまかかったときには、来ると、みんな嫌だったもんねぇ。あんたが帰ったあとは、〔あんたが使った〕箸を投げたり、茶碗を投げたりしてたもんねぇ」って言うんです。「なんで、わたしが来たらいかんと？」って言ったら、「うーん、べつに」って……。

やっぱり、〔ハンセン病者の子どもで〕汚いっていうことでしょうね。それを言葉に出してくればいいけど、〔理由を〕言わないから、自分にすれば、なんのことかわからない。全然知らなかったから、冷たくされてもなにをされても、そういうもんと思って育ってる。

親戚のもとを転々とした子ども時代は、ひとりで過ごす時間が多かった。

なんていうのかな、愛情というのがわからない。自分は〔じいちゃんばあちゃんを〕親と思ってても、けっきょく、親じゃないからですね。そばに行っても冷たくされてたんだなと思うんですよ、いま思うと。普通だったら、だっこしたり、手ぇつないで買い物に行ったり、そういう記憶があるでしょう。そういう記憶がないんですよね。いつも部屋で、ひとりで、お絵かきしたりしてたようなかんじがするんです。

〔親戚の子どもたちには〕一緒に遊ばれてない。だけん、それが、いじめられてるとか、あれしてる（=避けられている）いうことは、子どもだからわからないんですね。

近所や学校でも心を許せる友達はいなかった。「人というのは怖い」感覚がずっとあった。学校に通ったのは中学までだ。「〔再婚した〕母親から養育費が出るわけじゃない。けっきょく、わたしの〔学費〕まではまわらんかったんでしょう」。

〔上の学校へ〕行きたいと思いましたよ。好きなこともしたいと思ったですよ。だけどやっぱり、自分も投げやりになって。〝行っても行かんでもいいや、学校は。中学校も出らんでもいいや〟って。途中で投げ出して、ほんと行かなくて……。家出も何回もしたし。「中学校だけはちゃんと出ないといかんよ」って言われたけど。お恥ずかしいことに、警察のお世話になったこともあります*1。

*1　七年後（二〇一一年十月）の聞き取りのさい、どんなことで〝警察のお世話〟になったのかを聞いた。「コークス（=石炭を乾留した燃料）って知ってる？　昔は、あれを買う人がおったのよ。

駅に行くと〔コークスが貨車に積んで〕あるでしょう。夜、友達、娘ン子たち二、三人で盗みに行くわけ。それ持って行くと買ってくれるわけよ。それをするのが楽しみなのよね。その子たち、家が貧乏だったし、子どもが何人もおる家《とこ》の子ども。〔よその畑に〕スイカを盗りに行ったりね。だって、そうしなきゃ、おカネがなかったんだもん」（Kさん）。

地元を離れたいと考え、中学卒業後は京都の染物会社に就職。三年後、九州に戻ってきたKさんは、いっときは母親が再婚して異父妹たちのいる家に身を寄せる。しかし、やがて居づらくなって飛び出し、ふたたび親戚のもとを転々とする日々であった。

結婚をめぐって

アルバイト先に客として来ていた男性と、二十二歳のときに結婚。相手は、気持ちのやさしい男性だった。「主人とは三十何年のおつきあいしてます。わたしは結婚してからのほうが幸せなんです」。結婚のときは、自分の母親からも夫の家族からも、反対された。

「結婚する」と言ったら、母は、いい顔をしなかった。「結婚すっとはいいけどね、まちがった子を産まんことしたらいい」って。意味わかります？　わからないでしょう。あてこすりなのか。自分の親からそういうこと言われるから……。〔おばたちも〕「あんたが来て、お茶飲み出すと、ウーン」って、遠まわしみたいなかんじだから、意味が全然わからない。

夫の家族は、Kさんの身元を調べ、Kさんの姓と母親の姓が異なることを問題にし、「自分たちとは家柄が違う」といって反対した。「主人のきょうだいは七人か八人いますけど、そのなかの二、三人しか結婚式に来てもらえなかった」。

父親にやさしい夫は「わたし以上に親子みたいだった」

結婚後、Kさん夫妻は団地の入居の抽選に当たり、たまたま恵楓園の近くで暮らすことになった。父親との再会から数年後、Kさんは夫と一緒に、恵楓園の父親のもとへ会いに行っている。これは夫からの働きかけが大きかった。

〔あるとき夫が〕「親が生きてるんだろう?」と。――結婚するとき戸籍謄本をとるでしょう。そのとき、わたしの父親が生きてるってことがわかったそうです。「どこにおる?」って聞いたから、「恵楓園っていうとこにいるみたい」って言った。「会いに行った?」って言わすけん、「うん、行った」。そしたら「おまえの親なんだから、おれも会いに行ってもいいとやないか?」って言ったんです。だけど、主人には〔父親を〕見せたくないっていうのが強かった。どうしよう、どうしようって、何年か悩み続けて。けど、主人が「親が生きてるとだけんな。会いに行っても、べつに悪いとやないのぉ」って。そういういきさつがあって、恵楓園《ここ》に初めて〔夫婦で〕足を踏み入れたんです。

Kさんにとっては大きな緊張の場面であった。

寮舎《へや》に通してもらって、お互いに親子の名乗りをして。「婿です」と言って。だけど、わたし〔その場に〕いたくないのと、主人に〔後遺症の重い父親の姿を〕見せて、〔はたして〕自分と子どもたちがどうなるかっていうことだけが、頭いっぱいで。もう、なにを話したかもわからない。一時間ぐらい経って家に帰ったと思うんです。わたしも興奮状態になってるし、尋ねたんです。「どうだった?」って言ったら、「親にかわりないんだけんね」って、主人が。ああ、そしたら、心配するようなこともないのねぇって。

夫は、三人の子どもたちを連れて、恵楓園へ頻繁に出かけるようになる。父親も月に二回ほど、自宅へ遊びに来るようになった。さらに夫は、父親と父親の療友たちを自家用車に乗せて、長崎の壱岐などへたびたび旅行にも出かけている。「わたしよりも主人のほうが親子みたいだった」とKさんは振り返る。

「自分がされたことを、こんどはわたしが親にした」

Kさん自身は恵楓園へはほとんど足を運ばなかった。顔を合わせても「『病気であって、なんでわたしを産んだの？』って責めることばっかり」。父親は、生き別れた当時の、Kさんが三歳のころの写真を大切に持っていた。しかし、父娘の心の通いをとりもどすのは困難だった。

〔父親が〕家に来ると、隣近所の目がある。どうしても、見られたら嫌。見られたら、もしもなにかあったら嫌っていうことが、ものすごく強かった。だから、夜、暗くなってから〔父親が〕恵楓園《びょういん》と家を行ったり来たりする生活が、十何年か続いたです。だけど、わたしとのアレ（＝心の通い）は全然なかった。来ても、ただ「なにしに来たのか」って。

お互いに、突いてはならんことを言うんですよね。また、嫌なこと言ってたんです、わたし。「死ね」とか、「あんたの子どもだけんが、わたし、こういうめにあった」とか、いろんなこと。

父親は一九八九年に六十四歳で亡くなった。父親の葬式も、夫がすべて取り仕切ってくれた。遺骨は恵楓園内の納骨堂に納めた。

〔父親が〕亡くなったとき、ほんと、こんな幸せなことはないと思ったですよ。おかしいでしょう？　それが本音です。もう、ほっとしたの。これで、わたしも真っ直ぐ向いていかれる。誰にも気兼ねせずに、自分で人生歩いていける。これから幸せな生活ができるって。

二〇〇一年五月に「らい予防法違憲国賠訴訟」が原告勝訴となり、遺族原告の集まりに行って初めて、ハンセン病が「うつらない病気」であることを知った。

わたしも〔世間一般の人と〕一緒ですよね。父親を、偏見の目、嫌な目で見てた。〝あんたが来ると、うつるんじゃないんだろうか。箸でも触られたりすると、うつるんじゃないんだろうか〟っていうことを、小さいときに自分が味わってきてる。そして、父を知ったときに、それが出た。わたしがいちばん辛かったのは、親にたいして、やっぱり自分もその目で〔見ていたことです〕。〔ハンセン病について本当のことが〕もう少し早くわかってれば、わたしの人生も、もう少し違ったんじゃないかなと。違った人生を、父親にたいしても〔送らせてあげることができたん〕じゃなかったのかなぁって。

亡くなって十六年が経過したいま（二〇〇四年時点）、父親にたいし「どんなに辛かったろうか」と思う。いっぽうで「やっぱり嫌だ」という気持ちも拭いきれないでいる。

〔きょう〕恵楓園《ここ》に入ってくるときも、〝いや、また、ここになにしに来たんだろう〟と思いながら、〝あ、ちょっとお墓参りしてこないかんねぇ〟と思う。半々なんです。嫌な親だけど、やっぱり親には違いない。ハンセン病という病気、昔だと「らい病」という病気っていう、それが頭から〔離れない〕。

子ども時代の記憶の不確かさ

幼い頃からの体験を語る過程で、Kさんはたびたび、話しても他人にはわかってもらえないのではないか、という不安を漏らした。そもそもKさん自身が、長い間、自分の身に起きていることの意味がわからない状況に置かれていたのだ。

幼いとき〔どんなだった〕って聞かれても、記憶がさだか〔でない〕。誰かがちゃんとそばについてて、〔おまえが〕こまかいときはこうだったとよ、ああだったとよって、言って聞かせる人というのかな、親というのがいなかったから。

〔わたしが〕三歳のときに……。母親というのは、そういうもんだろうかと、たまに思うんです。自分の子どもを置いて、ほかの男《ひと》と結婚するもんなんだろうか。自分では全然わからない。そのいきさつを、父と会ったときに聞くけど、〔父は〕教えてくれないんです。なんにも言わない。だけん、それだけがいちばん心残りで。

「なんで、こういう病気になったのか?」って、〔わたしは〕父をずいぶん責めたです。父は答えてくれなかった、死ぬまで。「わたしは小さいときに親もいないし。なんで？」って尋ねても、なんにも答えてくれんとです。

小学校四年生になるまで、〔父方の親戚の家を〕あっちに行きこっち行き、あっち行きこっち行き。で、母親〔の存在〕を気づいたときには、もう中学出るぐらいのとき。あ、この人が母親かなと思って。そして母親のとこ行き、また、こっちに〔行き〕……。

自分でもわからないんです。わたしも説明するのに、わかってもらえるかなぁと思って。絶対、不思議と思われるよねぇと思って。だから、ほんとにしゃべりたくない。ものすごく嫌なんです、自分の過去っていうのが。普通だったら〔経歴が〕ピシャッとなってるけど、あっちにやられ、こっちにやられ。どこが〔自分の属している〕籍なのか〔もわからない〕。で、気づいたときには〔父〕親がハンセン病という病気。

母が亡くなる前に、「なんで別れたと？」って聞いたら、「まわりから『汚い』とか『うつる』とかって聞いたけんが、別れたったい」って。――実の親から「うつる病気だけんが、嫌いだった」って言われると、自分の立場ってどこにあるんだろうって。

国賠訴訟の遺族原告になると、担当弁護士から、奥晴海さんや宮里良子さんなど、ほかのハンセン病家族のひとたちを紹介された。その集まりで、自分の生い立ちを話すのも、当初はとても辛いことだった。

〔いま「れんげ草の会」で一緒にやっている〕みんなと〔初めて〕会ったとき、ものすごく嫌だったんです。〔わたしの話を〕聞いて、ほんとにわかってもらえるかなぁ、わかってもらえるかなぁって〔不安だった〕。で、そういうことを言葉に出すのが、ものすごく辛いんです。――辛い思い出は、忘れたいのね。もう、前向きに、前向きに〔と思って生きてきたから〕。後ろ振り向くと、辛い思い出しかないけんが。〔裁判が始まって〕最初のころは、嫌なことがずうっと続いていくばいと思ったのよ。それから、だんだんだんだんね〔お互いの気心が知れるようになって〕。

夫と子どもたちに支えられて

Kさんは、「れんげ草の会」の集まりなど、ハンセン病関連の集会にはできるだけ参加している。夫は信頼できる存在で、集会にも何度か一緒に参加してきた。「主人は、『〔ハンセン病にたいして〕偏見をもつ必要はない。また、わざわざ〔父親のことを〕他人《ひと》に教える必要もない』と言ってくれるけん、安心はしてる」。

三人の子どもたちは、小さいころから祖父（Kさんの父親）と親しみ、恵楓園にも頻繁に遊びに行っていた。

〔子どもたちは、自分の祖父がハンセン病だということを、国賠〕裁判があったときに、初めて知ったみたい。〔裁判の報道で〕恵楓園がテレビに大々的に出たときに「お母さん、じいちゃんはハンセン病ね？　なんかテレビで言っておるけど、恵楓園って、あそこの病院ね？」って。それまで老人病院と思ってたそうです。自分のじいちゃんは、顔かたちは普通のじいちゃんばあちゃんとは違うみたいだけど、そういうもん、と思ってたみたいですよ。

だから、ほんと孫たちには会わせとってよかったなって思うんです。わたしも、そういうふうに〔子どものときから父親と〕会ってたら、もうすこし〔受け止めが〕違ってたんじゃないかなぁと思うんです。

気がかりなのは、恵楓園の納骨堂に納めてある父親の遺骨のことだ。父親が亡くなったとき、夫といっしょに父親の実家へ相談しに行ったが、遺骨の引き取りを拒否された。

「父親も親のところに帰りたいだろう。〔実家の〕墓に入れてくれ」って相談したんです。そしたら「自分のきょうだいに、らい病の人間がいるとわかると、自分たちも迷惑がかかるし、子どもたちにも迷惑かかる」って。「なら、わたしはどうなると？　わたしはお嫁にもいってるし、姓もちがう。自分の親の墓までは責任がもたれん」って言ったんです。そしたら「〔あんたは恵楓園の〕近くだから、〔そこに〕納骨堂があるけんが、あんたが子どもだけんが、あんたがみるのがほんとだ」みたいなことを言われて。だからもう、主人が怒って……。〔父が〕亡くなって以来、〔父親のきょうだいは〕墓参りにも来ません。

そしたら子どもたちが「お母さん、じいちゃんは、自分の実家《いえ》に帰ったら、わたしたちがお参りに行かれんでしょう」って。「きょうだいの人が駄目って言いなるとだけんが、〔お骨を実家に〕持って行ったら〔じいちゃんが〕よけいにかわいそう。恵楓園《ここ》の納骨堂で預かってもらえれば、それがいちばん幸せだ」って言うからですね。「そうね」とは言ってるんですけど。

やっぱり、いちばん気がかりなのは、わたしはお墓参りに来れるけど、自分が亡くなったあとにどうなるかってこと。

「俺の死んだ年齢になったら、俺の気持ちがわかるよ」と

二〇一一年十月、この本の打ち合わせのため、恵楓園の面会人宿泊所でKさんとお会いした。わたしたちは、ハンセン病関連の集会でKさんとはたびたびお会いしていたが、最初の聞き取りからは七年が経過していた。このときKさんは、小さな額に入った写真をバッグから取り出し、わたしたちに見せてくれた。父親が、妻子と別れて恵楓園に入るさいに持ってきて、ずっと大事にしていたというKさん三歳の写真である。

二十何年恵楓園《ここ》におるのに、この一枚だけよ、〔父親の寮舎に〕置いてあったのは。小さい水屋《みずや》

〔＝食器棚〕の中に、いちばん手前にね、いつも飾って置いてあったわけ。誰の写真なんだろうかぁと思ったの、最初。わたし、〔自分の〕小さいときの写真、持ってないたい。

父親が亡くなったおり、形見のひとつとして、この写真を自宅へ持ち帰った。夫が新しい額に入れなおし、以来ずっと、父親の位牌の横に飾っている。Kさんは、昔を思い出すので、この写真を見たくないという思いでいた。

しかし最近、父親の遺骨の問題に区切りがついて、心境に変化がおきたという。

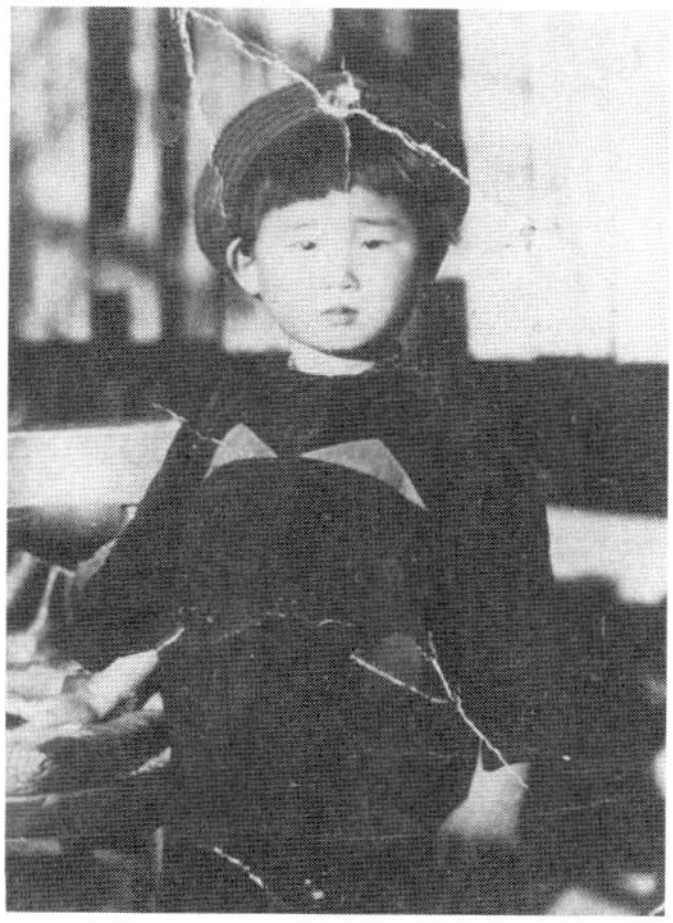
父親が大事に持っていたKさん３歳の写真。

〔遺骨をどうするか、あらためて父方の親族に相談したところ、供養は〕「別々にしてくれ」って言われて。うちの〔夫〕が「恵楓園の納骨堂に入れとったほうがいいかもしれんね」って言うけん、そこで、けじめがついたわけ。まぁ〔わたしの〕子どもも嫁さんも孫も、みんな〔恵楓園に〕お参り来てくれるけんね。——〔父親は〕長男として生まれて、やっぱり自分の親のとこにおったほうがいいんじゃないかなって思ったのが、わたしの間違い。だけん、考えがね、ガッと変わったの。〔お墓の問題の決着がついて〕気が楽になったっていうかな。わたしが親にたいしていろいろ言ってたことも、辛かったこともあったろうねぇって思うのよね。それ思いながら、毎日毎日、仏壇《ほとけさん》に〔掌を合わせています〕。きょうも、さっき〔納骨堂に〕線香と蝋燭《ろうそく》あげてきて。「いまから〔話を〕してくるけんね」って言って。

〔父親が亡くなって〕もう二十四年がくるけんね。〔今朝、仏壇に飾ってあるこの写真を〕ちょっと見て、こういうときがわたしにもあったのよねぇと思って〔持って来たんです〕。これ、誰にも見せたことがないの。〔他人に見せるのは〕初めてよ。

父親の生前、この写真について尋ねたことがある。

「これ、なんで持ってたと?」ちゅうたら、言いはせんわねぇ、〔父〕親だけんねぇ。ひと口も言わんかった。「いつの写真?」って言ったらね、ちっちゃいとき、近所にお医者さんがおんなって、そこのおばあちゃんが〔わたしを〕ものすごくかわいがったらしい。そして、この洋服はね、米軍の〔援助物資の〕洋服みたいって。これ、たしか三歳のお宮詣りの記念《あれ》として写してるんじゃないだろうかぁって。

こういうふうに写ってるちゅうことはね、わたしも生まれたときはまともにしてもらってたのね、と思ったのよ。こういう服着て、みんなに祝福されて。三歳までは人並みに、幸せにね。両親ふたりで育ててもらったんよねぇって、いま理解してる。〔父親が〕恵楓園《ここ》に来たときから、〔わたしの〕人生が百八十度変わっていったんだろうと思うのよ。だけん、〔この〕写真を一枚だけ取ってあったということは、〔父親も〕やっぱり、別れるときに辛かったんでしょうよねぇ。もう一生出られんっていう気持ちがあったんだろうと思って。

父親の療友からは「Kさん、父ちゃんにそっくりばい」とよく言われる。後遺症が重くなったあとの姿しか知らないKさんにとって、若き日の父親を偲ぶよすがとなる言葉だ。

Kさんは清々しい表情で、父親にたいする現在の思いを語った。

やっぱり、お互いに理解ができんかったけん、〔父親が〕亡くなるまでは。〔父親に〕言われたことがあるのよ、「俺が死ぬときの年齢《とし》になったときに、俺の気持ちがわかるけんね」って。もう父親の年齢《とし》、通り越したたい。六十四歳で死んだけんね。〔わたしは〕もう六十六になったけんが。今年一年、また墓参りしたときにね、「親よりも二年、長生きしたよぉ」っていう言葉が出てくるということはね、自分もすこし……、ほら〔父親を受け容れられるようになったんです〕。

◇第4話

父親にもっとやさしくしてあげたかった

原田信子さんは、一九四三年に北海道で生まれた。「れんげ草の会（ハンセン病遺族・家族の会）」の中心メンバーのひとり。八歳のとき、父親が青森の松丘保養園《まつおかほようえん》に入所した。母親は、行商をしながら信子さんを育てた。松丘保養園にいる父親のもとへは、子どものころから年に数回は面会に出かけていた。信子さんからの聞き取りは、二〇〇四年九月、熊本の菊池恵楓園の面会人宿泊所にて行なった。さらに、二〇一一年八月に補充の聞き取りを行なっている。最初の聞き取り時点で、信子さんは六十歳。

父親が強制収容、「真っ白になるほど」消毒される

信子さんがもの心ついたとき、父親はすでに目を悪くし、家の中で「寝たり起きたり」の状態だった。

「わたしが生まれる前、父は〔南〕満州鉄道で働いてたんです。満州にいたときに、たぶん病気になっ

んだろうと思う」。母親はお腹に子どもを宿したため先に日本に戻り、一九四三年に信子さんを産んだ。父親が日本に帰ったのが戦前なのか戦後なのかは「わからない」。

信子さんはひとり娘。一家の生活は、母親が近所の工場へ働きに行き、支えていた。一九五一年十二月、信子さんが八歳のとき、父親が強制収容にあう。

保健所の人がドドドドッと何人かで来て、父親を連れて〔行った〕。そのあとは消毒。部屋の中、真っ白になるほど消毒されました。父親の着ているものとか寝てる布団とか、みんな山のほうへ持っていって燃しちゃった。

いったん母親は青森〔の松丘保養園〕まで送ってったんです、父親を。父親の弟とね。そのとき一緒に女の人が二人〔連れて行かれた〕。〔父親を含めて〕三人、ひとつの列車の車輌《はこ》に入れられて。そして、わたしは見てないからわからないんだけど、「らい」の〔「伝染病患者移送中」〕とかなんか書いて〔あって〕、連れて行かれたっていう話なんです。

このあと、近隣の人びとからは厳しいまなざしが向けられるようになった。

それまでは、まわりの人はあんまり偏見の目では見てなかったんですよ。けっこう近所付き合いもあったし、友達とも遊べたし。「遊ぶな」とも誰も言わなかったですよ。それが〔保健所の人が〕

来てからはもう駄目でした。近所の人も来なくなり、学校行ってもやっぱり、いじめられるほうが多かった。あの消毒だけは一生忘れないね。真っ白になりましたもん。

父親が連れて行かれてからはもう、ムラにいるのが嫌、学校へ行くのも嫌、っていう日々が常に続いてました。母親が仕事がクビになる。生活が苦しくなる。そのつど母親は「死のう、死のう、死のう」って。母親も、小さいわたしを抱えてこれから先どうしたらいいかっていうことがアタマにあるからね。「死のう、死のう」って、どれだけ言われたかわからない。

当時の心境を、信子さんは「なんでこんなに消毒されるのか、なんでいじめられるのかって、不安な気持ちがいっぱいだった」と語る。母親は、父親の病気についての説明をいっさいしなかった。「『うつる』とか『怖い病気』だとか、ひと言も母は言わなかった。かわいそうだと思ったのかな。自分の子だから、よけいに」。

学校へ行くのが嫌で嫌で

父親の強制収容があってからは、学校でもひとりぼっちになった。

わたしのそばへ行くと「病気がうつるから、そば行くな」。学校行っても、ひとりだけポツンと。だいたい端っこのほうへ行ってるほうが多かった。授業が始まれば席に座るけども、あとは、みんながら遊んでるころ、ひとりでポツッと教室《へや》の隅にいるとか、そういうかんじ。学校へ行くのが嫌だったんですよ。常に、嫌で嫌で。

なにせ学校は行きたくなかったですね。口では言えないほど。当番で掃除をしてて、わたしがそのへんを拭いてると、「そんなぁ、駄目だ」とかね。雑巾を投げられて、ぶつけられたりね。そういういじめをすごくされました。だから、早く大きくなって違うところへ行って、早く結婚しようという意識がずっとあったんです。中学生になってから、もう、そういうことしか考えてなかった。

学校の先生からは、差別的なことを言われたことはない。しかし、特別かばってくれたという印象もない。嫌だったのは、教室のみんながいる前で、信子さんだけが教科書をもらうことだった。

いまはみんなタダでもらうけど、あのころは〔教科書を〕買ったもんでね。買えない人はお古を安く譲ってもらってた。だけど、わたしはもらえたんです、生活保護みたいなかたちで。すると、それがまた変な目で見られる。「なんで、おまえだけもらえるんだ？　貧乏でお古使ってる子もいるのに」って。やっぱり父親がハンセン病だった関係で、もらうことができたんだろうと思ったけど。「教科書《ほん》もらったりすると、みんなにいじめられるから、嫌だ」って泣いたことがあるんです、母親に。よけい、学校行くのが嫌だった。

工場を辞めさせられた母親は、行商をして、母子ふたりの糊口をしのいだ。信子さんは小学生のころから母親の手伝いをした。

サンマ、冷凍したのが箱に詰まってるんです。それを解凍して、捌《さば》いて、干して、市場《いちば》へ売りに行く。あとは山へ行くと、北海道のほうって蕗《ふき》がちょっと太い。それを採ってきて、茹でて、皮を剥《む》いて。そういうふうに加工して市場へ売りに行く。

〔母親は〕朝早く行くんです。わたしもちょっと大きくなってからは、蕗の皮剥きとか手伝いました。そうすると学校もやっぱりサボるようになるし。

母親はもう、そうとう苦労した。なんべんも「ふたりで死のう」って言って。ご飯を食べれないんですもん。働いてカネ取ってこないと、ご飯食べれないわけ。風邪ひいたりして寝るでしょう。すると、食べないで寝てるだけだったんです。だから中学校なんてやっと卒業できるぐらいしか行ってないんじゃないの。母親を手伝うほうがいっぱいでしたからね。

消毒もなんにもされなければ、偏見の目もないし、そのままでいれたんだと思います。だって、消毒される前はなんともなかったんですからね。

松丘保養園へ面会に行く

母親に連れられ青森の松丘保養園へ父親の面会に行くことが、年に数回あった。「当時は門番を通さなければ中へ入れなかった。それに、いちいち消毒」。信子さんの身体に湿疹ができたときには、ハンセン病の発症を疑われ、検査されたこともある。

松丘保養園の中には、入所している学齢期の子どもたちのための〝学校〟があった*1。いつも学校で居場所のない思いをしていた信子さんは、この〝学校〟へ入りたいと母親に強く願った。

＊1　松丘保養園七十周年記念誌刊行委員会『秘境を開く――そこに生きて七十年』（一九七九年）に所収の、入所者の伊藤文男さんの文章「裏から表へ――松丘における児童教育の歩み」によれば、戦前、入所している子どもたちのための学校として、園内に「松丘学園」がつくられている。ただし、教えるのは大人の入所者であり、正式に認可された学校ではなかった。教育に関心のある入所者たちの運動をへて、一九五四年、「新城小・中学校二葉分校分教室」が開校、教員免許をもつ教師が派遣されるようになった。――信子さんの父親が入所したのは一九五一年。信子さんがみた〝学校〟は、正式認可をされる前後のころだ。

〝この学校へどうして入れないのかなぁ?〟って、常に思って。母親にも言いました、「この学校へ入りたい」って。そこへ行くと、わたしよりみんな大きい人ばっかだったもんで、かわいがってもくれるし。誰も「病気がうつる」とか〔言わない〕、そういう話はまったくないわけです。「父親がここにいるんだから、この学校に入れてもいいはずなのに。なんで入れないの?」って、なんべんも言いました。

目が見えず病状の重い父親は、付添看護のある寮舎に入っていた。同室には症状の重い人がたくさんいた。「びっくりした。お菓子もらっても食べれなかった」。

自分の父親からでも、「なんか食べれ」って言われても、父親のそばでは食べれなかった、まったく。患者さんがいないとこでは食べれたけども。〔症状の重い患者さんが〕怖い。気持ちが悪いっていうと、ちょっと言葉が悪いかもしれないけど。

おなじ地方《ほう》から来てる人がたは、「北海道道民会」とかって、〔入所者どうしで〕世話してくれる人がいるんです、〔症状の重い〕弱い人を。うちの父親も面倒みてもらってる後見人《ひと》がいて。その人、まったく患者さんじゃないみたいだった。どこが悪いかわからない。「患者じゃないんじゃないか」って言われるぐらいね。だから、その人のそばでは食べられる。〔病気が〕うつるとか思ってるわけじゃないんだけど、なんか無意識に食べられないんです。

父親がこういう病気になってから、〔体の〕どっかをさすってやったとかぜんぜんない、わたし。父親もね、わたしにたいして、そういうことをしてくれとか〔言わなかった〕。「背中が苦しいから、さすってくれ」とか。大人になってからでも、ない。

子どものころの信子さんにとって、松丘保養園は、やさしい大人や遊び友達がたくさんいる温かい場所であった。

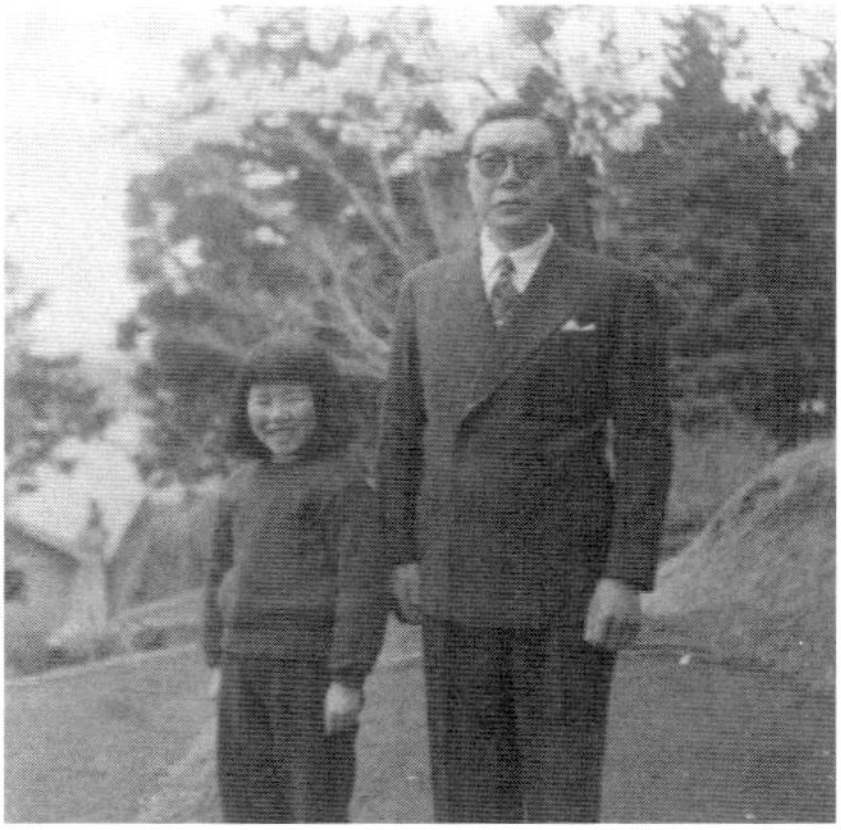

父親の療友で後見人だったおじさんと、小学生の信子さん。松丘保養園へ面会に行ったとき。

〔学校の〕先生は茂木先生っていって、わたしが行くとかわいがってくれてね。〔茂木先生も入所者でした。〕父親の面倒をみてくれた〔後見人〕夫婦と〔茂木先生は〕舎が一緒。そこへ行くと、ようかわいがってくれて。だから、学校の生徒たちとも仲良くできたのかもしらない。わたし、少年舎のとこへはよく遊びに行ってた。一人ね、すっごくやさしくしてくれるおにいちゃんがいたったんよ。いまでもね、その子の写真、持ってるけども……。

松丘保養園《むこう》の入所者《ひと》、子どものいない人がいっぱいだから、かわいがってくれるじゃないですか。父を面倒みてくれた人はね、旦那さんが北海道の人で、奥さんは青森の人。もう、抱っこしてくれたり、おんぶしてくれたりしたんですよ。だから父の寮舎《とこ》には、ちょっと顔出すぐらい。〔あとは〕そっちのほうにいる。松丘保養園《あすこ》の、昔、演芸会みたいに、壇の上で患者さんが、劇とか踊ったりすることがあったんですよ。いまみたいに慰問がいっぱい来ない時代ですから。そのとき、わたし、上で踊ってる写真があるんです。それぐらい〔松丘保養園に〕行ってたっていうことなんです、小さいときから。

ある時期から母親のところへは「道庁からの現金封筒」が届くようになった。おそらく患者家族にたいする国の援護だったろう。そうした制度の存在を、母親は父親の後見人のおじさんから教えてもらっていた。

生活保護だったら市からでしょう。だけど、札幌の道庁から〔定期的に〕現金封筒がきて。年にいっぺんくらい、道庁の人が来ることがあったような記憶がある。

こういうのが〔患者家族に〕出るっていうのは、〔最初〕母はわからなかったんだけど。青森〔の松丘保養園〕にいる、その、父親の面倒をみてくれてた〔後見人の〕おじさんが、〔園内の道民会の〕会長したりしてて。それで〔家族援護の制度のことを〕教えてもらって、〔申請手続きして〕もらうようになった。それは覚えてる。

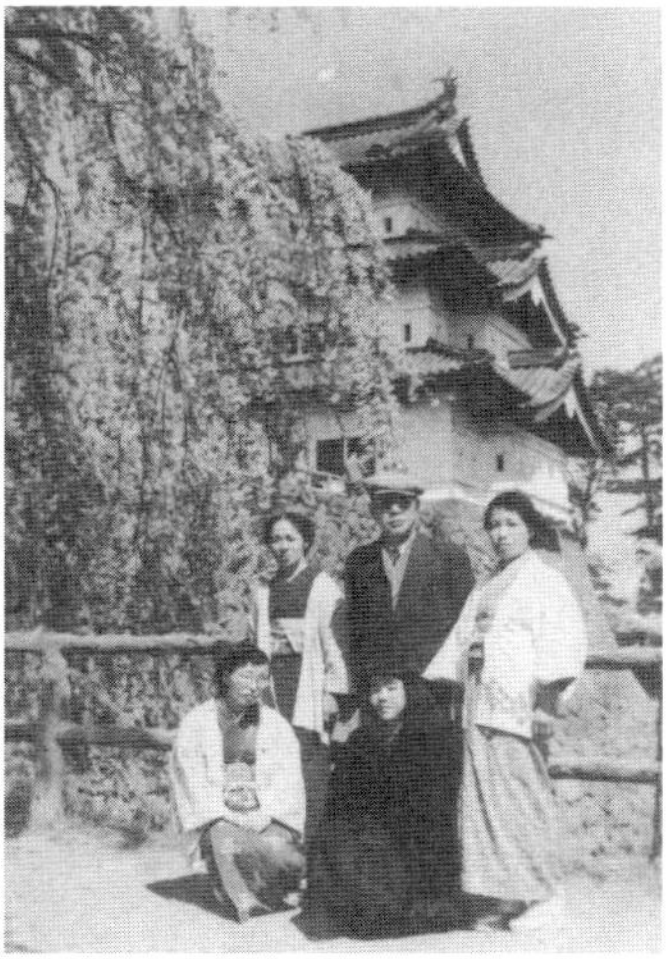

松丘保養園へ面会に来たとき、父親の後見人夫妻が、中学生の信子さんと母親を弘前城のお花見に連れて行ってくれた。母親（後列左）、後見人夫妻（後列右の２人）、信子さん（前列右）、後見人夫妻の療友（前列左）。

十七歳で結婚、夫の暴力

中学を卒業してすぐ、信子さんは生

まれ故郷を離れ、知り合いのつてを頼りに十五歳で働き始める。仕事は、飲食店の皿洗いなどだった。十七歳のとき職場で知り合った男性と結婚。相手は二十歳だった。

その時点ではもうね、父親のことは主人に話してあったんです。「『らい病』っていう病気で、青森の病院に入院してる」って。「いっぺん行ってもらえる?」って言ったら、「いいよ」ということで、会いに行ったんです、結婚してから。父親は最初「会わない」って言ったけど、「せっかく来てくれたんだから、ちょっとだけでも」って言って、会ってくれたんです。

入籍の翌年には長男が生まれ、のちに次男も誕生。父親の病気について当初は問題にしなかった夫だが、結婚生活を送るうちに、しだいに信子さんにあたるようになった。

お酒を飲むと出るんです。ちょっと酒乱気《しゅらんけ》があったもんで。飲んでないときはいい人でしたけど、飲むともう、わからなくなる。だんだんだんだん暴力がエスカレートしていった。そのころまだわたしも若いし、頼ってるのが主人ばっかりだったもんだから、〝どんなにされても、ついていかなくちゃ〟っていうアタマでいたんです。わたし自身、父親がいないで育ったから。

ようするに肩身が狭いってことでしょうね。なんか、そういう病気の〔父親がいる〕妻をもらったってるんじゃないんですか。はっきりとは言わないけど、そういう言い方をしてました。気の小さい人だから、飲むとガーッと出てくる、ふだん抑えてることが。〔暴力は〕かなりひどいですよ。叩かれて、前歯みんな折れたんです。

子どもたちが成人するのを待って、離婚。「三年ぐらい別居してから、長男が主人と話して、籍を抜いてきてくれました」。

仕事をみつける苦労

結婚してからも、離婚後も、信子さんはずっと仕事をしてきた。働き口をみつけるのはいつも大変だった。

しっかりしたところへ行こうとすると履歴書が必要になってくる。生まれやらいろいろ、ちゃんと書かなくちゃ駄目。それがやっぱり書くことができなかった。学校も出てないし。パートじゃなかったら勤められなかった。

〔結婚後も、父親のことは〕やっぱり聞かれました、面接で。「父親はなにを仕事してますか?」とか。一回そういうことがあったら、もう、それが嫌で。それからは、そういう〔面接でいろいろ聞かれそうな〕とこへは行かないって、自分で決めました。〔父親のことを聞かれたら〕「死にました」って〔答えた〕。常に「死んだ、死んだ」って言ってました。

三十歳手前で北陸地方に引っ越し、ようやく「父親は青森の病院にいる」と他人に言えるようになった。それでも「お父さんはどうして青森にいるの？」と聞かれると、嘘を言わざるをえなかった。

職場で〔父親のことが〕わかったらどうしようっていう不安がすごくあった。年に二回は〔父親を見舞いに〕青森へ行くっていうのに、「なんで青森に行くの？」って常に聞かれて。職場を休んで行くわけですからね。〔そのころの職場は〕パチンコ屋さんの換金所。二人でやってたもんだから、一人が休むと、朝の九時から夜の十一時まで椅子に腰かけて……。〔席を立てるのは〕オシッコしに行くとき。あと、十五分の休憩があるだけ。つらかったですね。

〔「なんで青森に行くの？」と聞かれたときは〕「父親がいる」と言いましたよ。「目が悪くなって。青森に裕福な親戚の人がいて、そこにいい病院もあったから」って。

息子たちの結婚相手には会わせなかった

二人の息子たちは、小さいうちから松丘保養園に何度も連れて行っている。祖父がハンセン病療養所にいることについて、息子たちに面とむかって話をしたことはない。「子どもたちは自然に、そんなもんだと思って受け止めているみたい」。二人とも、結婚相手には祖父のことを伝えている。

〔自分が自然に知ったことを〕そのままきっと嫁さんに話したんじゃないかと思う。わたしの口からは、こうだっていうことはいっさい嫁には言ってない。

〔ただ〕父親には会ってないです、長男の嫁も次男の嫁も。父親が生きてるうちに結婚してるから、「一回は行きたい」って言ったけど、わたしは連れて行かなかった。〔父親を〕見せたくなかった。やっぱり見せないほうがいいと思いました。嫁さんが見たからって、わたしの旦那みたいに離婚していくとか、そういうのはないと思ったけど。万が一あれば、わたしの責任になる。見せたいとは思わなかったですね。

長男の嫁はとくに「行く、行く」と言いました。なぜかっていうと、うちの父親は、せがれの子どもに物を送ってよこすんです。ビデオだとかテレビだとか。だから嫁さんが「お礼を言いたい」って。〔だけど、わたしは〕「いいよ、行かなくても。〔お礼は〕わたしが言っておくから」って。

二〇〇一年五月、「らい予防法違憲国賠訴訟」の熊本地裁判決のころには、ハンセン病問題がテレビで毎日のように放映された。この時期は「かえって不安が募った」と信子さんはいう。ハンセン病にたいする偏見がおもてに出てくるからだ。

それまでは、ハンセン病なんていうのは一般社会では知られてなかったですよ。昔の人は「らい病は、隔離されて、うつる病気」っていうのは知ってても、あれほど顔や手が変形するとは誰も思ってないですもん、実際見ないかぎりは。
ところが、この問題が起きて、テレビに出るようになると……。職場で、昼休みなんかテレビを観てると「いやぁ、あんな人が家庭にいたらどうなんだろうね？」って、へいちゃらで言う人がいっぱいいる。そういうときの気持ちっていったら、もうなんとも、言葉では言い表せない。「本人たち、なりたくてなったわけじゃないんだから、そんなこと言わないほうがいいんじゃない？」っていうぐらいは言えたけど。常にそういうことはありました。

わたしも父親を恨んだ

父親が亡くなったのは二〇〇一年の冬。ハンセン病国賠訴訟の熊本地裁判決が出る三カ月ほど前のことだ〔父親は裁判の原告にはなっていない〕。生前、全国のハンセン病療養所が将来的に統廃合されるのではないかと危惧しており、「そうなったら死ぬ」といつも言っていた。また、委託診療で園外の病院にかかることを嫌がっていた。

父親が転んで骨折して、青森の県立病院に入院して手術したんです。松丘保養園《あそこ》ではできないもんでね。——わたしたちみたいに〔療養所の外で〕暮らしている人がたのことを、「社会〔の人〕」っていうんですよ、青森の〔松丘保養園の入所者の〕人がたは。〔おなじように〕「社会の病院、社会の病院」って言うんです。——県立病院に入院したときも、「嫌だ、嫌だ。社会の病院にいるのは嫌だから、松丘保養園へ帰りたい、帰りたい」って言ってました。五十年もいるから、もう、よそへは出れないんですよね。保養園からちゃんと付添いの職員《ひと》が行くんですけど。それでもやっぱり「嫌だ」って言ってました。

松丘保養園への入所後、父親が自宅へ帰省したことは「一回もない」。

だって〔父親は〕目が見えない、自分で行動できないんです。わたし、〔父親が松丘保養園に〕入ってから死ぬまで、洋服を着た姿を一度も見たことない。いつも〔部屋の中で〕黒い長靴と〔園から与えられた〕着物。〔長靴は〕何足もあったです、死んでから。〔園から定期的に〕もらうわけじゃないですか。だけど、おもてに出て歩くわけじゃないから、傷まない。

〔父親は部屋の中で長靴を履いてるんです。〕ベッドから下りるときは、長靴。足がやっぱり、〔ハンセン病の後遺症で〕感覚がないから〔保護するために〕。一度か二度ぐらいは、長靴を履いたまんま〔園内の〕公園のほうへ散歩に行ったような、かすかな記憶があるけど。それ以外はもう、おもてへ出た姿は見たことない。

父親とは「喧嘩ばっかりだった」と信子さんは振り返る。

わたしもやっぱりKさんと一緒でね。一時、父親を恨んだんです。いま、いちばん後悔をしてるのは、父親を恨んで、父親に会うといっつも喧嘩ばっかりして……。父親が亡くなる五年ぐらい前までずうっと。「あんたがそういう病気になってるから、わたしが苦労するんだ」って、よう言ってました。〝親のくせに、なんでなにもしてくれないんだ〟っていうアタマが取れなかった。

子どものときは言ってないです。大人になってから。主人に言われだしてからは、吐き出すところがないから、やっぱり父親に言いました。「あんたのために、いじめられる」とか。父親はそれにたいしてなんにも言えない。きつい人だったから謝りもしなかった。「おまえが好きで結婚したんだろ」って、そういう言い方しかしなかった。

父親が手術をし身体が弱ってからは、信子さんの気持ちも変わってきたという。

その前までは、目が見えなくても、自分の用ぐらいはできたの。自分の部屋のベッドに寝てるんだけど、長靴を履いてベッドから下りて、〔部屋の隅にあるトイレまで〕歩いて行って。手でこう〔便器に〕触って、オシッコとか、それぐらいはちゃんとできた。きれいに洗える設備もあったから。

でも寝たきりになってしまって。下剤を飲まされて、便が少しずつ出ると、そのつど職員の人に取ってもらわなくちゃならない。それが嫌で。「もう死にたい。死ぬ方法を考えてくれ」とか、そういうことばっかり言うようになった。だから、わたしが反撥してたらかわいそうだなって。行くたびに「職員の人はそれが仕事なんだから、遠慮しないで取ってもらいなさい」って言うんだけど、「嫌だ、嫌だ」って。出た感じがわかるときと、わからないときがあるみたいで、何回も出てると職員の人も「すぐ教えない」とかいって怒る人もいる。やっぱり、そういうのが「嫌だ、嫌だ」って常に言うようになって。

亡くなる三年ぐらい前から、わたしが〔父親のところに〕行って、「帰る」って言うと泣くようになったんです。――いままで涙なんてこぼしたことない。〔以前は〕帰るときになると「もう絶対来ない」って言って帰るんです、いつも。そうすると「ああ、もう来なくていい」って。でも、また行くんですけど。そこは親子なんだけど。そういう状態の繰り返しだったんだけど、泣くようになった。〝これはもう駄目かもなぁ〟って。だから、やさしくしようという気持ちがそのときに起きて。いままで反撥しすぎたかなって。

父親の死に目には会えなかった。松丘保養園での告別式のあと、遺骨を持ち帰り、母親の遺骨と一緒にお墓に入れた。

〔松丘保養園の告別式では、入所者でつくる〕道民会とか盲人会の人がたが大勢来てくれた。焼場へみんな行ってくれて、園内《あっち》のしきたりでやってもらって。お寺さんも頼んで、拝んでもらった。

そして〔お骨を〕連れて帰って来たんです。自宅《こっち》でも、いちおう〔告別式をしました〕。親戚なんかなにもないので、〔わたしの〕子どもとか、ちょっと知ってる人で。お寺さんには、母親が死んだ時点で「父親も長くない。亡くなった時点でお墓をつくって母親と一緒に入れたい」って言って、ずっと母親〔のお骨〕を預かってもらってたんです。お墓をつくって、そのとき初めて一緒に〔お骨を〕入れた。「五十年も離れ離れでいたからね。やっと一緒に入れたね」って話しながら入れた。わたしも苦労したけど、わたしよりも母親がそうとう苦労してると思う。わたしにつらい思いをさせないために、庇ってる面もいっぱいあったから……。

父親につらくあたってきたことを「いちばん後悔してる」という信子さん。その後悔が、いま、ハンセン病問題の活動にとりくむ原動力のひとつになっている。

もっとやさしくしてやって、もっと近づいて、面倒みてやればよかったたって。〔父親が〕この病気で〔そういうふうに〕亡くなったから、いま一生懸命、この病気にたいして、頑張って、みんなと一緒に行動したいと考えるんだと思うんです。

父親のことを言えないために、仕事を辞め、再婚もせず

六十歳を迎えたのを機に、仕事を辞めた。「れんげ草の会」の活動など、ハンセン病問題をめぐる一

連の活動に参加するには、職場の同僚に理由をごまかして休む必要があり、それが年々つらくなってきたからだ。

年に二回ぐらいしか休まないようにしてたし、休んでもそのぶんは相手の人も休ましてたんです、わたしは。それでも聞かれるんです、「なんで行くの？」って。〔聞かれたら〕「うちの父親、もと兵隊に行ってて。もしかしたら兵隊に行って目が悪くなったんじゃないか。書類上そういうふうにするとおカネが出るなら〔っていう〕、そういう集まりがあって」わたしも書類を出すと父親に少しでも恩給が下りるかと思って、話を聞きに行くんだ」。そう言ってごまかして、ずっときたんです。

「そんなに〔時間が〕かかるものか？」って、一緒に働いてる人が聞くんです。「国がやることなんて、すぐ決まらない。何年もかかる」って、まぁごまかしごまかし。それが、だんだんつらくなってくる。

「れんげ草の会」の人がたと会うと心が安らぐんです。ものすごく気持ちが楽になる。そしてまた別れて、職場へ戻ると、ものすごく気持ちが暗くなって……。

会社休むたびに嫌な思いして。「また行くの？」って変な顔されて、「いつになったら決まるの？」って言われる。その内容が話せないために、決まるっていうことも言えない。だからもう嫌で嫌で嫌で嫌で。それがひとつのストレスになって、夜は眠れない、イライラする。こうしててもダメだな、と思って。六十歳になったのがいいきっかけで、生活が大変だけど、まぁどうにかなるだろうって辞めちゃった。

信子さんにとって「れんげ草の会」の活動は、心が癒される大切な場所だ。

おなじ境遇の人がいるからなんでも話せる。それがいい。ほんっとに気持ちが落ち着きます。イライラがなくなる。やっぱり日常生活のなかで、さみしくなったりすると、いままでのことがいろいろ〔思い返されて〕〝どうしてわたしだけ不幸なんだろう〟とか変なことを考えてしまう。だけど、こうしてみんなと会って話ししたり、電話のやりとりもするようになったんです、頻繁に。

父親のことを他人に言えない思いはいまもある。再婚のチャンスはこれまでにあったが、なかなか踏み切れないできた。

この、ハンセン病の家族がいたたっていうのは……。なんていうんだろうな、楽にならない。なんか、みんながそういう目で見てるんじゃないかって、その気持ちがずうっと取れないんです。だから、なんべんか再婚しようと思ったこともあるんですけど。最近でもあるんです、実際の話。だけど、このハンセン病の、こういう集会に出るためには〔父親のことを〕言わなくちゃならない。

それを言ってまでは再婚しようという元気がないんです。言えないんですよね。偏見がなくなるようにって、こんなにもみんなが運動してくれてるんだけど。言えない、やっぱり。

父親のことを話した結果、友人が離れていったこともあった。

友達とはみんな縁が切れてしまってね。父のことがわかって、みんな縁が切れた。親しい友達が三人ぐらい、普通に遊びに行ったりしていたの。〔国賠裁判のあと、父親に出る賠償金を遺族として〕もらって。「わたしの父がこうだった」っていうこと、〔その友達に〕初めて話したの。そしたら、ぜんぜん電話もこなくなった。もう、それはそれでいいと思って。仲間がいっぱいいるから。奄美〔の晴海さん〕にでも、〔大阪の〕中村〔秀子〕さん[*2]にも、しょっちゅう電話してる。話す人がいっぱいいるからさみしさは感じないけど。真の友達がいるから。やっぱり、〔縁が切れた人たちは〕真の友達ではなかったんだなぁと思う。

＊2　中村秀子さんは、第5話「絶対に、こっから動くもんかと」の語り手。

国は家族の苦しみにも目を向けよ

聞き取りの最後に、信子さんは次のように訴えた。

国は、家族にたいしても謝罪をしてもらいたい。なんで家族には謝罪がないのか*3。もうずっと思っているんです、それは。

＊3　ハンセン病国賠訴訟での遺族原告の位置づけは、あくまで、ハンセン病だった肉親本人の損害賠償請求権を「相続人として」引き継いだものであって、裁判のなかで《家族としての》被害そのものが認められ謝罪・賠償されたわけではない。しかも、第1話「よみがえった記憶」の奥晴海さんの語りにもあるように、遺族原告のなかには、ハンセン病だった肉親の死後二十年以上たった"除斥期間"を過ぎたものとして訴えを退けられたひとたちや、戸籍のうえで親子関係を登録していないためそもそも相続人として認められなかったひとたちがいた。――さらにいえば、二〇〇九年に施行された「ハンセン病問題の解決の促進に関する法律」では、隔離政策の被害回復をうたう基本理念のなかで「ハンセン病の患者であった者等」とあいまいに記され、家族の存在が積極的に位置づけられることはなかった。
"家族の被害についてもきちんと謝罪してほしい"という信子さんらの願いの背景には、こうした一連の経緯がある。ハンセン病問題をめぐる国の対応では、家族の存在はつねに周縁化されてきたのだ。

確かに、父親は、身体もこういう状態になり、苦しみ、家族にも申し訳ないと思いながら、五十年も閉じこもって〔療養所の〕中で暮らした。うちにも帰れなかった。病気の人は、確かに苦しんでる、みんなが。そのぶん、われわれ〔家族〕も……。

わたしがたは、〔療養所に入所した患者さんたちとは違って〕おなじ立場の人が、まわりにいないんです。まったく知らない人のなかでいじめられたり、いられなくなったり。自殺したり、家族が離れ離れになったりした人も、いっぱいいる。だから、苦しみは一緒だと思うんです。身体の痛みはなくても、心の痛みは家族のほうが〔強いかもしれない〕……。患者さんは、〔療養所の〕中に入ってしまえば、助け合って過ごしていけた。だけど、われわれは誰も助けてくれないし、話せない。そういう苦しみはすごく多かったの。その謝罪がまったくない。わたし、「なんで家族には謝罪をしないんですか？」って言いたいです。

◇第5話 絶対に、こっから動くもんかと

中村秀子さん（仮名）と村田直子さん（仮名）は、大阪府内で生まれた姉妹。秀子さんは一九三四年生まれ、直子さんは一九三七年生まれ。二人がまだ幼いときに、父親と兄が、岡山の光明園《こうみょうえん》へ収容された。さらに十代のころには、長姉が結核で亡くなり、母親も脊椎カリエスで亡くなっている。妹の直子さんは結婚後、父親や兄の病気が「夫にバレはしないか」と怯えの日々を送った。他方、姉の秀子さんは夫が婿に入るかたちで結婚、「絶対に、こっから動くもんか」という気概で生家を守ってきた。秀子さんは「れんげ草の会（ハンセン病遺族・家族の会）」の中心メンバーのひとり。

聞き取りは二〇〇六年三月、秀子さんの自宅で二人一緒に行なった。二〇一二年三月と六月には秀子さんからの補充の聞き取りをした。最初の聞き取りの時点で秀子さんは七十二歳、直子さんは六十八歳。

父親と兄が光明園へ収容

家族構成は、父親と母親、秀子さんより七歳上の長姉、二歳上の兄、秀子さん、三歳下の直子さんの、六人家族。妹の直子さんが生まれたころには父親はハンセン病を発症していた。一九三九年、父親は瀬戸内海に浮かぶ長島にある光明園へ収容された。さらに兄もハンセン病を発症、三年後に光明園へ収容されている。

秀子　はっきりと覚えてないけどね、警察の人が来たのは覚えてるんです。夏やってね、白い、海軍みたいな〔制服〕、そういうのン着てましたよ。サーベルっていうんか、刀を吊ってね、二人来ました。〔そのとき〕兄は七歳やったと思いますわ。

ほんで、兄が十歳のとき〔光明園へ〕行ったんかな。夜汽車に乗って連れて行かれたというの聞いたけど。

秀子さんは、父親が収容される以前の暮らしを覚えている。

秀子　〔わたしがちっさい時分は、いまより家の敷地がずっと広かった。〕牛小屋と、百姓の道具入《もん》れてある小屋があって。真ん中が母屋で、自分らが住んでて。ほんで納屋があって。納屋でマチ針作ってたんです、大きな釜すえてね。〔マチ針の先には硝子の小さな玉が〕ついてるでしょう、ちょこっと。それを作ってたんですよ、お父さん。近所の人を五人ぐらい雇って。〔子〕守りも雇って、わたしらずっとその人にお守りしてもうてたんです。

〔マチ針作りは、硝子の〕生地《きじ》会社ちゅうて〔近くに〕あって、生地《それ》を買いに行って、持って帰ってきて。石炭焚いて〔硝子の生地を〕溶かして。細ぉい棒に、キリキリキリと巻いて。ほんで〔針の頭に〕ちょっとつけて、ビュッとして。わたし、よぉ見てました、作ってンの。硝子《それ》が乾くと、うちのお母さんが何本かぁを固めて、こんなちっさい箱に入れて。そういう仕事してたんです。それしぃもって、田んぼ作ってたんです。

ちっさい時分は豊かな家に育って、いっぺんに谷底落とされたようなかんじやから。お父さんがおらへんようになって、それする人がなくなったから。それもね、ただの病気やったら、仕事に来てる人がしてくれる。「らい病」っちゅう病気で、もう誰も近寄りませんもんね。

その後、長姉が結核を患い、母親も脊椎カリエス（結核菌が由来の病気）を発症。ハンセン病と結核の患者を出した家に、近隣の人びとが向けるまなざしは厳しかった。

秀子　小学校へ行くのも大変でしたよぉ。わたし、小学校四年生までしか行ってないもん。「あすこの家の前、通ったら、くさる」とか、もう、いろんなこと言われてきました。あんたは六年生まで行ったんか？

直子　もう、ほとんど休みがちやな。

秀子　行かれへんもん。先生も差別しますもん。受け持ちの先生が〔同じ〕ムラの人でしたもの。「あんたは後ろへ座りなさい」とか。ほンで、お弁当持っていってもね、食べるとこがないんです。裁縫の教室、畳敷《ひ》いてあって、お昼はみんなそこでお弁当を食べるんですよ。そこがやな、〔わたしが行くと〕もう〔中から〕閉められて入られない。何回かそんなことありました。それから持っていかなくなりました、お弁当。

母親は働きづめに働いた

母親は病弱な長女と幼子二人を抱え、働きづめに働いた。親族からの助けは得られなかった。

秀子　もう、みんな〔両親の〕きょうだいは嫌がって、来やへんわ。そこにお父さんの異父弟《おとうと》がおるんですよ。でもね、「うちと親戚じゃない」って言われましたもん。〔母親は〕もう働きすぎて。だいち、働かんと食べていかれしませんもン。そこ〔の海〕、昔は波打ち際のきれいなとこでね、鰯《いわし》がよく獲れたんですよ。ほンで、煮干しにしますんや、湯掻《ゆが》いて。お母さん、それの仕事に行ってました。それと、煮干しを担いで売りに行く。このへんやったら買ってくれないから、遠いとこ、山のほうに売りに行って。

直子　一日なんぼか、百円でも二百円でも、物を売った分が浮きますやろ。その分を、わたしらの食べるもんにして、食べさしてくれて。

秀子　明けても暮れても煮干しでした。自分が煮干しを干しに行ってるから、もらってくる。なますに漬けたり、いろんなことして。それで大きくなりました。〔煮干しでダシを取るんじゃなくて〕そのまま食べてました。

直子　そのおかげで骨折せぇしません。

秀子　骨が丈夫になる。——そりゃ昔の話、語りついだらキリがないです。そらもう嫌な思いもずっとして暮らしてきました。

母親は、秀子さんや直子さんもハンセン病になるのではと心配し、ふたりのようすに敏感だった。

秀子　うちの母親、妹《このこ》が〔病気に〕なるていうのをずうっと心配してましたわ。父親《おや》が病気のときにできた子やから。ちょっと蚊ぁ咬んで赤《あこ》ぅなりますやろ。ほンだらな、針で突くんです。「痛いか？　痛いないか？」ってゆうて。保健所に〔検査に連れて行かれたことも〕あります。〔父親が収容されて〕だいぶしてから行きましたよ、母子《おやこ》三人。警察も何回か行きましたよ。

母親にしたら、〔妹たち〕二人とも、ひょっとしたら〔療養所に〕連れて行かれるとちがうんかなぁていう、ごっつぃ不安があったと思いますわ。わたしらかて思いますよ。「こんなンできた。ここ、神経伝《つと》ぅてんかなぁ」って。〔病気が〕出てきたんちゃうんかな、〔療養所に〕行かなあかんちゃうんかな、と。

光明園への面会

子どものころ、母親に連れられて父親と兄の面会に行っている。当時は光明園まで行くのはたいへんだった。

秀子　〔駅から〕牛窓《うしまど》までバスで行って。そっから舟の着くとこまで歩いて行く。長島側《むこう》で、ちっさい小屋でね、渡し舟するおじさんが〔いて〕。たぶん待ってるんやと思いますわ、誰か面会に来たりするのを。〔長島へ向けて〕こうして手を振ると、あんだけの〔短い〕距離ですよってね、見えるんでしょう。ギッチラギッチラと〔小舟を漕いで〕、迎えに来てくれるんですよ。ちっさい伝馬船に乗せてもらって[*1]。

＊1　長島と本土対岸の虫明《むしあげ》とのあいだは、ほんの三十メートルほどだ。秀子さんの語る「渡し舟」とは、そこを行き来した「瀬溝《せみぞ》の渡し」のことだろう。入所者らの約二十年におよぶ架橋運動の結果、一九八八年に長島と虫明とをつなぐ「邑久長島大橋」が完成し、「瀬溝の渡し」は役目を終えた。

〔島に着いても〕そっから面会室まで歩くのが大変なんですよ。——いまは〔本土とのあいだに橋も架かったし、長島の中は〕車通るようにきれいな道ついてますでしょう。わたしら行った時分は、もう山道ばっかりで、それがまた遠ぉてねぇ。それこそ一時間ぐらい歩かんと行けんかった。面会室も汚ぁいとこでね。そこにお父さんも来るし、兄貴も来るんです。面会して、ほんで〔父と兄は園の中に〕帰って行って。〔わたしらは〕お兄さんのいてる患者地帯《そのとこ》まで行ったことがないんです。

〔父親は症状が重かった。〕お父さんがあっちから、こんなんやって〔垂足《すいそく》の足で来るでしょう〕。あれ、うちのお父さんて腐ってンちゃうかな、と思って。自分自身も思いましたもの。〝ああ、やっぱり他人《ひと》が嫌がる……〟。〔面会に行っても〕父親はあんまり喜ばんかったな。「〔子どもを〕こんなとこへ連れてこンほうがええなぁ」ってかんじでした。

〔戦後に〕プロミンていう薬ができてから、若い人は〔症状が重くならず〕わりにきれいなんですよね。だから〔戦前に入所した〕うちのお父さんら、いっちばん悪いときに〔病気に〕なって、亡くなっていったんやと思います。

かつて大阪の四天王寺では、この病気になった人たちが「物貰い」をしていたという。

秀子　昔、わたしのおばさんが〔言ってたことやけど〕ね。みんなが療養所《しゅうようじょ》へ入らん前は、彼岸になったら〔この病気の人は〕天王寺さんにずうっと並んで座ってたって。物貰いに。ほンで、〔その人たちを〕見たら、みんな「らい病や」って言うてや。——このへんは〔「らい病」のことを〕

「コジキ」って言ったんですよ。
それが、ああいう療養所ができて、むこうへ収容したんでしょ。あまり醜いから島流しに〔したんや〕。もう、岡山〔の光明園〕へ面会に行くかて、隠れてな、他人《ひと》に〔見られんようにした〕。〔牛窓の〕あの付近のひと、ものすごい嫌らしい目で見るんです。船着場《そこ》で舟が来るのを待っておらにゃいけませんやろ。ずっと、こんな隠れて。

小学校を四年でやめて働きに行った

姉の秀子さんは家計を助けるため、小学校四年生で学校へ行くのをやめ、近隣の被差別部落にあるアンプル工場で働くようになった。

秀子　この上に同和〔地区〕があるんです。そこがね、ぜんぜん〔ハンセン病への〕偏見差別《そういうこと》なしに仕事さしてくれました。〔仕事は〕注射〔液〕入れる、小さい〔硝子製の〕アンプルを作りに行ってました。五、六人雇ってしてるような工場が、あの同和〔地区〕にたくさんあったんです。そこでずっと働いてました。

このころは、遊びと食べ物の調達を兼ねて、姉妹で近くの池や海などへよく行った。

秀子　〔同級生とは〕ぜんぜん遊んだことないです。意地悪ばっかりされて。〔近所の〕池でずっと遊んでました、姉妹《きょうだい》二人で。池へ行くと、菱《ひし》がなるんですよ。それを採ってきて炊いて食べたり。冬になるとそれがぜんぶ落ちて、栗みたいな実になる。それを持って帰って焼いて食べたり。夏は、夏じゅう海。おかずに不自由しやへんから。アサリ採りに行ったり、海苔《のり》採りに行ったり。

直子　語っても語りきれんな。

秀子　いろんなことして過ごしてきた。土筆《つくし》出る時分は土筆摘みに行ったりな。あれ、きれいにハカマとってね、ごま油で炒める。それがおいしいんですよ、ちょっと苦いのが。

小学校の授業は軍事教練ばかりだった。「海が近いから『アメリカ〔兵〕が上陸してきたらこれで突くんや』とかいうて、竹槍持って、藁人形いっぱい運動場へ立てて、突く稽古。防空頭巾、着て。ものすごい戦争が激しいなってから、学校にまで兵隊さんが来て、学校明け渡して。自分ら毎日、海へ行ってました。逃げることと、アメリカ人を殺せっちゅうこと、そんな教育ばっかり。勉強なんてする間ぁがなかった」(秀子さん)。

そのうえ早い時期から学校に行けなくなったことで、読み書きの力がじゅうぶん身につかず、いまも苦労が多い。

秀子　この年になって読み書きが大変ですよ。仕事ばっかりして、読み書き〔の勉強〕あんまりしてないからね。住所とか名前ぐらいやったら書きますけど、やっぱり、むつかしいことになってきたら、ちょっと読みがくだりませんよ。

直子　中学校は行てへんしぃ、小学校もねぇ……。そンでやっぱり、家が貧しいから、「きょうは工作なんや」言いよったら、その、材料《ぶひん》がないですやン。〔おカネがなくて買えないから。〕そンなら、みなと、でけしませんわ。そしたらもう、その日休む。そんなときが多くて。

一家心中を考え、光明園の兄を連れ戻す

一九四五年七月の堺大空襲を、姉妹は体験している。

秀子　終戦のひと月ほど前やったか、堺大空襲のとき、ものすごかった。逃げていく道、道へ、焼夷弾落ちてきますもん。家もかなり焼けたし。夜中でも昼みたいでしたよ。〔ここが狙われたのは〕堺に飛行機の部品を作ってる工場やらあったし。そンで、そこの公園に大砲を据えてたんですよ、撃っても〔敵機に〕届かんような大砲。そンなんで、ものすごい空襲ありました。

直子　わたし八歳やな。そのとき母親が病気で、足、立たなかったんです。母親、「子供《わたし》らを連れて逃げてくれぇ」ゆって、近所のひとに頼んで。わたしら近所のひとに連れられて逃げたんです。

母親は脊椎カリエスの病状が進み、歩くのも困難になっていた。暮らしがいよいよ立ちゆかなくなり、

母親と長姉は一家心中を考えたようだった。

秀子　姉も病気で、どうしようものうて。「もう、みな自殺せンなしゃあないで」っていうようなことになったみたいで。ほンで〔兄を光明園から〕連れて帰ってきたんです。「あの子を一人置いて死んでいくのはかわいそうやから」〔いうて〕。そンで〔帰ってきた兄は、話を聞いて〕「俺が働いて、どうにか食べていければ〔死なんですむ〕。俺も働く」っていうことで。わたしと一緒にアンプルしに行ってました。だいぶ長いこと家におりました。

〔兄は〕その時分やったら、まだ手ぇもね、こないなって（＝曲がって）なかった。そやけど、眉毛は抜けかけてきましたね。あの病気というのは、皮膚に独特な表情が出ますやろ。毛穴がつぶれるっていうんか、テカテカ光ったような。そんなかんじにだんだんなってきた。

兄貴もずっと家におりたかったんやろと思いますけどな、斑紋がいってきますやろ。自分でも嫌やったんやろうと思いますわ。〔しばらくして〕「ちょっと病気が出てきたように思うから、療養所《びょういん》のほうへ戻る」ちゅって戻って行ったんです。

アンプル工場の人びとは、この兄妹にやさしく接してくれた。

秀子　〔工場の人たちは、兄がハンセン病だって〕知ったかしらんけど、口に出しては絶対ゆいませんでした。いろいろと食べさしてくれましたよ、〔そこの被差別〕部落の人は。お昼、お弁当を持っていくと、おかずくれたり、味噌汁炊いて飲ましてくれたり。いまでも会《お》うたら「どないしてんやぁ。遊びにおいでや」とか言うてくれます。で、妹《このこ》、結婚するときもね、同和の呉服屋で〔着〕物を買いましたもの。

ここらの人は、「同和」というと、ものすごい嫌がりますので。なんで嫌がるんかなぁと不思議に思いますよ。このむこうは朝鮮ムラやったんですよ。朝鮮〔人〕もおりましたよ、たくさん。〔みんなは〕朝鮮〔人〕もバカにしたりね。

食うや食わずで暮らしてきた

一九四五年九月、長姉が亡くなった。敗戦直後で棺桶が手に入らず、自宅の床板を剥がして作った。「昔からのちゃんとした〔造りの〕家ですよってに、床《ゆか》の板が、ちょうど一枚板ぜんぶ使《つこ》うてましたんで、それをはずして、鉋《かんな》かけて、お棺つくりました」（秀子さん）。

敗戦後は多くの人びとが食べるのに精一杯となり、生活の厳しさが増した。

秀子　終戦からこっちが大変なんです。食べるもんがなかって。〔よその畑にジャガイモが取り残されてること〕さえもなくなったもの。そのときに初めて草食べましたよ。

直子　〔畑の取り残しを〕拾《ひら》う人が多くなって。みな、拾《ひら》うからね。

秀子　ちょっと拾ってたら、追いかけられたりな。醤油もなかって、海の水汲んで、薄めて、塩〔の代わりにした〕。それからこっちは、まだまだ、また大変でした。けっきょく、政府が「らい病」っていう大きな看板背負《しょ》わしたために、もう、ほんまに死にものぐるいの苦しみを味おうて暮らしてきましたわ。

土地を切り売りしてなんとか食いつないできたが、とうとう母屋も手放さざるをえなくなった。母子は、かつてマチ針作りをしていた納屋で暮らし始めた。

一九四九年には父親が光明園で亡くなり、遺骨は母親が自宅へ持ち帰った。その三年後に母親が亡くなったとき、秀子さんは十八歳、直子さんは十五歳。二人きりになった姉妹は、織物工場で働き、食べ物をなんとか調達して糊口をしのいだ。

秀子　給料も安いしね。まぁ給料もろうたときは、ご飯食べられる。それも三十日きっちりもつわけやない。朝昼抜いて晩に食べてっていう生活が、もう何日も続きました。給料をもらうと、麦ご飯炊いて、おから炊いて。ほンでもう素麺《そうめん》とジャガイモと玉ねぎばっかり。

玉ねぎは、悪いやつ〔畑に〕ほってあるでしょ。それを姉妹《きょうだい》二人、拾《ひら》いに行って。じゃが芋もね、〔小さいのが〕いっぱい残ってるんですよ。雨降るでしょう。ほンなら、それが浮いてくる。雨降ってると二人で拾《ひら》いに行くんです。

直子　麦の穂を拾《ひら》いに行ってな。それをパンに換えに行って。ほで、換えたら、換え賃のおカネがいるわけや。おカネないから、パンで引いてもらって。
秀子　十個もらうやつがやな、それ引いてもらうから、七つぐらいしかもらえんかったりね。

一九五三年に新しく制定された「らい予防法」には、第四章「福祉」が新設され、第二十一条に「親族の福祉」の規定が入れられた。これは、生計を支える者の「入所」によって生活が困難になった患者親族にたいし、療養所長は「当該親族が生活保護その他の福祉の措置を受けるために必要な援助を与えることができる」としたものであった*2。しかし秀子さん・直子さん姉妹の場合、これほどの困窮状態にあったにもかかわらず、親族援護や生活保護などの申請をしたことはない。当時はそうした制度の存在を知らなかったし、仮に知っていたとしても、母親の生前の教えにより、申請することはなかっただろうと秀子さんは言う。「うちのお母さん、他人《ひと》から恵まれるのが大嫌いで。飲まず食わずでも〔他人様の恩恵は受けずに〕生きていくっていうような親でした」（秀子さん）。

＊2　「癩予防法」でも、「入所患者」の「同伴者又ハ同居者ヲ一時救護セシムルコトヲ得」とか「生活スルコト能ハザル者ニ対シ其ノ生活費ヲ補給スベシ」といった規定がなかったわけではないが、わたしたちのこれまでの聞き取りのなかで、「らい予防法」下では、本書の第4話の原田信子さん親子や第9話の梅沢寿彦さん親子のケースをはじめ、何人かから生活援護を受けた体験が語られはしたが、「癩予防法」下の生活援護の〝恩恵〟に預かったという語りに出合ったことはない。

秀子　お母さんにずっと言われましたもん。「お母ちゃん死んで、食べていけんようになったらな、他人《ひと》の世話になるんやったら、死ね」って。「海には蓋《ふた》がない、電車〔の線路〕には囲いがない。どこでかて死ねる」。いつもそう言うて、大きぃなってきましたもン。
わたしらも食べやへんかったら食べんなりで過ごしてたもの。サツマイモの蔓《つる》あるでしょう、葉っぱのついた。それを百姓家へ行ってもらってきてな、ゼンマイみたいに炊いて食べたり。ご飯炊いたら米よけいいるでしょう。〔嵩《かさ》を増すため〕お粥《かい》さんばっかりな、明けても暮れても。
直子　お粥《かい》さんも米がちょっとや。野菜入れて、米パラパラ。
秀子　〔それでも〕病気はしなかったです。医者なんて行ったことないな。神さん、うまいこと守ってくれてたんやろな。
ムラうちでは、素麺屋のおばさんだけが二人を助けてくれた。製造している素麺の、売り物にならない切れ端の部分を姉妹にこっそり分けてくれていた。
秀子　素麺屋のおばちゃんが、よぉでけた人で。素麺、〔竹竿に掛けて〕干すでしょ。ほたらね、この竹のね、〔素麺を掛けてある〕ここ、くるっと曲がったとこあるでしょ。そこを分けてくれるんです。「できてあるから、取りにおいでや」って。あの人で助かったんです。〔近所で差別しなかったのは〕あのひと一人だけ。

直子　「親はなかっても子は育つ。あんたら頑張りや」ってな、そう言うてくれはった。

秀子　お母ちゃんとあんまり年のかわらん人やったな。〔声かけてくれるのは〕こっそり。〔わたしらがその家の前を〕通るでしょう。「あんた」って〔小声で〕呼ぶんですよ。自分の旦那さんにも内緒で〔素麺の端を〕とってくれてあるんですよ。

直子　お素麺つっても、長いの食べたことない。

秀子　もらってくるときは曲がったのばっかりやけども、湯へ入ればまっすぐなる。ただ短いか長いかというだけのこと。

直子　食べる物《もん》ないなったらな、仕事に行ったたっても……。みな、お昼いうたら家へ帰って〔食べてくる〕。で、〔わたしらは〕食べんと、また仕事。

結婚後の苦しみ——妹の直子さん

妹の直子さんは、おばの紹介で二十三歳のときに結婚。その後、姉の秀子さんも「素麺屋のおばちゃん」の世話で二十七歳のときに〝婿とり〟で結婚している。

直子さんの「嫁ぎ先」は農家。父親と兄の病気のことは相手方に伏せたままだった。

直子　〔嫁に〕行った先で、ものすごい苦しみ。〔父親と兄の病気のことが〕バレるかと思って。同《こ》郷《こ》から嫁いでる女性《ひと》がおるから、わたしの行った集落《とこ》に。その女性《ひと》は八百屋さんですねん。そこへ買い物に行かんといけません。ほな、わたしが行ったら「あれ、どこのひと？」って言いますやん。こんど行ったらバレてないかなぁ。ずうっとそればっかり〔心配してた〕。「こんなンやったら結婚せんとよかった」。なんべん言うたかな。

旦那には〔父親と兄のことを〕言うてなかったんです。わたし一人でずうっと苦しんで。誰か話ししてりゃ、ああ〔もしかして自分のことを〕なんか言うてるかな。主人が義姉《ねえ》さんのとこ行きますやろ。で、帰ってきたら、ああ、なんか言うてたんかなと、そんなばっかり。

子どもも生まれ、だんだん成長していく。家庭のなかでこの問題は伏せたままだった。「バレたら離婚でもええし、と思ってた。『帰ってきてもええ』って〔秀子〕姉も言うてたし」（直子さん）。

結婚後、療養所にいる兄のもとへ面会に行けたのは一回だけだ。

直子「ちょっと旅行に行くねん」て、主人を騙して。〔姉と〕二人、一泊で行ったんです。

そンで、兄も〔うちに〕電話するんやけど、気ぃ遣って。主人出たらなんとも言われへん。わたし出たら普通に言うてる。わたしが返事するの、誰と話ししてんやなと思われたらいかんと思って、「そうですか、はいはい」とか言うて、他人行儀で話しして。

そやけど地獄でした。結婚生活なんて楽しいと思わへんかった。いつバレるか心配で。

〔兄は生前、わたしたちにいろんな物を送ってくれたんです。〕包みはね、うちへは来ないで、ここ（＝姉のところ）に来る。ほで、分けてもろうて。たまぁにカメラなんか子どもに送ってくれたりして。〔夫には〕「東京に〔父親違いの〕義理の兄がおるんやぁ」とか言うて、騙して。〔結婚するときは、わたしら〕二人姉妹《きょうだい》というふうに〔していたから〕……。

秀子　〔兄は療養所では園名を〕使ってました。〔わたしたちへの〕電話も、物を送ってくるのもみんな、その名前で送ってきてました。

妹の結婚を気にして兄は「戸籍を抜いてくれ」と

直子さんが結婚するころ、兄は岡山の邑久光明園から山梨の身延深敬園《みのぶじんきょうえん》*3に移り、さらに東京の多《た》磨全生園《まぜんしょうえん》へ転園していた。

*3　身延深敬園は、山梨県身延町にあった私立の療養所。

秀子　妹《このひと》結婚するんやって〔知らせたら〕、「おれの戸籍を置いたったら邪魔になるやろさかいに、戸籍抜いて送ってくれ」って言うた。ほンで兄の戸籍を抜いたんです。〔東京の〕東村山*4のほうへ移したんですよ。わたしが手続きしたんです。

*4　東村山市は、多磨全生園の所在地。

その後の五、六年間、兄とは音信不通だった。

秀子　ぜんぜん、なんの音沙汰もなかったんです。〔兄が気を遣ったんやろう〕と思います。わたしも結婚して、上の子が二歳ぐらいやったかな。家にふっと電話かかってきた。「オレやぁ」って。「いま、どこね?」「小学校のとこに来てんや」「ええっ!」て言うて、わたし、娘〔を〕自転車へ乗せて、小学校まで行ったんです。ほンなら車に乗って来てたんですよ。「東京から、車でよぉ来たなぁー」って言うて。あの、奈良に大倭教《おおやまときょう》〔紫陽花邑《あじさいむら》の「交流《むすび》の家」〕*5っていうとこがあるんですよ。「そこで泊まってるんや」って。〔兄は〕そのときに初めて「東京〔の多磨全生園〕にいてンや」ってゆいましたわ。「なにかあったら電話かけれ。もし来るんやったら東京駅まで迎えに行ったる」って。

*5　「交流《むすび》の家」は、一九六二年に栗生楽泉園《くりうらくせんえん》入所者の白系ロシア人、コンスタンチン・トロチェフさんが東京のホテルで宿泊拒否されたことをきっかけに、「フレンズ国際ワークキャンプ」（FIWC）の学生たちが「だれでも泊まれる家」をつくろうと発起、奈良市内の大倭紫陽花邑から提供された土地の一画に学生たち自身が手づくりで建設した宿泊施設（木村聖哉・鶴見俊輔『「むすびの家」物語——ワークキャンプに賭けた青春群像』一九九七年、岩波書店）。

〔兄は〕公衆電話のとこでね、電話帳開いて見たらしいんです。そンで、もし〔うちの〕電話番号がなかったらこのまま帰ろうと思ったったのが、〔わたしの夫の〕中村○○〔の名前〕で載ってた。ほンで電話かけてきたんですよ。

娘たちを兄に会わせた――姉の秀子さん

姉の秀子さんの夫は配管工で、酒も煙草もやらず「ただの一回も給料の封を切ってきたことない」真面目なひとだった〔聞き取りの二年前に亡くなっている〕。結婚するときに父親と兄の病気のことは伝えていない。兄の面会のため、秀子さんはときどき東京へ出かけたが、「婿養子」でおとなしい性格の夫はなにも尋ねてこなかった。「うちの夫《おとうさん》は〔妹の旦那とは違って〕根から葉まで聞きゃしません。『おまえ、何しに行くんや？』そういうことはいっさい聞きません。〔もし〕バレて文句言うたら別れたらええわ、ていうアタマがずっとあった」。

秀子さん夫婦には、女の子が二人生まれている。上の娘が中学校を卒業した一九八〇年代初頭、秀子さんは娘たちを全生園に連れて行った。

秀子　「こうこうした伯父《おっちゃん》が〔全生園に〕おるんや。いっぺん東京へ行ってみる？」ちゅうたら〔娘たちは〕「行く」って言うからな。「行って、見て、〝こんなンやったら嫌や〟と思うんやったら、付き合《お》うていかんでええ。〝付き合《お》うていくわ〟と思うんやったら、またおっちゃんとこ行ったってくれたらええ」って言うて連れて行ったんです。帰りしな、「どない思う？」つったら「ええおっちゃんや」って。「それやったらお母ちゃん、楽になったわぁ」って。〔娘たちは〕兄《おっちゃん》とえらい仲良しになって。わたし行かんでも〔自分らで〕ずっと行ってました。

〔娘たちに兄を会わせたのは〕もし、わたしが〔兄よりも先に〕亡くなったばあいに……。やっぱり、うちのほうに〔兄の死亡の〕連絡が来ますやろ。そうしたらやな、「こんな人いてたのに、お母さん、なんにも言わんと」って。「いったい、どないしたらええんかな」と迷うでしょう。二人に恨まれますやン。〔先のことまでいろいろ〕考えて、娘に話ししたんです。

娘たちの結婚後、夫と娘婿たちも連れて、全生園にいる兄のもとを訪れた。「〔夫には、きちんと〕話しせんまに連れていきました。〔兄と会って〕座ってお茶飲んでましたよ。そのときに娘の婿もみんな行ったんです。みんな全生園《むこう》で泊まってますよ」（秀子さん）。

「絶対に、こっから動くもんか」と

兄は一度、関西地方で暮らす秀子さんの娘たちの家を泊まりがけで訪問している。「〔娘たちの家には〕姑さん、いないですよって。〔婿たちも〕どうやこうや言わんかった」（秀子さん）。このとき兄は生家である秀子さん宅の近くまで足を伸ばしたものの、家に上がろうとはしなかった。

秀子 〔兄に〕「うちへ寄ったら？」と言うたけども。「もし近所の人に見られたら、これからまた、おまえも生きていきづらいやろうから、外から見る」ちゅって。娘に自動車へ乗せてもろて、川の、そっから見て。そンでお墓へ参ってきて、帰りましたわ。やっぱり、ここへ来るのが、だいぶ気ぃ遣《つこ》うてたみたいです。

秀子さんと直子さんは、近隣の人たちからあからさまに向けられる忌避のまなざしを、長年にわたって感じ取ってきた。

秀子　いまやったら友達でも訪ねて来てくれますけどね、〔以前は〕そんなン、〔わが家に〕ひと入ってくることなかったです、めったなことで。わたしら、もう、本人を前へ置いて言われましたよ、「手が腐る」とか「あっちぃ行け」とか「家の前、通るな」とか。〔近所の人は〕いまでも嫌がりますな。やっぱり、うちから物持って行くっていうことにたいしては、嫌がりますな。

直子　お葬式とかのお手伝いしますやろ。ちょっとお湯沸かしたりするの、大きな薬罐《やかん》とか要りますやん。ほな、むこうで「薬罐ないねん」って。「うちのを持ってきましょうかぁ？」って言うたら、「けっこうです」って。あとから他から借りてるっていう〔話が聞こえてきたので〕、ああ、やっぱり嫌がってんやなぁって。

秀子さんは「ここで他人《ひと》の顔色ながめて生きていくんやったら、療養所《むこう》で兄と一緒に暮らしてたほうが、ずっと楽やったんちがうんかなぁ」と笑う。それでも、困窮と忌避のまなざしに耐えながら生家を守ってきた気概を、次のように語る。

秀子　汚い家ですやろ。〔築〕百八年なる。けっきょく、この六畳の小屋みたいな家ひとつ置いて、もう土地も売って、なかったんですよ。その土地をまた買い戻したんです。〔夫が〕一生懸命働いて、〔全部ではないけども〕買い戻してくれました。〔大工さんに〕「この家、修理してくれ」って言うたら、「もう潰したらどう?」って言われましたが、「絶対、潰さへん」って言った。ほんまは家と違うんですよ、これ。納屋ですもン。納屋でずっと住んでンですもん。

ここ捨てて、どっかへ逃げて行けば、もっと楽な生活もできたんやと思います。でもね、絶対に、こっから動くもんかと思って。この家も、だれが潰すもんか。たとえ小屋でもええねんや、と思うて、ずっとおりますすんでね。やっぱりお父さんがかわいそうで。なりたくってなった病気やないしね。わがの家におるのに、だれに遠慮気兼ねがあるもんか。だれがあれしても出ていくもんか、と思って。

全生園にいた兄との思い出

全生園にいるころの兄は、後遺症がずいぶん進んでいた。「手は〔萎えて〕こんなふうになって。足も、ペタッと〔垂れた状態〕。なにするのも不自由。それでも上手に字を書きました。こうやって〔ゴムバンドで手に筆を〕挟んで」（秀子さん）。

秀子　〔わたしが〕東京へ行ったら、〔兄は〕「どこそこへ行こう、かしこへ行こう」って言うんです。やっぱり〔園の外へ〕行ったら、〔後遺症のある兄を〕じぃっと見る人おります。見〔られ〕てるの嫌やろなぁと思いもって、電車に乗って一緒に浅草へ行ったり。
〔わたしも〕全生園に行くの楽しかったですよ。いっぱい友達ができて。〔兄は全生園では〕普通〔舎〕の長屋みたい〔なとこにいました。兄の療友の〕Hさんとこへ行ったり、〔兄の〕碁仲間のMさんの寮舎《いえ》へ行ったり、だんだんだんだん広がってきて。「あぁ来たーん。おいでや、おいでや」ってゆうてね、よぉしてもらいましたよ。ほンで、いっつも〔兄に〕言われました。「おまえ、〔ほかのひとの部屋へ〕行って、お茶淹れてくれても、嫌な顔すんなよ」って。楽しみでしたよ、東京《むこう》へ出ていくのが。

兄の趣味は囲碁とカラオケだった。全生園の入所者のサークル活動は活発で、本格的なカラオケ大会も開催されていた。

秀子　Hさんもゆうてました、〔うちの兄のこと〕「カラオケ上手や」って。歌手《それ》になりきるんや。すごいですねンで。「カラオケ大会あるから、衣装買いに行くさかい、来い」って。浅草へ二、三回買いに行きました。ウールの着物やらエプロンやら、いろいろ。鬘《かづら》も三つぐらい持ってましたよ。歌にあわして衣装を替えるんですもん。で、カラオケの器械もちゃんと据えてました、自分の寮舎《へや》に。

直子　もう、テープでも、すごいね。

秀子　演歌ばっかり。すごかったわ。で、岡山〔の光明園〕へ、よぉ行ってたな、カラオケ大会やるときには。もう、「岸壁の母」を歌うときは、ちゃんと杖までついてな（笑い）。

それで〔カラオケ大会の日に〕「花束を贈れ」とかな、「電報を打て」とか。わたしは頼りないさかい、わたしの娘にゆうて。やっぱり自慢にしたかったんちがいますぅ。「うちは姪御から、こんな電報がくるんや」って。ほンで、いっつも言うてましたって。「死んだら故郷《ふるさと》へ帰るんだよぉ」ちゅうて。わたしに念を押しましたよ、「おれ死んだら、きっと連れて帰ってくれるんやろうな？」って。「ぜったい連れて帰ってお母ちゃんとおんなじ墓に入れたる。あんた死ぬより先、わたし死んでもな、娘が絶対連れて帰ってくれるから、心配せんでもええ」って、ゆうてたんです。

その時分《とき》、面会に来る人がまだ少なかった。〔兄は〕「来てくれ、来てくれ」ってゆうて。「大阪の岩おこしをたくさん持ってこい」って。五枚一組になってるでしょう。それ、三十個ぐらい持っていくんですよ。重たいんですよ。ほンで自分はね、岡山〔の光明園〕へ行くんですよね、〔全生園の〕みなと一緒に、新幹線乗って。ほで、「何時に新大阪〔駅の新幹線ホーム〕で待ってろ」。新幹線が入ってきたら一分ぐらい止まりますやろ。そこで土産取りにきて、そのままチャアッと〔新幹線に乗って行っちゃう〕（笑い）。そんなこと何回かありました。

わがままでも、ゆうとおりにしましたよ。やっぱり、きょうだいじゃあね。〔旦那だったら〕で

けへーん!〈笑い〉

兄は晩年、さらに輪をかけて妹たちに会いたがるようになった。

秀子 うちの兄貴も甘え〔たがり〕っていうか、さみしがりっていうんかね。ちょっと風邪引いて熱が出ると、「来てくれ」って電話かかってきたんです。わたし何回行きましたか、東京に。それがね、泣きそうな声で電話かかってくる。「しんどいんや」とかね。死ぬ一年前ぐらいやったらもう、十日〔間〕ぐらい行ってましたよ。

直子 その時分、うちの〔夫〕、「東京、東京って、〔秀子ねえさんは〕何しに行くんやぁ」ちゅうて言われるし、なんて答えたら……。兄は〔本当のことを夫に〕「言え」って言うたよ。「話しせぇ」って。わたしは、とてもそれ、よぉ言わんかった。

二〇〇〇年の春、兄は六十七歳で亡くなった。晩年はC型肝炎から肝硬変をおこしていた。

秀子 急に悪うなってきたんです。亡くなったのは、動脈瘤が破裂して。〔そのときも兄から〕電話かかってきて。毎度のことやからね、まぁ明後日ぐらいに行ってもええかなぁと思うてたんですよ。それでも胸騒ぎして、荷物こしらえて。あくる日、飛行機で、朝の六時四十五分発の一番機に乗って行ったんです。〔全生園に〕行ったときにはまだ元気だったんですよ。「だいぶ血を吐いてる」って言うてましたけど、まだ、もってましたんや。で、ドカッドカッとようすが変わっていきました。わたしに「水、飲ましてほしい」て言うてね、楽呑《らくのみ》に二杯、飲みました。〔先生は〕「輸血なんぼしても全部出てしまう。これ以上輸血するわけにはいかん」と。二時間ほどのあいだに亡くなりました。でもまぁ死に目に会《お》うたから……。

兄の葬式が執り行なわれたのは、全生園の桜がちょうど満開のころだった。

兄から国賠訴訟の原告を引き継ぐ——姉の秀子さん

兄が亡くなってすぐ、秀子さんは、兄が「らい予防法違憲国賠訴訟」の原告になっていたことを知らされる。当時はまだ法廷の闘いが続いており、秀子さんは原告を兄から引き継いだ。

秀子　うちの兄も原告でした。Hさんに勧められて。それ、兄が亡くなって一週間もせんあいだに、弁護士の先生から「引き継いで原告になってくれ」って言われて。——〔生前〕そんなこと聞いたことないんです、裁判してるって。亡くなって初めて話があって。

「ちょっと待ってください」言うたんです。わたしにしたら、ハンセンから〔解放されて〕、やっと終わったと思って。〔でも、引き継ぎの手続きはすぐにやらないといけないということで〕待ってくれなかった。ほんで、本当に妹かっていう証明が要《い》って、〔書類を〕市役所でぜんぶ集めて、東京に送って。兄が亡くなって五日ぐらいで原告になったんです、わたし。

兄が亡くなってから、もう、どんだけ東京へ通ったか。〔東京地裁で〕裁判あるたんびに電話かかってきて。ほンで全生園で泊まって。そのときまだ十人ぐらいしか〔原告が〕いてませんでしたよ、全生園で。いつも小さいバスで行きましたもの。そンで、しまいに、全生園で泊まってたら「お兄さん死んで亡くなりはったのに、まだ用事ありますんか?」って言われたもの。あの〔園の〕中の人は、そうとう嫌《きろ》うてたみたいですね、あの裁判するの。なかなか大変でしたわ、はじめは。

ほンで、〔国賠裁判が〕だんだんだんだんと終わりに近づいてくるにつれて、〔二〇〇一年五月に熊本地裁で勝訴判決が出て、さらに控訴が阻止されるまでには〕ものすごい人になってきましたわ、裁判に〔原告として〕出る人が。

夫にようやく本当のことを話す——妹の直子さん

妹の直子さんが、兄がハンセン病だったことを夫に話したのは、ここ数年のことだ。

直子　〔夫や子どもを〕騙してた。四十何年。ほんまに、ビクビクビクビク。

姉《このひと》が〔裁判に参加するため、東京に〕行ってくれるようになったら、姉の孫《ここ》、わたし、みんと《こども》いけませんやろ。ほンなら主人が「〔秀子ねえさんは〕どこへ行くんや?」って言われますやん。

ものすごい悩んだけど、主人《おとうさん》に「ちょっと、ここへ座って」って言うて。「こんなナニがあって。こんな病気なんや」ちゅって。そしたら、わりとあっさりと「そうかぁ」って、気ぃよく聞き入れてくれて。――だけど、うちの主人、「ハンセン病」って知りませんね。「どんな病気や？」って言いますもんね。「らい」つったら知ってるかもなぁ……。それはよぉ言わんと、「リュウマチみたいな病気や」って言うてン。

息子にはまだ言うてないんです。息子も結婚してるし。そんな言うて、もし……。わがのことだけですますまんし。

夫の姉にも、伏せたままにしてある。「旦那さんに口止めした。やっぱり、義姉《あね》の娘やら息子ありますやろぅ。なにかあって〔噂が〕広がったら……。わたしはどうなってもええけど」。

ハンセン病家族のひととのつながりがほしい

姉の秀子さんは、「れんげ草の会」と、「いちょうの会〔関西退所者の会〕」に参加している。

秀子　裁判が終わって、一息、ホッとしてたんです。それでもね、全生園へ行ってもどこへ行っても、たくさんの入所者《かんじゃ》おりますよね。〔その人たちの〕家族ちゅうの、やっぱり、ありますでしょう。その家族の人がおって、心うちあけて話しするような人あればいいのになぁって、ずっとHさんに話ししてたんです。「そんな人あったら紹介して。教えて」って。ほンなら、電話かかってきたんです。「こうした会があるんや。いっぺん出てけぇへんか」って。

去年（＝二〇〇五年）の秋かね、〔韓国の〕ソロクトの裁判*6〔のための支援集会が〕あったときに行ったんです、初めて。〔それが「れんげ草の会」や「いちょうの会」の人たちとの出会い。〕それからずうっと欠かさず〔集まりには行ってます〕。

*6　日本では、二〇〇一年五月の熊本地裁での「らい予防法違憲国賠訴訟」原告勝訴の判決を受け、翌六月に「ハンセン病療養所入所者等に対する補償金の支給等に関する法律」（ハンセン病補償法）が国会で成立、被害者への国家賠償と補償が始まった。その後、朝鮮総督府時代の小鹿島更生園に収容されていた韓国在住の人びとが、自分たちも日本の隔離政策の被害者であるとして、二〇〇三年十二月、ハンセン病補償法に基づく補償請求を日本政府に行なった。ところが二〇〇四年八月、厚労省は、ハンセン病補償法の対象に小鹿島更生園は該当しないとして、すべて不支給決定。同月、請求者たちは、不支給決定の取り消しを求めて東京地裁に提訴したのである。やはり日本の植民地時代に開設された台湾楽生院でも、当時収容されていた人びとが補償請求を行なったが（二〇〇四年八月）、すべて不支給決定（同年十月）、東京地裁への提訴（同年十二月）と、同様の経過をたどった。この二つの裁判が闘われているあいだ、日本国内では、主として「らい予防法違憲国賠訴訟」の原告や弁護団や支援者らを中心に、小鹿島と楽生院の原告たちを招いての支援集会がたびたび開かれた。二〇〇五年十月、小鹿島裁判は原告敗訴、いっぽう楽生院裁判は原告勝訴。翌二〇〇六年、議員立法によりハンセン病補償法の改正案が国会に提出され、成立。

これにより、かつて日本の植民地支配下につくられた国外の療養所も、同法の対象となった。
なお、ソロクトは小鹿島の韓国語読み。全羅南道《チョルラナムド》高興郡《コフングン》の海に浮かぶ島である。楽生院は台北市郊外に位置する。韓国のハンセン病問題も、台湾のハンセン病問題も、まだ終わってはいない。それぞれに重い課題に直面している。わたしたちは、韓国は二〇一二年から、台湾は二〇一四年からハンセン病問題のフィールドワークを始めた。いつか詳細な現状報告をしたい。

秀子さんにとって、「れんげ草の会」「いちょうの会」は、大切なつながりになっている。

秀子 〔いま、「れんげ草の会」とか「いちょうの会」に出ると〕楽しいです。やっぱり、こういう話は他人《ひと》にはできませんわねぇ。友達であっても、近所のひとでも。〔そやけど〕むこうへ行ったら、おおっぴらに、みんなで話しできて、みんなでもの食べられて、それがいちばん楽しいです。いろんなひとと話もできるし。ほンで、〔ハンセン病の後遺症のある人を見ると〕ああ、兄もこんなンやって、このひとも不自由やろぅなぁと思って、いつも手伝《てつど》うてやるし。もう、兄がそばにいてるように思います。――〔兄には〕いままでも〝いててくれたらな〟と思います。
「れんげ草の会」に入ってる人って、少ない。いままでしたら、宮里〔良子〕さんと原田〔信子〕さんと奥〔晴海〕さんと、わたしと。そンでKさんか。だいたい〔集会に〕出ていくのがそのくらい。〔ハンセン病の家族のひとなら〕おんなじような苦労したひとはたくさんいてると思いますけどね。やっぱり入っていく人が少ないです。

国賠裁判後も、近隣からの嫌なまなざしは、なくなってはいない。


秀子　〔兄が〕亡くなったときと賠償金《おかね》もらったときが、いちばん気ぃ遣《つこ》うたってゆうんか、もう、近所のひとが嫌で。〔兄の〕お骨持って帰ってきたでしょう。そこで祀ってたらね、「いやぁ、死んだーん？」とかゆうて、見ぃに来ましたもの。それからまた、賠償金《おかね》もろうたちゅうこと、〔国賠裁判のなりゆきを〕テレビで放送しましたやろ。で、「おカネ、ぎょうさんもらってよかったなぁ」とか。だいぶ言われましたよ。旅行に行っても、「おカネもろうたから行けるんやろぅ」とか。

その隣の先がいちばんうるさいんです。この人、みな知ってますもん。とんでもないとき「〔おたくの兄さん〕死んだんやったんかのぉ？」とかゆうんやで。「はよ死んだわ」「そうか。ちょっとま、うちにいてなかったさかい、わからへん。どこにいたったたやろのぉ？」とかゆう。だから、もうな、他人《ひと》はゆいたい。ゆいたいし、聞きたいし。もう、いろんなことを。

もう、わたしらも、〝ゆう人はゆうたらええわ。べつに痛いことも痒いこともないし。「あんたら、よぉ付き合わん」てゆやあ、それでもええし。べつに付き合うてもらわんかて生きていけるわ〟っていう気持ちで、ずっと暮らしてる。陰に隠れて暮らすちゅうこと、もう、しんどうなってきたから。べつに世話にもならん人の陰に隠れて、生きていくちゅうことは〔止めや〕。

◇第6話

病気じゃないのに療養所へ

鈴木さち子さん（仮名）は、一九五一年に九州地方で生まれた。父親は戦前に朝鮮半島から日本へ渡ってきた在日一世。母親は九州地方出身の日本人で、両親は法的な婚姻の手続きをしなかった。二歳上の兄がいる。父親は、さち子さんが生まれる二年ほど前にハンセン病を発症、一歳前後のころに熊本の菊池恵楓園に入所。残された母子三人はいっとき恵楓園近くの集落で暮らすが、両親はまもなく離別。兄のほうは恵楓園附属保育所の「龍田寮」*1へ入寮、当時二歳だったさち子さんは恵楓園へ入れられた。のちに父親とともに鹿児島の星塚敬愛園へ転園。十五歳で退所した。

*1　第1話「よみがえった記憶」の註1および註2を参照のこと。

さち子さんからの聞き取りは二〇〇五年十一月、関東地方にあるさち子さんの自宅にて行なった。さち子さんとはその前月、「韓国ソロクト・台湾楽生院裁判」*2の支援集会の場で、第2話の語り手である宮里良子さんに紹介されて知り合った。聞き取り時点でさち子さんは五十四歳。

＊2　第5話「絶対に、こっから動くもんかと」の註6を参照のこと。

父親は故郷の肉親とは音信不通／母親の顔を覚えていない

父親は二十歳ごろに渡日。戦後もそのまま残り、九州地方の炭鉱の町で手配師の仕事をしているときに母親と出会い、やがて兄とさち子さんが生まれた。「そうしているうちに〈ハンセン病の〉病気になったから〈母国に〉帰れなくなった」と父親から聞いている。さち子さんの名は平仮名が入っているため、朝鮮の言葉での読み方ができない名付けだ。「父は、わたしには日本名をと思ったそうです」。

十数年前、父親の故郷である韓国の慶州《キョンジュ》を、父親と兄と一緒に訪れたことがある。

父が「ふるさとに行ってみたい」って言って。慶州《けいしゅう》。でも〈行ってみたら〉、うちの親が住んでた場所が、開発《かいたく》されて、違うところに移動してて。そのときに父親は、はっきりと〈自分が帰って来たぞと親戚に〉名乗っていくんだったら調べて行ったと思うんだけども〈そうじゃなかったの〉。タクシーの運転手さんが――父は〈韓国語を〉話せるので――「ここにあった部落はこっちに移動しました」っていう場所《とこ》までは行ったんです。そこへ行って終わりになっちゃった。だから〈親戚には〉会っていない。

この訪問のときに初めて父親の故郷が韓国にあることを知った。それまでは「北朝鮮の人だと勝手に思ってた」のだ。父親が故郷の親きょうだいとまったく行き来せず、連絡すらとっていない姿から、「国交がない国のひと」だと思い込んでいたという。

二歳で生き別れた母親については顔も覚えていない。最近、母親にかんする書類を取り寄せる機会があり、「いま七十七歳で、まだ生きている」ことがわかった。兄とさち子さんは、それぞれ結婚して除籍になるまで母親の戸籍に入っていた。そのことで「迷惑かけていたんだなぁ」と、いまになって思う。戸籍をみれば子どもがいることは明らかであり、それは母親が若いときには大きいことだったはずだ。取り寄せた書類をみると、兄妹が除籍になったあとで母親は結婚していたという。

療養所の少女舎での暮らし

ハンセン病を発症していないさち子さんはどんな経緯で恵楓園に入ることになったのだろうか。二歳だったさち子さんに当時の記憶はない。

今回〔「ハンセン病補償法」に基づいて、退所者としての〕補償をもらえるんでね、いつからいつまで〔ハンセン病療養所に〕入っていたっていうのを書かなきゃいけなかったんです。それで調べてもらったら、いつ、わたしを恵楓園に入れたかっていう記録が〔園のほうに〕ないんですって。〔恵楓園を〕出た記録はあるけど、入った〔記録はない〕。父親の記録はあるんです。

わたし、なんか、ずるずると入れちゃったみたい。父親がすごい荒れちゃって。働き盛りに病気になったし、生活もうまくいかない。で、母親とも別れちゃったでしょう。お酒——いまはぜんぜん飲まないんですけど、お酒飲んで、暴れたり。「まぁ女の子でも一人そばに、っていうかんじで」って、うちの父は言ってました。男の子（＝兄）は外（＝龍田寮）にいて。〔園に〕二人入れるっていうのもアレだから。わたしはぜんぜん発病はしてないんです。

七歳のとき、父親といっしょに鹿児島の星塚敬愛園へ転園。しかし兄のほうは龍田寮に置かれたままだった。以後、兄と会うのは年に一度ほどになってしまった。「兄とも、もう兄妹《きょうだい》という感覚はあまり〔ない〕」。異性みたいなかんじ、お互いに」。後年、なぜ兄を熊本に置いたままにしたのか父親に尋ねると、「連れてくるには手続きがたいへんだった」ということだった。

敬愛園に移ってからの暮らしを、さち子さんはよく覚えている。少女舎と少年舎には合わせて四十人ぐらいの子どもたちがおり、「おかあさん」と呼ばれる入所者の寮母さんが面倒をみてくれていた。毎日の食事は、大人の入所者とおなじものが園の炊事場から飯盒《はんごう》に入って運ばれてきた。これは「まったくおいしくない」ものだったので、自分たちで手を加えて食べられるようにした。

お味噌汁にご飯を入れてグツグツ煮て、油をちょっと入れたりして食べた記憶あるけど。で、そんなにお菓子なんかも〔なかった〕。

でもニワトリを飼ってたんですよ、少女舎で。卵は食べて。お正月とかだと、寮母《おかあ》さんがその鶏をさばくのを〔子どもたちが〕手伝う。そこらへんに飼ってるのを殺すでしょう。だから鶏肉、食べられなかったです、しばらく。ごちそうなんだけど、目の前でさばくのを見てるから。

そうそう、食べるものっていえば、少女舎の寮母《おかあ》さんが畑してたんです。お芋とかスイカを作ったり。わたしたちも自分たちで肥溜め、ちゃんと作って〔肥料をやるのを〕当番でやってました。〔収穫した〕お芋は、土手のとこに穴を開けて、埋めて〔保存して〕た。で、なんかっていうとそこから取ってきて、焚き火して、焼き芋して。スイカも熟したものを食べるから、すごくおいしくって。

少女舎や少年舎の子どもたちは、ハンセン病治療のため、朝の決まった時間に治療棟へ出かける。病気ではないさち子さんもみんなと一緒に治療棟へ通ったが、「治療はなにもしなかった」。

小学校と中学校は、敬愛園の中にある学校——鹿屋《かのや》市立西俣《にしまた》小学校と大姶良《おおあいら》中学校の星塚分校——に通った。当時、学校には「中の先生」（入所者で先生をしていた人）が二人おり、そのうちの一人はオランダ人で、英語を教えていた。それ以外は、外から来ている先生（教育委員会から派遣された正規の教員）だった。児童生徒の数が少なかったので授業は複式。職員室には自由に出入りできたが、いつも「消毒のにおい」がしていた。

子どもたちは仲良しで、友達と、園内の古い納骨堂や防空壕跡に入って遊んだ記憶がある。一緒に育った少女舎や少年舎の先輩のことは、「おねえさん」「おにいさん」と呼んでいた。

もう、なんせ、みんなと一緒によく遊びましたね。走り回ったりとか、カンケリだの、ヒマワリごっこだの。なにしろいろんな遊びがあって、それをみんなでしたから。わたしなんかは、あの中にいて、みんなで遊んだって記憶がすごく〔ある〕。

小学校高学年になると、園の外に連れて行ってもらうこともあった。「街に行ったり、そこらへんの山に行ったり。あと、海なんかはバスでよく連れて行ってくれる」。自分一人で園外に出ることも「行こうと思えばできた」し、それで怒られることもなかった。また、この時期には少女舎にテレビが入り、「ローハイド」や「逃亡者」、「ひょっこりひょうたん島」などの番組を楽しみにしていた。

だから逆に、あの中にいて幸せだったのかなって〔振り返って思います〕。外にいたら〔きっとたいへんだった〕。だって、うち、〔父〕親の親戚も〔日本に〕いないし、母の親戚ともつきあいしてないでしょ。あの中に小さい時から入ってたので、なんか、そういうもんだって〔思ってた〕。嫌な思いもしなかったので。

「普通の学校に行ってみたい」

園内の別の舎で暮らす父親にもたびたび会いに行っていた。

父は身体が弱かったので、しょっちゅう〔園の〕中の病室に入院もしてて。だから、そこの病室に遊びに行くとか、その記憶のほうがあって。

うちの父はけっこう、あの〔園の〕中で自分で商売してたみたい。地金《じがね》とか、針金みたいなのとか、おカネになりそうな配線みたいなのとか集めて。「いま、こういうのが儲かるこの」っていうと、鳥〔の繁殖〕をやったり、花〔の栽培〕をやったり＊3。いろんなことをする人でした。結果はあんまり儲からない（笑い）。

＊3　入所者の方々からの聞き取りでは、施設側の統制が緩やかになった時期に、さち子さんの父親と同様、個人的に〝園内での商売〟をした体験を語る人は少なくない。仲買を経由して一般の人びとに販売するための庭木や草花の栽培、おなじくペットとして販売するための小鳥などの小動物の繁殖、それに、入所者を顧客とした「白タク」などだ。

さち子さんが小学生のとき、父親はいちど入所者の女性と園内で結婚。しかし一年ちょっとで別れてしまった。その後、さち子さんが中学卒業後に「いまのお母さん」と結婚している。さち子さんは、子どもの頃の自分について「おとなしくて、あんまりしゃべれない性格だった」と話す。「やっぱり、寂しいっていう気持ち、けっこう強かったですか？」という聞き手の質問に、「そうですね。〔実の〕母が生きているのは知ってるから」と応じている。

一九六〇年代のこの時期、日本の本土では、ハンセン病の新規発症が減少し、療養所への子どもの入所がしだいに珍しいものとなってきていた。さち子さんの場合、園内の同学年の友達はたった一人だけで、下の学年も数えるほどしかいなかった。中学校に上がったときには生徒数は十人もおらず、一学年下の後輩の卒業で星塚分校は廃校になっている。

中学生のときには「〔ここは〕普通の学校とは違う」「〔自分は〕特別な世界にいる」という感覚が生じていた。園の医者から「病気ではない」ことを告げられたのを機に、敬愛園を出たいと考えるようになった。

> 病気じゃないっていうのがわかったときに、外に出たくって、父に言ったことがあるんです。〔園の外の児童養護施設に行きたい、と。〕そういうところがあるって聞いてたので。そうしたらもうぜんぜん〔父は取り合わなくて〕、「手続きがたいへんだ」みたいなかんじで。けっきょく中学校出るまでそこに〔いたんです〕。
>
> あの中だけだと、ほんと同級生二人しかいなくて。だから普通の学校というのに行ってみたいっていう気がすごくしたんです。べつに〔園の〕中が嫌とか、そういうのはなくて。——〔園の医局に〕女の先生がいて。その先生に言われて、出たくなったのかもしれない。「〔あなたは〕健康だから」って。〝じゃあ出ようかな〟って。

十五歳で退所、東京へ

中学卒業後、さち子さんは敬愛園を退所し、東京で生活することになった。入所者の「オランダ人の先生」が働き口を紹介してくれて、夜間高校にも通う計画だった。「〔東京へ〕出てくるときはもう、ルンルン。やっと外に出られてっていう気持ちで、ぜんぜん寂しくなかった。行って、夜寝るときはさすがに泣いたけど、あとは大丈夫」。勤め先は、個人宅で洋裁の仕事をしているところで「旦那さんが日本人、奥さんがオランダ人」。縫い子さんたちが通いで来ていたが、さち子さんは住み込みだった。

〔それまでとは生活環境がすっかり〕変わった。食べるものからなにからなにまで。外国の人ってオーブン料理けっこうやるじゃないですか。ああいうのでハンバーグ作ってくれたり。ははぁー、と思って（笑い）。

奥さんも旦那さんも、息子さんがいて、お嬢さんもいたんですけど、〔みんな〕すごくよくしてくれて。外国の人っていうのは、使用人でもなんでも下に見ない。家族として〔の扱いを〕してくれる。そのかわり遠慮もなし。いけないことは「いけない」ってはっきり叱る。

〔仕事は、見習いの立場なので使い走りです。〕仮縫いしたのをお店に運んだり。あと、みんなオーダーだからネーム入れるでしょう。ネームはまた別に〔下請けに〕出してたから、そこへ持って行ったり。糸を買いに行ったり。当時、住み込みでご飯をいただいて、給料は一万円だったかな。

そこの人は「学校はちゃんと行きなさい」って〔言ってくれた〕。でも、あたしは、いずれ洋裁で〔身を立てよう〕と思ったら洋裁の学校へ行ったほうがいいんじゃないかって話になって。で、そっちの学校へ入れてもらった。

しかし、勤め始めて一年ほどでここの仕事を辞めてしまった。そして、さち子さんが現在住んでいる地域に当時からあった大手家電メーカーの工場への勤務を決めた。家族の一員のようによくしてくれていた仕事場を辞めた理由について、さち子さんは次のように語る。

あたし、十五歳で出てきたでしょう。友達がいなくて。縫い子さんはもう三十代とか〔だったから〕。――その頃、ここ、○○（大手家電メーカーの工場）がすごい忙しそうで、新聞にすごく大きく募集が〔載っていた〕。芝生のあるナントカで楽しいナンダカって。それが目に入ってきて、楽しそうな雰囲気が伝わってきたの。それで惹かれて、こっちへ来た。

ずいぶん後になってわかったことだが、「オランダ人の奥さん」は、さち子さんがハンセン病療養所を出てきたことや、父親がそこで暮らしていることを、最初から承知していた。

そこの奥さんが、あたしがあの〔療養所の〕中にいたっていうのを知らないと思ってたら、〔じつは〕知ってたってこと、後からわかって。気まずい気持ちになったのは〔たしかです〕……。あたしは、〔敬愛園の学校のオランダ人の〕先生が、〔あたしが〕あそこにいた人だっていうことを言わないで、こっちへ来てるって思ってたから。——ようするにウソをつくっていうか。親のことか隠してるようなかんじで〔ごまかして〕言ってたけど。実際は〔あたしが〕あそこにいて、親もそこにいるっていうことを、先生はこっちの人たちには言ってたんですって。

父《おや》も〔わたしが敬愛園から出てくるときは〕東京まで、兄と連れて来てくれたんだけど……。父《おや》は一緒に来てたけど、遠くから見てて。そこのお嬢さんが〔駅まで〕迎えに来てくれたんです。で、親は〔わたしがお世話になる人たちが、わたしたちのことを〕知ってるって知らないし、遠くから見てて。うちへは兄が付いて来てくれて。

たしかに〔親のことについては〕聞きもしなかった、むこうのひとたちも。でも、しゃべるときに、自然とウソをついてたっていうか。

自分の来歴について話すのに「自然とウソをつく」ときがあるというのは、現在まで続いている。

社会へ出てからずうっと〔続いています〕。いまも友達関係とか〔のなかで〕。けっきょくそれは、ずうっとやってること。親のことにかんしては。自分がそういう〔ハンセン病療養所という〕ところにいたっていうのも、誰も知らない。

あの、テレビで〈熊本地裁の「らい予防法違憲国賠訴訟」の原告勝訴の〉判決が出たじゃない。だからって〝わたしはこういうところにいた。親はここにいる〟っていうのは、言えない。だって、いままでずっとウソついてきてるし。〈本当のことを〉言えないのは、みんなおんなじ。誰も言えないと思う。

最近になって、かつてお世話になった家の人たちと数十年ぶりに再会した。

奥さんも旦那さんも亡くなってて、このあいだお墓参り行ってきて。〈お嬢さんに〉「お世話になったのになんにも御礼《あれ》しないで、すみませんでした」って。それで「おねえさん、知ってたんですよね?」って言ったら、「ああ、そんなこと……」。「すみません、ウソついたりしてましたよね、あたし」とか。

ホッとしました。なんか心にずっと引っかかっていて。一生懸命〈よく〉してくれたのに辞めてきちゃったじゃないですか。若いときって、わからないこと、いっぱいある。いまだったらたぶんしない、と思うようなこととかね。

一対一のつきあいを遮断／学校の話が苦手

十六歳のときに大手家電メーカーの工員の仕事についた。会社の寮に入り、一部屋に女子が八人で暮らす生活。仕事は二交代勤務制だった。

さち子さんは職場の同僚からプロポーズされ、十九歳で結婚。当時の心境について次のように語る。

こんなに早く、十九歳で結婚するなんて思わなかったんです。結婚というのはあんまり〔考えられなかった〕。親が敬愛園《あそこ》に入ってるんで……。

結婚を申し込まれて、言わないといけないじゃないですか。「じつは、わたしは〔昔〕こういうところにいて、うちの親がこういうところに〔いる〕」。親がいなければ言わなくてもいいけど、実際いるから。うちの〔夫〕に言ったときもやっぱり即答はできなかったです。「一晩考えさせてくれ」と。次の日に「それでもいいから」って。

「ダメ」っていう〔答えが返ってくる可能性〕の〔ほう〕が多いと思った。言ってるときは〝もう終わりだな〟ってかんじ。そういう気持ちでないと言えなかった。

結婚前、相手の男性とは二年半ほどの交際期間があった。さち子さんとしては、当初は「結婚すると思わないでいた」。

たぶん〔結婚につながるような交際から〕逃げてたと思う。あの頃はもう、男も女も、若い人がいっぱいだったんです。だから、グループではね、けっこうおつきあいはしてたけど。でも、個々になると、どっかで遮断する自分があったんです。この人とも〔デートの誘いを〕何回も断ってる、わたし。それでも何回か何回か〔言って〕きたから、いま一緒にいるようなもので。〔むこうが〕めげてたら、一緒にはなってなかった。やっぱり否定するとこはいつもあったような気がする、一対一でつきあうのは。

職場の女友達とのつきあいは「ワイワイ楽しい」ものだった。敬愛園のある鹿児島県の鹿屋《かのや》出身の人がいなかったことで、助けられた面があった。

たとえば実家《うち》に帰るっていう話とか。助かったのは、鹿屋の人がいなかったんです、寮の中に。いたら、また違って。〝一緒に帰ろう〟とか〔言われたら、きっと困ったと思う〕。ここの人って、けっこう東北生まれの人が多くって。それでは助けられたかな。だからウソもつけたし、気兼ねなく。

やっぱり学校の話がまったく合わないんです、外の人と。だから会話についていけないの、どうしても。給食の話とか。〔そうしたときには〕いいかげんに〔話を〕合わせちゃったり。まぁ、あの中であったようなことを、ちょっと膨らませたり。学校の話はすごい苦手。田舎の話だったらね、「こういう場所にいた」とかって言えるけど、学校の話になると、とたんについていけない。

職場に一人、鹿屋出身の人がいた。さち子さんとは世代が違ったため、おしゃべりする機会はほとんどなかったが、一度だけやりとりに困ったことがあった。

「鹿屋のどこらへん？」って急に聞かれて。答えようがなくて。わたし、小さいときは鹿屋の街まで歩いて行ったけど、地名とかまったく知らなくて。返答が一瞬できなくて、地名は言えなくて、「えっと、車で走って一時間だか二時間」って変なことを言ったら、「さち子さん、そんな走ったら鹿屋の町なくなっちゃうよぉ」って言われた（笑い）。その人が年代が一緒だったら、もっと突っ込まれて焦ったけども。そういう話はパッと流して。だから、近くに〈鹿屋出身の人が〉いなかったというのはすごいラッキーだった。

〈自分の過去や父親については隠したほうがいいと〉誰かに言われたわけじゃないのに、〝これは言っちゃいけないことなんだ〟っていうのは……。その、言葉じたいも言えなかったもの。「らい」とか、そういう言葉じたいも飲み込んでいるようなところがあった。

親どうしは一度も会ったことがない

父親が「朝鮮の人」であることは、療養所で生活しているときからわかっていた。園の中には朝鮮半島出身の人たちが何人もおり、父親がその人たちと朝鮮の言葉でしゃべっていたからだ。「お父さんから、なにか朝鮮人であることを受け継いだものってありますか？」という聞き手の質問に、さち子さんは「歌」と応じた。

それはお父さんというより、お父さんの友達。やっぱり朝鮮《むこう》の人。その人が「アリラン」とか、二つ三つ〔朝鮮の歌を〕よく歌っていたんです。それがなんとなく頭の中にある。いまになって思えば、ちゃんと言葉なんかも教えてもらえばよかったかな、とも思うけど。

うちの父からは〔受け継いだものは〕あんまりないかもしれない。しゃべらないんですよ、自分の過去とか、母親のこととか。自分のいたところや、きょうだいの話とか……。

父親が「朝鮮の人」であることは、療養所にいるあいだは「気になることではなかった」。しかし、退所後はそれも他人に言えなくなってしまったという。

外に出てからは、すんなりと言えない自分がいたりして。「親が朝鮮のひと」って。だって日本人って、なんか馬鹿にしてるじゃないですか。「チョーセン、チョーセン、バカにするな」とか。そういうのもなんとなく、あの〔園の〕中にいてもわかってたんです。だから「うちの父は朝鮮の人なの」っていう言葉が、やっぱり飲み込んじゃってて。関東《こっち》へ来てからも、〔親が〕鹿児島にいるっていうことは友達に言えるわけだけど、「どこのひと」っていうのは、言った人はいない。

夫には、父親が「朝鮮のひと」だということも伝えている。敬愛園にいる両親と会わせても夫の態度は変わらなかった。「ようするに〔夫はわたしを〕好いててくれた」。

結婚が決まった〔年〕、大阪万博の年。うちの親が二人で来て、初めてうちの〔夫〕と対面したんです。そのときに、うちの〔夫〕がけっこうよくしてくれた。箱根のほうにチケット取ってくれて。うちの親はいまも「〔よく〕してもらった」って〔話します〕。うちの継母《はは》がちょっと、顔がこう〔後遺症があってこ〕あれかなぁっていうとこがある。でも、見てもべつに〔嫌がることなしに〕、手も繋いでくれたし。そのときはホッとした。初めて会わせたでしょう。

あの万博のときに〔うちの親は〕夫婦ふたりで、軽〔自動車〕で、〔鹿児島から〕関東《ここ》まで来たの。大阪万博みながら。すごいですよ。

結婚式には、お互いの親きょうだいや親戚は呼ばなかった。夫の実家が東北地方で遠かったこと、夫が長男ではなかったことから、こうした挙式が可能になり「助かった」とさち子さんはいう。

〔結婚式も〕なんにもしないつもりだったんだけど、写真だけは〔いつか〕子どもに見せたくって。写真を撮るのに貸衣装、借りるじゃないですか。だったら、やっぱり教会で式を挙げたほうがいいかなぁと思って。立会人に三人だけ友達が来てくれた。

両親が敬愛園にいることや、さち子さん自身もかつて敬愛園にいたこと、それに父親が朝鮮半島出身であることは、いまも夫の親きょうだいには話していない。さらに、さち子さんの両親と夫の両親とは、まだ一度も会ったことがない。

〔鹿児島と東北地方で〕お互いに遠かったっていうのが、そういう面では助かった。夫《むこう》の親はしょっちゅう、うちに来て。一年に一回とか二回。わたしなんかも〔夫の実家に〕帰ってた。〔親どうしが電話で〕言葉では〔話を〕したことありますよ。——やっぱり、親をね、会わせないというのも不思議だったと思います。〔でも〕そういう〔ことを〕うるさく言う親じゃなかったから。

うちの継母《ははおや》は、顔とか見ると〔後遺症で〕ちょっとわかるんですね。だから、わたし、子ども二人産んでるけど、むこうの義母《はは》がやってくれたんです、手伝いに。うちの継母《ははおや》はちょっと病気ってことになってて。普通だったら自分の親が来るじゃないですか。だけど夫《むこう》の親が二回も来てくれて、いろいろ助けられて。〔だから〕まぁ、いま〔本当のことを〕打ち明けたら、どうなるのかなって、逆に思います。

娘にだけは話した

さち子さんには、聞き取り時点で三十歳になる娘と二十七歳の息子がいる。二人とも結婚している。

〔子どもたちは、わたしの両親とは〕それこそ二、三回しか会ってないです。小さいときに一回、ここへ来て……。わたし自身もあんまり帰ってなかった。仕事ずうっとしてて。ほんとに、鹿児島《いなか》に四、五年帰んなかったりとか。だから子どもたちも〔母親の田舎に〕帰ってないっていうのが、べつに不思議がらない。遠いから助かってるんです、ほんとに。だって、おじいちゃん、おばあちゃんなのに〔ずっと会ってないなんて〕……。近かったらそういうわけにいかない。で、うちの旦那の実家《ほう》には毎年毎年、帰って。むこうのおじいちゃん、おばあちゃんとは、しょっちゅう会ってて。

娘が高校生のとき、自分の子ども時代の話題になったのをきっかけに、さち子さんは、父親が朝鮮半島から日本へ来たこと、ハンセン病療養所にいること、自分もかつてそこにいたことを、娘に話した。いっぽう息子には、いまもこうしたことを伝えていない。子どもになかなか言えないできた思いについて、さち子さんは次のように語る。

自分も、重荷になって、ずうっときたんで。そういうことを言って、それを持たせるっていうのが……。べつになんでもないことなのに。いま、こうやって〔お話ししていても〕、それを持たせちゃうっていうことが、なんかこう、そこを躊躇《ちゅうちょ》してる自分がいるんです。

うちの父親が朝鮮人だったことと、ハンセン病だったことと、重みが二つあって。軽く言えないんです。言えない自分がいるのに、子どもにもね、ほかのひとにも、言えないじゃないですか、なかなか。たまたま、そのときはタイミングが合ったんですね、娘と。だから言えた。それがなかったらたぶん、いまも言えなかった。

最近、娘と娘の子どもを連れて、敬愛園の両親のもとを訪ねたという。

娘に言ったことはすごくよかった。曾孫《ひまご》も見せてこれたので。〔敬愛園には〕この九月に行ったんです。娘は〔わたしの両親とは〕小学校一年のときに会ったきり、ずうっと会ってなくて。最近は〔ハンセン病に関する番組が〕テレビでやってるじゃないですか。娘は〔それを観て〕アタマの中でその、すごい〔後遺症の重い人を想像してたみたい〕……。「思ってたよりは、そんなに驚くっていうことはなかった」って、帰ってきて言ってました。

「わたし、戸籍がなかったんです」

聞き取りを終えた後、さち子さんとお店で夕食をご一緒した。さち子さんはそこで、いくつかの重要なことを語っている。録音ができなかったため、以下は、わたしが帰宅後に書いたフィールドノートをもとにさち子さんの語りを再現したものだ。

「さち子さんは、自分はなに人だと思う？　どちらかといえば、韓国のほうとのつながりが強い、とか？」という聞き手の質問に、さち子さんは「やっぱり、母とはつながりがないですから。父の親戚がいるって思いますから、韓国《あっち》につながっていくのかなって思います」と応答。続けて「これ、わたしも中学卒業するまで知らなかったことなんですけど……」と、衝撃的な事実を語った。

戸籍がなかったんです、わたし。いない人になってたんです。敬愛園を出るときに、それがわかって。どうしてそうなったか、わからないけれど……。それで、父が母に頼んで、母の戸籍《とこ》に入れてもらって。父も、母とは会いたくない気持ちがあったんでしょうけれども、娘が、社会でね、これから就職するのに戸籍がなかったんじゃたいへんだからってことで、頼んでくれて。そして、母も入れてくれたのね。だから、わたしの戸籍をみれば書いてあります。いついつの時点で、母のところに「入ル」って[*4]。

＊4　二〇〇五年十一月二十七日付けのさち子さんからのメールには、次のように書かれていた。

戸籍のことで〔星塚敬愛園の〕父に電話しましたが、私の戸籍がなかったこと、どうしてか、父はわからないみたいです。兄のほうはちゃんと入籍されてて。〔私の場合も〕出生届けは出されているのに、入籍は別なんですね。園の中にいたので、べつに戸籍がなくても問題なく十五歳までいられたんですね。卒業したときはあせったそうで、園の人が動いてくれたようです。

〔私の〕戸籍の写しです。
「昭和二十六年二月二十五日○○県○○郡○○村で出生母△△○○子届出／同月二十八日○○村長受附★／昭和四十一年四月八日入籍」

私の戸籍は生まれた時点からなかったようです。本来なら★の後に入籍〔という文言〕が入っているはず。兄には入ってました。

さち子さんの言うように、ハンセン病療養所が「戸籍がなくても問題なくいられる」治外法権的な空間であったことを示唆する事例である。

母親にたいする感情は「恨むというような気持ちはあんまりない」。

母は、わたしが小学四年生ぐらいの頃、いちど会いに来てくれたことがありました。これは〔敬愛園の学校の〕先生が同窓会のたびに「あなたのお母さんは会いに来てくれたねぇ」って、何度も話してくれることなんですけど。なんだか、わたしを引き取りたいっていうことで、そのとき来たんです。だけどその、母のほうの生活能力がないっていうことで、それは駄目だった。父がもう絶対反対。そして園のほうも、なんか反対したような……。

だからその、母一人でも生活が苦しいところに、わたしを「引き取りたい」って迎えに来てくれた、それだけでもね、〝わたしを忘れてたわけじゃなかったんだなぁ〟って。だから、そんなに、恨むっていうのはないいんです。

むしろ、ほんとにわたしは、療養所《あそこ》に入れられて、自分はよかったって。あの時代はほんとに〔差別が〕厳しかったですから……。

母親との再会の場面は、さち子さんにとって、それほど印象の強いものとはなっていない。

会ったときの、「お母さぁん！」って駆け寄るっていう、その感動的な場面っていうのを、わたしはまったく覚えていないんです、なぜか。ただ〝うん、あのとき来たよねぇ〟というような。母の顔もほんとにおぼろげで、もうほとんど覚えてない。写真が一枚あるだけ。父は昔のアルバムはほとんど焼いてしまって、残ってる写真も、母の顔のとこがマジックでグシャグシャってなってて。一枚だけ残ってるのがあって。それ、いまはわたしの手元にある。その一枚だけは。

朝鮮人差別とハンセン病迫害の厳しい状況に置かれた父母の往時の苦労に、さち子さんは思いを馳せる。

母もね、ほんとに父のことが好きだったんだろうと思うんです。あの時代に、日本人でない、朝鮮人の父と一緒になるっていうのは、ものすごく家族から反対されたわけでしょう。二人の籍が入ってないっていうのは、そういうことだと思うんです。それでも、その反対を押し切ってでも、父と一緒になったわけですから。そして二人の子どもが生まれて。でも、思いがけないことが起こって……。

誰かを恨むっていうより、まぁそうですね、仕方がなかったっていうのかな。〝自分はそういう運命なんだ〟って受け入れるっていうのかしら。そうするよりほかない、というのもあるしね。そして、自分がこういう体験してるから、やっぱり、ひとにたいしては、そういう〔差別的な〕目で見ない、そういう自分であることができたっていうのはよかったって思う。ほら、そういう体験もあったから、きょうもこういう出会いがあったわけだから。

息子／弟の語り

◆第7話

「癩者の息子」として最初の名乗りをあげる

林《はやし》　力《ちから》さんは、一九二四（大正十三）年、長崎県生まれ。博多で育った。十三歳のとき、父親が鹿児島の星塚敬愛園に入所。力さんは軍隊生活ののち、小学校教諭となる。三十三歳のとき、仲間とともに「福岡市同和教育研究会」を結成。以後、福岡を舞台に同和教育（解放教育）の実践を牽引してきた。

〝父のことは隠せ〟との戒めを長年守ってきた力さんだったが、一九七四年、著書『解放を問われつづけて』（明治図書）で、父親がハンセン病であったことを公表。わが国におけるハンセン病家族のカミングアウトとしては、おそらく嚆矢《こうし》であろう。力さんの著書はこのほか、『差別認識への序章』（あらき書店、一九八一年）、『「癩者」の息子として』（明石書店、一九八八年）、『父からの手紙――再び「癩者」の息子として』（草風館、一九九七年）、『山中捨五郎記――宿業をこえて』（皓星社、二〇〇四年）がある。

聞き取りは二〇一〇年八月、福岡市内の博多駅近くのホテルにて行なった（さらに本書作成にあたって原稿への加筆もしていただいた）。このとき力さんは八十五歳。「最近は、戦争体験を若い人に語って歩くことを始めた」といい、この聞き取りでも、ハンセン病家族としての体験や同和教育実践のほか、戦争体験についても多く語ってくださっている。

貧しさのなかで育つ

父親の馬場広蔵さん*1は、一八九四（明治二十七）年に島原半島で生まれた。浄土真宗の信仰に篤く、二十一歳のとき、おなじく信心深い女性と結婚。帝政ロシア期のウラジオストックに渡り、邦人向け新聞社で記者をしていたところ、一九一七年にロシア革命が勃発、妻の郷里である長崎の大村に引き揚げた。文具商や材木商をしていたころ、四人きょうだいの次男として力さんが生まれている。昭和恐慌の影響で商売がたちゆかず、カラ手形をたくさん摑まされ、力さんがもの心つかない時期に「一家あげて、石もて追われるごとく、博多へ逃げてきた」。兄と二人の妹は幼児のうちに亡くなり、成長したのは力さんだけだった。

*1　もとは力さんの姓も「馬場」であったが、父親が敬愛園へ入所してから七年後、二十歳のころに「林」姓となっている。そのあたりの事情を、力さんは『山中捨五郎記』のなかで次のように書いている。

父は戸籍上の名前が一度変わっている。「昭和十九年四月十日、馬場氏廃家ノ上、林トセト養子縁組」とある。絶対隔離・絶滅政策のもっとも厳しい時期に父は本名が林広蔵となった。(中略)／要するに「いまわしい」父につながる馬場の姓から逃れることで、息子への迫害や差別を避けたいという母の精一杯の手だてであった。母がどうして父の同意をえたのか、すでに「棄てられ人」となっていた父にどれだけの発言力があったのか。馬場家を廃家して父もふくめ親子三人が林姓に変わるという法律上の手続きに父がどれだけ、どんなかたちで関与したのかわからない。隔絶の世界の人間に通常の法律行為がありえたのか。／(中略)／だが、林の名は父自身にとって、最後までなじみ難いことであった。一度も自分の姓として意識したことはなかったであろう。あくまで自分の名前は馬場広蔵であった。(五～六頁)

当時の力さんの心情も記されている。「馬場から林に改姓されたとき、わたしは何ともいえない喜びと安堵がこみあげてきたのを忘れない。当時のわたしは父の病いへの恐怖から、父そのものからできるだけ距離をおきたいという思いで一杯であった」(七頁)。なお、広蔵さんが敬愛園のなかで使った園名は「山中捨五郎」、のちに「山中五郎」であった。

一家が移り住んだのは、貧しい人びとが暮らす長屋。目の前には四百戸ほどの被差別部落があった。

運命的な出逢いといえばそうなんですけど……。さすがに親たちは、浄土真宗の信者であったからでしょうが、被差別部落のことについて、そのころは声高に話すのが世間の常識みたいなものでしたが、けっしてそういうことは言いませんでした。で、母親は、暇さえあれば福岡市内のお寺を転々と聞法《もんぽう》にまわってると。

けども、〔世間のひとは〕誰から教えられるというのでもないのに「あそこは違う」と〔口にする〕。「あそこは怖ろしい」「あそこは穢れている」と。で、「何が穢れているか？」「おまえさんは怖ろしいめにあったんか？」「どこが違ってるんだ？」と〔問われれば〕、それは答えられないのが社会意識でしょうから。ただ、生活の格差は歴然としていて、その集団はもう、ものすごい貧しい。われわれも貧しいけども、そこは段違いに貧しいところだったんです。だから〔のちに旧制の〕中学校に行くころ、わたしは、博多駅に来るのに、そこの部落《むら》の中を通り抜けてくると近いんだけど、通らなかったです、怖くて。社会全体の意識の反映だったと思います。

力さんたち一家もまた、経済的に苦しい生活であった。

そのころ父親はどうしていたかというと、いろいろな仕事をしていた。まさに〔柴又の〕寅《とら》さんみたいに、昔は香具師《やし》という言葉を使いましたけど、そういうものをしたり。紙芝居をやってみたり。とうとう、親しいお坊さんの衣《ころも》や袈裟《けさ》を借りて、坊さんの姿をして、角に立って、おカネをいただくなどと。こうして〔仕事を〕転々と〔していました〕。這い上がれないです。這い上がれないので、そのへんの地区を、どれだけ借家《いえ》を替わったかわからない。昔は、家賃を払いきらないでいると、〔家主が〕暴力団みたいなひとを雇って、家財道具ぜんぶ持っていったり、おもてにひっくり返したりするようなことがあった。それで、夜逃げをする。そういうことを親父はずうっと繰り返していました。

「くされの子」と言われて

尋常小学校のころ、父親がハンセン病者であったことをめぐる、二つの体験がある。

ちょうど小学校にあがったころ。親父は〔担ぐ品物が〕連日変わるような行商をしてるんで、雨が降ると行き場所がない。うちで新聞を読んでおりました。前から気になっていたのは、父親の手が内側へ彎曲《わんきょく》しだすんですね。もの心がつくとともに、ずうっと気になっていて。あのとき、わたしが父親の膝に飛び乗って「お父ちゃんの手、ゆがんでるけん、伸ばしてやろう」って触ったときに、父親は大きな声を出す人では絶対なかったんですけど、そのとき初めて「いらんことをするなぁーー！」と叩きつけられた。それはもう、鮮明な記憶。

それから小学校〔中学年〕のときに、横田くんという〔友達が〕、農家に遊びに連れて行ってくれて。そこにトマトがなってたんだ。で、「おまえも食べろ」ってつきつけられた。昔のトマトっていうのは特有のにおいがしてね、誰でも食べるものじゃなかった。ハイカラさんの食事みたいなもんで、臭みがすごかった。わたしのうちの経済状態では、食卓にのぼったことはないし、ぼくは「臭《くさ》い」って言ったんです。そしたら彼が怒りましてね。「おまえは、くされの子やろうが！」って言ったんですね。

自分への「くされの子」という言い方は、その子だけでなく、近隣の人びとのあいだで広がっていただろう、と力さんはいう。

〔嫌な噂が〕広がったひとつの原因は父のことでした。父親は、顔にはあまり変化がありませんでしたが、足の踵《かかと》に小さな怪我をしました。古釘を踏んだんです、長靴の上から。われわれなら十日もすればよくなろうというようなものが、〔ハンセン病では〕容易によくならない。〔いわゆる「裏傷《うらきず》」です。〕それで、母親が、乾きのはやい黄色い粉薬を買ってきて、その〔傷の〕穴の中に入れる。その上からガーゼを〔傷口に押し込む〕。それは父親が行商に出る前の、毎朝のわたしのうちの行事のひとつ。帰ってきたら、それをまた付け替える。母親は、それを洗濯して、庭先に——どうしてそんな庭先のある借家《うち》に入れたかと〔いうと〕、首吊りがあって、借り手がない家だったんです。父親は宗教上の信念がありましたから、「そんなものは平気だ」って入居したんです。

そこの庭先に、いつもガーゼ、包帯が干してあるんです。それはきっと周辺の人には異様なことだったと思う。貧乏人ですから、新しい包帯やガーゼなどを買って付け替えるのは不可能ですから。木の盥《たらい》に井戸水を汲んで、膿を落として、石鹸で洗う。——それは、ぎゃくに言えば、〔この病気は簡単には〕伝染しないという明らかな証明にもなるわけでした。母親はこの病気とは縁なく、いのち終わりましたので。――それが、いつもぶら下がってる。なんにもわたしの耳には聞こえないけども、横田くんがはしなくも言った言葉というのは、〔近隣で〕かなり囁《ささや》かれていたに違いありません。

尋常小学校の高学年のころ、母親は、毎日の食事に気を遣って「貧乏のなかにおりながら、栗山食事研究所の献立一覧表を使っていた」。夫の病状を案じてのことだったのだろう。

父親が敬愛園へむけて出立／自宅の〝消毒〟／東京への一年足らずの逃避

一九三七（昭和十二）年八月、父親は、ついに鹿児島の星塚敬愛園へむけて出立する。尋常小学校六年だった力さんにはなにも説明はされなかったものの、「なんとなく、ようすはわかった」という。「なんか、とうちゃん、遠くへ行ってしまうのか、と」。

昼過ぎぐらいかなぁ、父が玄関から「チカラ、送らんかぁ」って言ったんです。わたくしはそのとき、トイレの中に入って、便意がないのに、隠れていたんです。三回ほどわたしの名前を呼びました、父親が。「チカラ、行くぞ」って。なぜ〔見送りに〕行かなかったのか。泣くだろうと思ったからです。そのころは、男の子は泣いてはいかん、という教育が徹底してましたし、でも泣くだろう、ということがいちばん大きかったんだと思う。三、四分経って飛び出したときには、父親の姿は田んぼのむこうにあって。中折れ帽を被っていた。真夏に、目深く。たぶん、睫毛《まつげ》、眉毛の抜けたのを隠す〔ためだったんでしょう〕。それから、洗いざらしのワイシャツを、袖のボタンを留めないまま〔着て〕。小さな袋包みをひとつ。足を引きずって行った。その光景、いつまでも覚えています。

それから一週間もたたないうちに、母子の住まいは〝消毒〟されてしまう。

ちょうど夏休み。あのころ冷房なんていうものはない。風通しのいい日陰に、バンコっていう、大きな長椅子みたいなものを持ち寄ったりして、そこにお茶や茶菓子を持ってきたりして、近所の者が交流をする。風が通って、日陰のところ。うちの中は蒸し風呂状態ですから。子どもたちはそのへんに群がって遊んでいたの。わたしもそのなかに一緒に遊んでいた。そのときスーッと白い車が入ってきた。保健所の自動車でした。そして、いっさい無言で、母親の了解も受けることなく、天井を剥がし、畳をあげ、井戸の中まで白い粉をふり撒いて。——それはちょうど〔今年、宮崎県で大問題になった牛の〕口蹄疫《こうていえき》の〔消毒の〕ようす〔とおなじ〕ですよ。白装束、長靴。〔わたしは〕家の前に白い車が停まったのでびっくりして、その集団から抜けて〔うちの〕中に入ったら、そんなことがあって。四、五人の男たちは作業を終わると無言で出ていった。わたしも外に出てみたら、縄が張ってあって。「この家、入るべからず」。立入禁止の札がぶら下がってた。

このようにおおっぴらな〝消毒〟があったことで、力さんと母親は、地域社会での居場所をうしなってしまうことになる。

父親が家を出てすぐ、父親の兄が九大病院へわたしを連れて行きました。小学校六年生の男の子を真っ裸にして。たぶん皮膚科の医療従事者《じゅうぎょういん》がみんな集まってきたと思う、黒だかりのようになりまして。部長先生がいちいち触診、針〔での診察〕。「大丈夫です、感染していない」と言われて、そのときはもう嬉しくて嬉しくて。子どもながらにスキップを踏んで帰りました。

〔とはいえ、自宅が消毒されたわたしたち母子に〕何が残されているか。逃避しかないです。だいいち、飯も食えない。残されたのは、父親の兄の〔いる〕東京、日本橋に行くという道でした。九月になってすぐ、新学期〔に間に合うように〕、母親とわたしは東京へ逃げる。まさに逃げたんですね。

逃げる前に来た〔父親からの〕手紙のなかに、「癩病《らい》」という言葉が書いてあったんじゃないかな。「福岡にいたときは、世間に対し、ひじょうに恥ずかしい、いたたまれない気持ちで暮らしていた。ここへ来てみたら、誰もおんなじ格好でいるし、一緒に風呂にも入ってる。名前のとおり星のきれいな、星塚というところだ。ちょっとホッとした」と書いてあった。

東京の伯父の家では「いままで経験したことのない生活」があった。そこで力さん母子は一年足らずを過ごしている。

東京の伯父は気風《きっぷ》のいい江戸っ子というような人でした。仕事も、兜町の株屋さん。〔わたしは〕サージの半ズボンを着せられて。女中さんなんておって、「坊ちゃん、坊ちゃん」って言われて。小学校は、日本橋の浜町小学校。医者の息子や弁護士の息子なんかと一緒の学校で、〔博多の小学校とは〕ぜんぜん雰囲気が違ってる。生活も安定して、いままで食べたこともないバナナだとかリンゴとか食べられて。仲間たちも、「くされの子」なんて、ぜんぜん知るわけないし。いつしか、親父のことをもう忘れて暮らしているんです。

ところが、いちばん嫌だったのが、その伯父の妻。このひとが、お手伝いさんもいるし、うちの母も行っ〔て女中がわりをし〕たから、することがないからね、長火鉢の前に座って煙管《きせる》で煙草のんでる。ポンポンとやってる。ときどき、わたしの姿を見ると「チカラさん、ちょっとおいで」って言う。誰もいないときにかぎって。「そこへお座り。あのね、誰も言わないかもしれないけども、お父さんの病気はね、たいへんな病気よ。身体が腐れてね、とろけていくのよ。その病気は遺伝なの。いつかあなたにも出てくるんだから、注意しなさい」。これを三回言われた。——どうも、わたしの推測《よそう》では、伯父が花街《はながい》から連れて来たひとみたいだった。丸髷《まるまげ》を結って、長火鉢の前に座って。そのひとがいちばん嫌でしたね。

軍国主義の時代

東京で一時過ごしたあと、母子はふたたび博多へ戻ることになった。力さんは（旧制）中学への進学をめざし、朝の新聞配達をしながら勉学に励んだ。翌年の春、福岡市立福岡商業学校への進学をはたす。一九三八（昭和十三）年、日本が戦争へとむかう時代であった。

まさに戦争体制中の学校ですね。もう、戦争へ戦争へ、です。

中学校の教員室に、制服の陸軍将校がおるわけ。軍事教練〔を担当する〕。それに、教員の思想統制。なにかあれば憲兵隊へ〔通報する〕。そういう配属将校がいて、たいへんな鍛われ方をします。一月八日が三学期の始業式。それから二週間、寒稽古っていうのがある。朝七時集合で八時までの一時間、柔道か剣道かどっちか取らなきゃならない。わたしは剣道を取ったんだけど、前の日〔に身に付けた〕防具、〔汗が〕霜で凍ってるわけ。それをバリバリッと外して、そのまま身体に着けて、「イヤァーッ」と、砂地の運動場へ素足で出て行く。そんなことを、ずっとやらなきゃならない時代でした。

教練〔という名の軍事訓練〕の時間には何があったかっていうとね、学友が、大八車を引っ張ってくる。われわれは、これくらいの箱を持たされるんです。それを持って、地面を這っていって、学友が引っ張っている大八車の下《ここ》へ、身体と一緒に、破甲爆雷《はこうばくらい》〔に見立てた箱〕を抱きながら、潜り込む。戦車というのはキャタピラがいちばん弱いところです。これを〔爆破して〕切るっていう訓練でした。
そういう軍事教練が週三回行なわれて、国も急速に戦争体制となり、国民の意識もそうなって。おじさんたちが次々と〔戦地へ〕出て行って、〔わたしと〕同期の者たちは予科練（甲種飛行予科練習生）へ行くわけ。これは〔中学〕五年間のなかから三年以上の者がみずから志願して、海軍航空隊へ入るのです。すぐ下士官になって。ここから還らざる特攻隊が出ている。

学校の生徒たちの日々の行動も、軍隊の様式を取り入れたものだった。

中学校に行ったら、兵隊そのものでした。銃は持ってるし、剣は持ってるし。校門には、〔最上級生の〕五年生が、銃剣を持って〔立っていて〕。「歩調をとれぇーッ！」タッタッタッタッ。「全体、止まれぇーッ！」「敬礼！」と。講堂の中には天皇皇后の御真影《ごしんえい》があるので、それに向かって敬礼する。それが一日の始まりでした。で、〔旧制中学は〕男ばかりですから、恥ずかしいことないから、一年中、冬も、上半身裸です。
廊下で〔先生に〕会ったら、生徒は立ち止まって敬礼をすることになってます。これは、軍隊に入ったときに、将校以上には立ち止まって敬礼をする〔のとおなじな〕んです。下士官には歩きながら敬礼していい。だから四年生は、五年生に廊下で会ったときには歩きながら敬礼する。先生に会ったら、一歩足を横に外して、敬礼して、むこうが〔答礼の手を〕下ろされてから〔自分も〕下ろして、先生が通りすぎてから動く。そんなことを学校の中でやらせられていました。〔教員たちも〕みんな、やっぱり軍国主義に賛成するかっこうをさせられてる。ネクタイ、ワイシャツを脱ぎ、国民服を着て。教練に参加したり、軍帽をかぶったりね。〔しかし〕あの思想弾圧の時代に、ちゃんと自分の思想《もの》をもっている教師もいた。一人、英語の先生がいて。いつも不格好で、みんな笑いものにしとった。ところが、連合艦隊司令長官の山本五十六《いそろく》が戦死した日、彼が黙って教室へ入ってきた。「起立、礼！」に対応もしないで、黒板にむかって字を四つ書いた。「巨星落地」。大きな星が地に落ちた。そしてそのまま運動場のほうをむいて、ずうっと泣き続けてた。六十分たったら、終わり、と。出て行った。あんな授業があるからねぇ。——山本五十六というのは、海軍の軍人のなかでは、戦争反対だったんだ。

北篠民雄の日記に衝撃／母親の不貞

中学時代、力さんを大きく悩ませたものが二つあった。ひとつは、北篠民雄の文章にあった「癩」の記述である。

そのころ、学校から帰っての遊びっていうのは、なんにもなかった。本屋に行くだけです。古本屋をまわるんです。あのころの中学生って、ドストエフスキーとかツルゲーネフとか、芥川龍之介とか、わけわからんでもポケットへ入れてうろうろしてたんですよね。そこで、あの人の本にぶつかるんです。北條民雄が書いた〔日記が載った〕雑誌《ほん》。〔その日付が〕昭和十二年の三月二十二日。父親が〔敬愛園に〕入った年なんです。

パラパラとめくったらね、「先づ盲目になる。それから指も足も感覚がなくなる。続いて顔、手、足に疵が出来る。目玉をえぐり抜く。指の爪が全部落ちる。頭のてつぺんに穴があき、そこから膿がだらだらと出る。向う脛に谷のやうな深い長い疵が出来る。繃帯の間にフォークを挟んで飯を食ふ。鼻血がだらだらと茶碗の中に流れ落ち、真赤に染まつた飯を食ふ。さてそのうちに咽喉がやられカニューレで呼吸をする。毎日々々金魚のやうにあつぷあつぷと苦しがりながら寝台の上で寝暮す。夏ともなれば蛆が湧き、冬ともなれば死んぢまふ。それ、焼場で鐘が鳴つてゐる。北條民雄が死んだのだ」*2。これを読んだとき、目の前が真っ暗になってしまった。父親の病気は、こんな病気なのか。これが中学三年ぐらいのことですね。

＊2　この聞き取り場面で、力さんは、『山中捨五郎記』二九頁にある引用部分を読み上げた。北條民雄「重病室日誌」の一節である。力少年が見つけた雑誌は、おそらく、これが掲載された『文学界』昭和十二年四月号であろう。ここでの引用は『北條民雄全集　下巻』(一九三八年、創元社)三三二頁による。

もうひとつは、「母親に男ができた」ことだ。

いまは、許すとか許さんとかいうことじゃなくて、わかるんですよ。わたしを福岡商業に入れて、〔じゃあ〕仕事は何があったかというと、九州大学附属病院の小児科の、玄関の下足番。そのうちに、病院の中の食堂を経営《しはい》しているとこの会計をやっているおじさんと、仲良くなっちゃった。〔ぼくら母子は〕四畳半ふた部屋の四軒長屋におるわけです。家の中の狭い土間を裏の路地へ出ると〔共同の〕炊事場と便所があって。思春期の男の子の〔いる〕ところに、その男がやってくるわけです。いまだったら、そういう関係をもった男と女でも、ちゃんと社会は場所を保障してる。そんな、子どものおるうちへ来なくてもいいわけですね。〔当時は〕そういう社会でもないし、時代が時代。長屋《そこ》へ自転車でやってきて。隣室《ここ》で、行為があると。思春期のわたしは、もう、なんともいえない気持ちになるんです。おれが中学に行くばっかりに、という思いもあって。一度だけ、とうとう、そういう行為の真っ最中に、襖をバアッと開けてね、こんなかを突っ切ってトイレに行った。

〔わたしのなかに〕ふたつ、考え方がありまして。どんな貧乏しても、そこまではいかないでほしかった、ということと。年を取ってきますと、だんだん、まぁ、かあちゃんもちょうどそういう年頃でもあったし、とにかくカネがなかったんだから、って。「あのおじさんのおかげで、あんたは中学校に行ってるの」と、〔母親が〕何回か言うたこともありましてね。結果的には、そういう人もおったから、退学もしないで〔卒業できた〕。

父親が手紙でね、「かあちゃんはちっとも手紙をくれないが、どうしてるか?」というようなことを書いてくる。〔返事の〕書きようがない。そのへんが辛かったですね。

子どものころは病気がちだったため、力さんは尋常小学校を六年のところ七年、中学校は五年のところ六年、卒業までにかかっている。「足踏み」しているあいだに、同期の友人たちは、中学のとちゅうで、志願して海軍航空隊の予科練へ行ってしまった。あるいは、大学や高等専門学校に進学した者も、一九四三〔昭和十八〕年の学徒出陣の閣議決定を受けて、戦場へ出て行った。

力さんも、中学に在学中、先生に「予科練に志願したい」と言ったことがある。そのひとは、力さんを在学中ずっとみてくれた恩師ともいえる先生であった。

東京のおばさんが「〔この病気は〕遺伝」と言ったでしょう。それから北篠民雄の文章を読む。そのころ思いだしたのはね、兵隊に行ってから発病したい、と。戦争へ行って死ねば、靖国神社で神になる。いっぽう〔兵隊に行く前に発病したら〕父親のように、とんでもないところに連れて行かれる。だから、天皇陛下のために戦死するまで発病しないでほしい、と〔思うようになった〕。「みんなが行くから、おれも〔予科練に〕行きたい」と言ったら、〔その先生は〕「おまえは行くな。おまえは、お母さんと二人暮らしではないか。どうせ長くなくして兵隊には行くんだから、先を急ぐな」。これが配属将校に聞こえとったら、大事《おおごと》なんですよ。こうして、わたしの人生を変えてくれた。

〔中学を卒業して〕あと九カ月でいよいよ〔徴兵されて〕兵隊へ行くっていうときに、九カ月間なにをするかっていうことになった。この先生は「おまえは先生になれ」と進路を指さした。先生といっても、旧制中学〔卒〕だけですから、どうしようもない。自分の知ってる小学校の校長に相談してくれて、わたしは代用教員〔になりました〕。〔当時は〕国民学校でしたね。ここでの、たった九カ月の、しかも戦争中の、子どもと先生のね、でも、なんか楽しかったこと。それが、わたしに終生教師への道を歩かせるんです。

敗戦直前の上官の硬直した命令

徴兵検査は「乙種合格」、一九四四（昭和十九）年、長崎県大村の歩兵第一二七連隊に入営した。力さんは、福岡商業学校時代から「戦陣訓」「歩兵操典」「作戦要務令」などをそらんじていたこともあって、入営後まもなく、二等兵から上等兵へ二階級特進。上官の命令で経理部幹部候補生の試験を受験し、合格。下士官として鹿児島県の大隅《おおすみ》松山の兵団司令部に配属される。一九四五（昭和二十）年八月、ここで敗戦を迎えた。――戦争体験者としての力さんの語りに、しばらく耳を傾けたい。

兵団司令部〔の経理部〕は、〔軍隊というよりも会社の〕事務所みたいなところでした。〔そこにいた〕末松軍曹というひとは、なぜか無性にわたしをかわいがりまして。〔東大卒のひとで、召集兵でした。〕寝起きもいつも二人でしたから、いろんなことでわたしに感化を与えました。たとえば、小学校の子どもたちが描いた「先生、がんばって」という絵が送られてきて、わたしが〔壁に〕ペタッペタッと貼ってるとね、「林候補生は、やっぱり先生やなぁ。もっと違う貼り方があろう」と、笑いながら言ってくれたり。わたしよりも〔年が〕一回りは違っておりましたけども。陸軍経理学校を出た職業軍人で兵団経理部長の少佐でも、ちょっとものが言えない〔実力を身に付けていました。普段は〕微笑を絶やすことなく、「はい、はい」と言ってるけども、そのひとの力を借らないと、いよいよのときは〔仕事をこなせない〕という人でした。

終戦の日は、各連隊から軍旗が集められて焼かれました。兵団ですから二十本ぐらいあったと思います。パチパチパチパチパチッと燃える。わたしが末松軍曹に「日本も終わりましたね」って言うと、「林候補生、これでいいんだよ」と。「これからが、ニッポンだよ」。その意味がわかるのには、しばらくかかりました。

その直前にひじょうに悲しいことがありましてね。わたしの一つ上に、京大を出た、林見習士官というのがいました。バカな経理部長がまた、くだらないことを考えて。軍人ちゅうのは、どうして、ああいう硬直したことを考えるのか。〝漁船を徴用して、わが軍の兵士を乗せ、志布志湾の沖へ出す。兵士たちに魚を供給する〟という計画を立てるんです。沖縄の戦争はもう終わってるし、そのへんまでアメリカの軍艦が来てるし。制空権のまったくない、グラマンが飛んでるところへね、無防備の、ポンポンポンポンの漁船を出すと言うんです。

林見習士官がその指揮官に充てられた。三十～四十人連れて出て行った。ほんの数人だけ〔生き〕残って、ぜんぶ死んだ。不幸にも林さんは〔生き〕残ったんです。夜中に、末松軍曹とわたしがおる隣の部屋で発狂して。無惨でした。だから、末松軍曹にわたしは付いて行ったんですけども、その経理部長へ「林見習士官を、わたしどもにふるさとまで送り届けさせていただきたい」という申し出をした。そうしたら怒ってですね、自分の非を認めることになるもんですから。「この危急存亡のときに、部下を何人か失ったぐらいで、狂気になるような指揮官はいらない！」と。「階級剥奪！　ただちに兵隊をやめぇ」と。そして「おまえたちは、そんなに送りたければ、近くの駅まで送れ」と命令されました。彼の行き先、熊本でしたか、胸元《ここ》に住所と名前を書いて。もう「見習士官」ともなんとも書いてない。それを列車に乗せて。去りゆく列車に、ふたりで〔見送りを〕するほかありませんでした。

軍隊生活のなかでは、こんな体験もしている。

不思議と、年を取るとともに、よくここまで生きてきたなぁって思います。軍隊のとき、トラックに荷物を積んで、〔わたしは荷台に〕乗っていた。二人の兵隊が運転しとった。彼らが〔ハンドル操作を〕間違うて、ひっくり返った。〔放り出されたわたしは〕たまたま雑木林の〔木の〕股へ〔ひっかかった〕。〔トラックは〕ドドドドドドッ、五十メーターほど〔転がり落ちて〕、谷底の大岩で二つにバーンと大破。〔わたしは〕それを、じぃーと見てた。〔あとで〕わたしは責任者から叱られた。「おまえら兵隊は、一銭五厘あれば、いっくらでも集まる」。召集令状ちゅうのは一銭五厘の切手だけあれば〔出せますからね〕。「トラックはいくらすると思うか？　三百五十円もするぞ！」と。馬鹿な世界でしたよ。

夜汽車で星塚敬愛園へ

敗戦後は、母親のいる博多へ戻った。「マッカーサーの命令で、復員軍人はただちに教職に復帰することはできなかった」ため、力さんはいっとき少年感化院に勤めることになった。そこで出会った一人の少年の言葉が、力さんに父親の存在を思い起こさせた。

当時、博多駅から港まで、焼け跡。親子も離散している。食糧もない。〔そういう状況のなかで〕非行〔少年〕、虞犯《ぐはん》少年〔がいっぱいいいた〕。暖房もない施設のなかで、面接をするんですね。そうすると、年齢はわたしよりたしかに低いけれども、いろんな苦しい人生経験をしてきている。「どうしとったんだ？」「とうちゃん、かあちゃんは、どうか？」「これから、どうするか？」と、面談をするわけです。ひとりの子がね、父親のことを聞いたところ、突然、「あんたのとうちゃんは、どげんしてるとね？」と逆に出てきたんですよ。これは、けして意図的じゃなかったと思う。他人にたいして両親のことを根掘り聞くなら、というささかの反撥《はんぱつ》があって、思いつきで「あんたのとうちゃんは？」って言うてきたんですね。応えがでなかった。だが、ひとつ、きっかけつくってくれた。〝久しぶりに父に会おう〟と。終戦の翌年、昭和二十一年の暮れ〔のこと〕だった。

翌年五月、夜行列車に乗って、敬愛園にいる父親のもとへ向かった。敬愛園に行くのは初めてだった。力さんは、当時の自分の心境を「逃亡者」になぞらえて語る。

そのときから〔敬愛園へは〕もう何回となく行ったけど、ぜんぶ夜行列車です。逃亡者の心理というのは、駅で、誰か見てないかと思うんです。職場には「郷里の長崎で法事があるから」と〔届けを〕書いて出している。そうしといて、鹿児島行きの列車に飛び乗った。そんな〔夜の〕十二時にね、博多駅を出る列車で、誰も見ているはずがないんだけども、気になって気になって。列車の中でも、他人《ひと》とは話さないように、うつむいて。

翌朝、鹿児島駅に到着。船に乗り換え、錦江湾《きんこうわん》を二時間半ほどかけて横断、古江港《ふるえこう》へむかう。古江からは、国鉄大隅線の列車に乗る。鹿屋《かのや》駅からは徒歩だ。敬愛園への道のりは遠い。

いま〔園内へは〕スッと入っていけますよね、裏道から〔東門を通り抜けて〕。ところが〔当時は、園の周辺をぐるっと〕まわるんです。そういう隔離政策です。道がない。道がつくってない。

それで、どうしていいか〔わからず〕、本館に行ったら「別館に行け！」って言われて。別館に行って、ようやく面会の許可を取った。すると面会所に入れられまして。〔事前に〕連絡もしていなかったから、父親、びっくりしとんですね。小学校六年生のときに別れた息子がやってきた。〔父親は〕汗をブルブルかいて、やって来てですね。座ったら、父親は涙もろかったですから、ポロポロポロポロポロ、泣くばかり。一言いった、「おおきゅうなったねぇ」。で、面会室の真ん中にテーブルがあるんですよ。幅の広いテーブルで、お互いの手は届かない。〔父親は〕自分の出立を小学校六年生のときに見送らなかったあの子が、青年になってやって来たということで、もう、泣くばかりでした。

その後は、仕事のあいまをぬって、敬愛園をたびたび訪れるようになった。

特効薬プロミンの〔治療の効果が出始めた〕ときから、園内の患者の居住寮舎《かおく》への出入りが自由になった。面会所で待っていたら、〔父が〕「おいチカラ、もう、ここにおらんでいい。こっちに来い」という。〔いわゆる患者地帯の〕中に一緒に入りました。それは昭和二十四年です。まぁ人が多くて。みんな生き生きしてる。「帰れるぞぉ！　プロミンで帰れるぞぉ！」って、喜びが漂っていました。

〔敬愛園〈は〕何回も行きましたが、掻爬《そうは》事件*3のときでも、わたしは他人《ひと》のように驚かなかったです。〔一九五六年に〕父親が癌の手術で胃を切りましたときに、〔わたしも〕手術室に入りました。普通の病院とちがう。不潔でしたね。これが手術室かと思われるような〔室内のようす〕。そうして、瓶《びん》がいっぱい並んでるわけ。〔当時は〕そういうことに関心がなかったから、いちいち何か確かめなかったけど、あらゆるところに切った身体部位《もの》が入れてあるというかんじでした。

＊3　ここで力さんがいう「掻爬事件」とは、いわゆる「ハンセン病胎児標本問題」のことである。ハンセン病療養所では長年、入所者が妊娠すると堕胎の処置がとられてきた。そうした胎児の一部がホルマリン浸けのまま各療養所等に放置されてあったという事実が、国賠裁判原告勝訴後の「ハンセン病問題に関する検証会議」〔二〇〇三年十月～二〇〇五年三月〕のなかで明るみに出た。

そして、看護婦が「手術に十時間かかった。普通の病院なら、こんな大手術は〔家族から〕金一封ぐらい先生に出るんですけども」って気になることを言った。〔わたしは〕なんも持たんで行っとったんです。貧乏教員は、医者への御礼金など思いもしませんでした。

敬愛園をたびたび訪ねるうちに、「父親は〔園内の〕みんなから慕われてるということがわかってきた」という。

「なんまんだぶ、なんまんだぶ、なんまんだぶっ」と念仏の絶え間ない人でしたから。園内を親子二人で歩くと、道行く人たちはみんな〔父に〕挨拶をする。〔父も〕こっちから声をかけて、「どうしとるかぁ」と。おおかたの人には紹介をしていました。自分の息子がこんなに大きくなって、学校の先生をして、ここへ来とるぞぉ、と。それはもう嬉しくてたまらなかったと思う。

いまのような、個室ではない〔雑居部屋の〕寮におりましたので、あるとき「寮のひとに挨拶をしてけ」と言うて、〔父の暮らす寮に〕行きました。寮の入口で、わたしが挨拶をする。「〔父が〕お世話になりまして」ってつけ加える。そうしたら、印象的なことは、みなさんがむこう側を向くわけ。お尻を向ける。お尻で挨拶をなさる。それは顔を見られたくないから。同病の者〔の息子〕といえども、外部のひとに顔を見られたくないので、お尻で応えられます。印象的なことでした。

寮では〔みんながいて〕話ができないからと、いつも、園の東側にある貞明皇后の〔御歌碑の建つ〕築山《おか》の上へ座って話すのが恒例でした。芝生に座ると、父はブリキづくりの筒状の義足をポーンとむこうへ投げやっていた。

それでも「父親に〔とって〕悲しかったのは、〔わたしが〕やってきてすぐ帰るということ」だった、と力さんはいう。敬愛園は交通の不便なところにあり、せっかく来ても、とんぼ帰りで戻らなければならなかった。

教員をしておりますと、ギリギリの時間帯で行くでしょ。土曜日の〔夜〕十二時の博多発列車で〔行くと〕日曜日の朝〔鹿児島に〕着き、〔敬愛園には〕昼すぎに着く。で、敬愛園を《むこう》〔午後の〕三時ぐらいに出ないと、鹿児島を夜中の十二時に出る列車〔に間に合わない〕。そうすると父親にとっては、せっかく来た息子が、たった二、三時間くらいであわただしく帰ってしまうことになる。〔やがて父から送られてきた〕手紙のなかに〔書かれて〕ありますけど、「もう来るな」と。「おまえが来たら、心が乱れるから、来るな」。〔滞在〕時間が短かったのと、それから、わたしが父親をじゅうぶん理解できないでいるということが、むこうがわかっていて。愛《いと》しくて愛しくてたまらないということで待ち続けているのに、事務的に応対をして、あわただしくわたしが帰ってしまうということに、父は気づいている。それはいまでも、ひじょうに痛恨の思いがいたします。でも、いたしかたのないことでした。

父の大往生

父親は、敬愛園のなかで、戦前の「患者総代」や、戦後に結成された患者自治会の「評議員会議長」など、入所者の自主組織の役職をつとめていた。しかし、ある時期から園内自治の実権をめぐる派閥争いが激しくなったため、父親は自治会活動からは退き、園内での浄土真宗のお寺「星塚寺院」の建立をめざすようになった。

やっぱりもう宗教の世界だ、と思ったんでしょうね。こんな場所にまで来て、こんな人間どうしのみにくい争いをしてても無駄なことよ、と。気づけば、浄土真宗の信者でつくってる〔真宗〕同愛会というものが前々からあった。この同愛会は〔敬愛園入所者〕全体の七割、八割をもってると。いささかの預金もあると。それで、みんなで決定してお寺をつくろう、ということにした。隔絶のなかにあって、お寺をつくるには大変な苦労をして。心身ともにすり減らしたようです。

そのお寺が〔一九五七年春に〕できあがって、五年ぐらいしか生きなかった。父は一九六二年の二月十一日、だれが看取るともなく、〔そのお寺の〕廊下で倒れて死んでいくんです。あるひとの証言によると「ちょうど物売りが来とって、ハモニカを馬場さんは二本、買いよった」って。「一本は、できたばかりの孫に送りたいって、〔手に〕持って。一本は、自分が吹きながら〔庫裡《くり》に〕入りよった」って言われるんですが、夕方の飯配りに行ったひとが、倒れた父親を見つけて。そして〔病棟に〕担ぎこんだ。すぐ電報が来まして。「チチタオレタ。クルカ」。それで「イク」と打ったんです。一時間したら「チチシス。クルカ」。また、「イク」。

でも、列車は例の夜中の列車しかなかったので、敬愛園《むこう》に〔着いたら〕午後一時くらいになっていた。さっそく全館放送があって、「馬場さんの息子《こども》さんが来られたから、いまから葬儀を始めまぁーす」と。で、「昨夜は八百人ほど集まってきて、盛大なお通夜でした」と言われるんで、ぼくは「解剖はどうしました?」って言ったら、「今朝、済みました」。それもう約束事だからしかたがない。家族の意思などありませんでした。それで、星塚寺院《あすこ》へ行かれたらわかるように、仏間に向かって右手に一段高いところがありますね。わたしは遺族代表として、〔入所者の〕みなさんとおなじ高さで挨拶しようと思っ〔て、平場に座ろうとし〕たら、みんなが「そこじゃ、いかん!」と

〔わたしを一段高い〕上にあげてしまった。そしたら、園長とか医者とか新聞記者も、入所者《かんじゃ》のひと以外はそこに座りました。ハンセン病が〝伝染する〟という時代の遺物でしょう。〔みなさんのお焼香が〕終わってから、〔わたしは〕そこに立って挨拶をした。〔そして父の亡骸《なきがら》は〕車力に乗せられて、火葬場に連れて行かれました。

身元調査をされて結婚差別

感化院で働いたあとは、すぐに小学校に戻ることができた。配属先は、子どものころに暮らった地域の小学校であった。ここで教師をしていた二十代のとき、力さんは結婚差別に遭っている。

〔わたしが〕小学校の先生になるっちゅうときに、いっちばん行きたくなかったのが、その小学校。いつのまにかアタマの中に染み込んでるのが〝恐ろしくて、けがらわしくて、きたならしい部落〟〔というイメージ〕。同和対策事業など考えられない時代だから、被差別部落《ムラ》の生活の現実そのものが、ひじょうに悲惨《ミゼラブル》であった。そしてその部落《ムラ》のすぐ横に、自分が洟《はな》垂れ小僧で〔過ごしていたところがある〕。まぁ「あの小僧が先生になってきよった」って、みんなから言われるような場所でもある。辞令を見たらそこなんです。運命的な出逢いというほかはなかった。

それで失恋の問題はですね、ここで二年目か、好ましいなぁと思う女性《ひと》がおって。昔のことですから、焼け跡のなかを手をつないで帰るというぐらいだったんですが。ある日、家へ帰ったら、母親が「刑事が来たよ」と言うんです。〔わたしは当時〕組合運動で福岡市〔教組〕の青年部長とか書記次長などをしていたんで、ああ、組合のことで来たなぁと思ったら、「いや、ちがう。お父さんのことを二時間半ばかり、あれこれ聞いていった」と。翌日から、彼女が廊下で会っても顔をそむける。――そのころ〔一緒に〕帰る〔約束をする〕のにね、携帯〔電話〕もなにもない時代ですから、机の上のこっち側に鞄を置いて、「あなたも一緒に帰れるときには、同じ方向に置きなさい」。両方の鞄が同じ方向に置かれたときに、きょうは一緒に帰られるということになる。そういう、かわいらしい恋愛ですよ。ほほえましいことです。それが、警察が来た翌日、〔彼女の態度が〕見事に変わったんです。ものも言わなくなった。すべてを避けるようになった。

〔彼女の家族がわたしの身元調査をした〕としか考えられませんね。あとでわかることですけど、そのひとのお父さんが、どこかの消防署長だった。あのころ消防と警察というのはひじょうに密接な関係をもっていたでしょう。そういうことで、すぐ動いたんじゃないかと思います。あの時代、「らい」は社会の治安や秩序を乱す病というふうに位置づけられていたじゃないですか。だから、警察としても、個人的に頼まれたこともあろうかもしれないけども、堂々として〔身元調べに〕やってきたんじゃないでしょうか。〔彼女は〕その年度の終わりに転勤になりました。

それからは、自分は恋愛など考えない、また同じことに出遭うということで、朝から晩まで子どもたちと過ごしました。もともと子どもが好きでしたし、それはひじょうに、いい思い出でした。

同和教育実践と「恥でないものを恥とするとき、それは本当の恥になる」

現在、力さんが講演をするさいの名セリフに、「恥でないものを恥とするとき、それは本当の恥になる」という言葉がある。ハンセン病回復者、ハンセン病家族、あるいは被差別部落出身の人びとで〝この言葉を聞いて励まされた、勇気づけられた〟というひとが何人もいる。この言葉の由来について尋ねたところ、力さんは、教員時代、被差別部落のひとたちとの出会いから始まった同和教育実践の思い出を、いきいきと語ってくださった。すこし長くなるが、その語りに耳を傾けたい。

〔わたしが講演でよく話す〕「恥じゃないものを恥とするとき、それは本当の恥になる」というのは、あれは〔一九九八年、らい予防法違憲国賠〕裁判が始まろうとする前夜、熊本で〔弁護士の〕徳田〔靖之〕さんが「三十分だけ時間があるから、しゃべってくれ」と言われたので、「恥でないものを恥とするとき、それを認めたら、本当の恥になる」という〔フレーズを初めて口にしました〕。それは、自分にもはっきり残っていますね。「それで踏ん切りがついた」と言う方が何人もおられる。その原点は、どこから来たかというと、部落問題からですね。

〔校区内に被差別〕部落のある学校へ、嫌だ嫌だと思ってやってきた。そうしたら、偉い教頭さんがいて、「あんた、この校区にはちょっと違うところがあるが、知っとんなぁ？」って言う。わたしはすぐ「はい」と応答した。「あれたちはな、ときどき、やかましかことば言うてくるもンな。やかましかこと言うて来たときは、あんたのような新米は、応対したらいかんばい。おれに言うて来《き》ない」。「おれはな、この学校は、長かと。あそこには〔おれが教えた〕卒業生もおれば、ボスも知っとるし、町内会長も知っとるけん、ドブロクの二、三本も持っていって、肩叩いてから、『若いもんがやったことじゃけん、堪《こら》えてやんない。一緒に酒でも飲もう』と言えば、それで終わりたい」。〔わたしは当時、被差別部落が〕怖ろしゅうてたまらんやったから、こんな教頭さんがおいちゃるなら、よかったねぇ、と。正直ホッとしました。おれもこれでのびのびやっていける、と。

——その人がたいへんな差別者などとは、まったく気づかなかったです。

〔当時の学校現場では、みんな異口同音に〕「民主教育、民主的な教師」と言うていたけども……。たとえば、じっさいにあったことですが、〔何者かが〕講堂の下で焚き火をしたとか、何人かが徒党を組んで、〔博多の繁華街の〕天神で、見張りを立てながら、巧妙に宝石を盗んだとか、〔そういった〕なにか学校にとって不都合なことがあったら、誰かが「いったい、どこのもんやろうかね？」って言うわけです。しばらくみんな黙ってて、「それは、あんた、あすこくさ」と、こう言うわけ。同和地区のことを言ってるんです。で、「あすこくさ」って、地名もなんにも言わないのに、みんなは「やっぱりそうやねぇ」って合点するわけです。それは、予断と偏見が、共通認識としてみんなの中にあるわけなんです。調べもなんにもしないのに「あすこのもンしか、そげなことはせんばい」と、決めつけてしまう。これは、いまもあります。

〔一方では〕「民主主義の社会だから差別はない。〔もはや〕部落問題などはない。そういうものを取り上げるということ自体が、差別である。われわれは輝ける日本教職員組合の組合員として、差別のない立場におる。むしろ差別される立場におる」。「そういう人間がする教育実践というものに、差別の実践はない」という、そんな空惚けた理屈で固まっとったわけです。

いまも思い出しますが、学校の裏門のすぐのところには、セリがいっぱい繁っていた。なぜかというと、ここに溝があってね、すぐ近くにある屠場《とじょう》の赤い血の水がドドドッと流れている。「それで栄養分たっぷりで、セリが青々と繁っている。」それでも「差別はない」と言うわけです。そして、なにかあったら、調べもしないで「あそこの子だ」と決めつける。そして口先では「民主的な教師」「民主主義の社会」「民主的な実践」などと言って、なにひとつはばからない。

ある校長が「この学校の子どもは、ザルガニ学級」と表現していましたね。ザルガニを捕まえてきて、バケツのなかに入れとくと、あれは生命力が強くって、一晩でも二晩でもガサガサガサガサ動いとる。この学校もそういう学校だ、と。そこで、かれらの情緒を少しでも高くするために「花をいっぱい買おう」と。「金魚をたくさん配ろう」ということをやるわけです。それで、わたしがいつも朝一番早く学校に来ていたから、来てみると、花はぜんぶむしり取られ、金魚はぜんぶ「金魚鉢から」引っ張りだされて、目玉くり抜かれて死んでいる。そしたらまた例の話が始まるわけ。「しゃんなかねぇ。どこの子らだ?」「それは、あんた、あすこさ」。〝あすこ〟っていうかたちで、ちゃんとアタマの中にあるわけですが、口先では「そげなものは、なか」って言うわけです。そういう〝民主主義〟の状態だったんですよ。

力さんは、小学校教諭をしながら大学へ通い、大学卒の資格を取得、その後は高校教諭となる。やがて、福岡市で起きたある差別事件をきっかけに同和教育（解放教育）へと踏み出すことになる。

一九五六年に福岡市長選挙差別事件というものが起こったんです。それは、民主主義社会といいながら部落差別があるということを、世間に確認させるものであった。革新系の市長が倒れた。部落出身の、高丘〔稔〕という市議会議長が後継者《あとつぎ》として出ようとしたら、これを阻止しようとして、九州電力をはじめ、通称「七社会」という――福銀、九電工、西日本鉄道……っていう七つの大きな〔企業〕が九州経済界を握っとるわけですが、その「七社会」が――このさい革新を倒さなければということで、九電の社長の奥村〔茂敏〕という者を保守〔の候補〕として対抗させてきた。そこで保革の大戦争になった。そのなかで、「高丘はエッタや」と。「高丘のようなエッタに市政を渡したら、福岡市は全国に恥をかくことになる」というようなビラが飛び、政談演説があり、予想外の票で高丘氏が負ける。これが福岡市長選挙差別事件ですね。その事件を契機にして、わたしは、いままで民主主義という言い方のなかで、〔部落差別が〕あるようなないような、ないようなあるような、という社会的雰囲気のなかでぼんやりしていたら、選挙という場で、こんなはっきりしたかたちで表出した。これはやはり教育の俎上に乗せなければならないということで、選挙のすんだ翌年、〔一九〕五七年に、三人で「福岡市同和教育研究会」というのをつくった。それをつくったけども、講師は誰もいないし、指導書もない。ただ、その事実が突き付けられて、こんな差別の社会だということがわかっただけ。だから、どうかしなきゃならんと思って同和教育研究会と〔いう〕旗を揚《あ》げたけども、これまた何をどうしたらいいかわからない。手引きなし。指示なし。指導者なし。あるものは何かつったら、部落だけですね。その部落へ「行こうや」って。そこから福岡の同和教育は始まったんですね。

部落に行ったら、ある部落では、追い返されたこともあります。「教師、来るな！」「おまえたちが来るところじゃねぇ」。もちろん腹が立つわけね。おれたちは学校で一生懸命授業して、飯も食わんで、運賃もぜんぶ自弁で、なんとか〔力になりたい〕と思ってやって来ているのに、帰れとは何事か、と。〝あんたたちがそんなことだから、差別されるたい〟というふうに、考えが向いてくるんですね。ところが、そういうことを何回か繰り返してるうちに、いろんな話がでるわけ。いままで、われわれが師範学校やら大学で習ってこなかった現実が、山ほど出るわけ。で、いろいろ質問されても、答えはなんにもしきらないわけ。そういうことを繰り返してるうちに、あの「出て行けぇ！」と言ったおじさんは何を言っていたのか、という〔ことがわかってくる〕。まぁ言葉で言えば、明治以来の日本の富国強兵の国是のもとにおける義務教育が、部落にとって何であったか。それは理念としても、実践としても、教師の心構えとしても、何であったかということが、わかってくる。わかってきだすと、むこうも心を開いて「ほんとうは、こうばい、こうばい」という本音の話が出てきて。〝そうかぁ〟という納得から、子どもの見方が変わってくる。それは教育実践の変化となっていく。

これは〔一九六一年から始まる〕高知県の「教科書無償の闘い」のときの、いちばんはじめの〔情況とおなじです〕。高知では同和教育推進教員という言葉を使わないで、福祉教員という言葉を使いましたが、あの県は偉かったですね。よその県は〔口先だけで〕「民主教育」って言ってた。高知県が戦後、いちばんはじめやったことは、民主教育というお題目を解釈すると「学習権の保障」であるとしたことだ。学習権の保障の第一番目は、まず、学校に来させることやないか、と。そうすると、長期欠席《ちょうけつ》〔の子〕を学校へ連れて来なければいかんやないか、っていう具体的なことになってくる。中学なら中学に籍を置いてる福祉教員というのが、いくつかの小学校と連絡して、休んでる子どもの名簿をぜんぶ、町内別につくりあげて。で、町別訪問に入っていくわけ。そのときの教師のアタマには、〝休んでるやつは悪いやつや、学校を休ませるような親は悪い親や〟というように思ってる。いまでこそ「教育の権利」とか言うけど、長ぁーいこと、教育は、国家に対する国民の義務であったわけだから。学校に来ない子っていうのは、悪い子どもだと。〔子どもを〕学校にやらない親は、国民としての義務を果たしてない悪い親だ、という考え方のなかに、教師たちはどっぷり浸かってるわけ。〔だから〕はじめは、「不就学を退治〔する〕」という言葉で〔部落に〕入るんですよ。だが、どっこいです。どっか遊びまわってると思って部落《ムラ》に出かけて行ったら、「先生、聞いてや。あの子はな、きょうは、とうちゃんと二人で太平洋へ、手漕ぎの船で行っとんや。あの子に稼ぎをしてもらわんと、うちの生計はとれんのや」って、おかあちゃんが泣きながら言うわけ。「先生、堪《こら》ぃちくれな。学校へやらんならんとわかっとうけど、それがでけんのや」という現実を突きつけられる。遊んでまわってると思ってたら、なんの、働いてる、ということになるわけです。そして、おかあちゃんが台所に入り込んで、獲りたてのちりめんじゃこかなんかを新聞紙に包んで、「先生、これで堪《こら》えちょくれ」と言うて、自転車にくくり付ける。そうなると、悪《わる》者《もん》をやっつけよう、休んで〔遊び〕まわっとるものを学校に連れてくのが、おれの任務じゃと思ってた先生は、とぼとぼと学校に帰ってくる。そこに教師の〔自己〕変革が始まるわけや。これ、高知の同和教育の始まりですよね。

　福岡県でも、じっさいわたしが出逢うた話をすると、部落にしょっちゅう出入りしていたら、「先生、おかしいことがある。うちの子はできんのは、よぅわかっとる。そら、あんた、とうちゃんもわたしも、できん坊主やったっちゃけん、そこからできる子が生まれるちぅ、そげんことは思うとらん。けどな、このごろ不思議に思うのは、成績の紙切れをもろうてきたときにな、たまたま、合《お》うとるマルが小さくてな、×《カケ》が大きく書いちゃるた、あれ、なんしかね？」「先生たちは、ぜんぶマルとるように教《おせ》えるのが、先生の仕事やろ？」って言われたら、「そうじゃありません」とは言えんよね。「そうや」と。「そうするとな、ひとつでも合《お》うとったら、『よぉ、合《お》うたなぁ。よかったな』。〔間違うとったら〕『〔今回は〕わからんやったけど、ゴメンね。こんどは先生がもうちょっとよぉ教《おせ》えるから』ちゅって思うたら、あんた、×《カケ》は小そう付いて、マルは太かろうもん」って言うわけ〔笑い〕。そういうところから、同和教育運動というものは、おとうさん、おかあさんの、本当の生活感からのお話を教えられながら、部落の現実、生活に、かかわりながらね、考え方が逆転してくる。教育とは何かっていうことについてね。このことを抜きにして同和教育は語れない。

　このごろは〔同和教育と言うのをやめて〕「人権教育」と言いだして、何がなんだかわからないことになってきた。ほんとに「人権教育」ちゅうは、わかりませんね、何のことか。もともと同和教育というのは人権教育だったんですよ。同和教育は、同和問題にかかわることによって、その固有の問題を解決するとともに、その解決しようという教師の姿勢やものの考え方が、すべての子どもに広がっていく。教師というのは、そういうもんですからね。部落の子どもを大事にしたら、ほかの子どもは大事にせんやった、そういうなもんじゃありませんから。部落の子どもをつうじて知り得た、いままでわからなかったことがわかってきて、それがすべての子どもに通じていくっていうのが、同和教育の普遍的な問題ですよね。それを、こんどは「人権教育」と言いだしたら、部落は無《の》うなってしまった。それでカスのような人権教育になっとんです。いまもう人権教育の研究会へ行ったって、おもしろない、おもしろない。〔あれやこれやの〕ジンケン、サベツを網羅的に並べた〔だけの〕内容の薄いものになっている。

　もともと同和教育は人権教育だったんですよね。部落問題から入って、そこから築きあげて、すべての人権に取り組んできた、普遍的なものであった。さらに、部落に生まれたことを恥としないということは、部落に生まれるということは選択の余地のないこと。選択の余地のないことに責任を掛けている差別ですね。「あれは部落民だ」と、この近代社会において。だから、それは胸を張って闘うよりほかにない、ということ。

その視点からわたしは、一九七四年に『解放を問われつづけて』で、「わたしはハンセン病の父の息子だ」と宣言した。それが恥ではない、と。部落の問題をつうじて教えられたことでした。同和問題にとりくむなかで、ハンセン病の父を平気で語れる、ということになったわけです。

わたしの思いを受け止めてくれた一人娘

力さんがハンセン病の父親のことを明らかにした直接のきっかけは、自分の娘への思いであった。

娘がだんだん大きくなってくる。思春期になったときにね、不透明な、生フィルムのようなものを、ぜったい、この子はもちながら成長してると。だって、母方のおじいちゃん、おばあちゃんは身近にいる。父方のおばあちゃんも〔同居して〕いる。〔しかし〕父方のおじいちゃんの話は、一言も、誰も言わないし、写真一枚ない。このことについて、やっぱり彼女の〔なかで〕不透明なものがずうっと膨れていくなと、〔娘が〕中学生のころ、わたしは思いましたね。彼女、なんにも言いませんが。

ところが、部落のひとと話するとよくわかるんだけど、解放運動して、〔荊冠〕旗を振って、部落民の代表として大臣と会って、というような活動家であっても、自分の子どもに「おれたちは部落民ぞ」と、同和地区の人間としてかくかくの差別を受ける社会的な立場にある人間だということを、自分の口から自分の子どもに言うということの、むつかしさちゅうの、わたしは多くの部落のひとと付き合うなかで、経験的によくわかっています。それとおなじことなんです。この子に、「あなたのおじいちゃんはね」と言う勇気がなかなか出てこない。それで〔一九八八年に〕『「癩者」の息子として』を書いたんです。この本は娘に見せようと思って〔書いた〕。

これを見て、娘が「うん、なんかあると思ってた」と。とくに、わたくしの父親が死んだときに、「おうち全体が、おばあちゃんもお母さんも、なんか落ち着きを失って、オロオロして。お父さんが鹿屋に出ていくのを夜中に見送った。〔あのとき〕わたしはまだ小学校に行ってなかったけど、覚えてる」って言うんですね。で、わたくしとしては、すんなり受け止めてくれたと思うんです。

もうひとつ気になるのは、〔娘は〕ときどき、〔わたしの〕父親のつくりましたあのお寺へ出かけて行くんです。行くということを言うと、わたしがいろいろ言うたりするから、黙って鹿児島へ飛んでるんですよ。で、〔生きた姿は〕見ることもなかった、写真でだけ見た、おじいちゃんの霊前に座る。そンで、この前ちょっと話しとったらね、「わたしのふるさとは、あのおじいちゃんの寺《あそこ》しかないのじゃないかなぁ」と、こう言うんです。ていうのは、〔娘は〕一人っ子です。訳あって、ぐうたらな亭主と別れてる。子どもは結婚して〔独立していく〕。そンで、わたしどもが当然、先に死んでゆく。すると、大村のほうの親戚は、まぁ母親の姉にあたる伯母のところはよくしてくれますけども、そういうような話は合わないと。それから、ほかの親戚《ところ》は、それを表面では言わないけども、やっぱり気にしてる親戚がある。父親の親戚は、わたしすら〔一切の関係を〕持たないんだから、彼女が持つはずがない。そしたら〔娘が〕「〔自分の〕ふるさとは敬愛園の、〔祖父が建てた」あのお寺じゃないか」と言うんだ。で、よくあのお寺に行って、おじいちゃんの霊にお詣りして、あすこに泊まったりしてる。わたしは、それはよかったなと思ってます。わたしはそこまでいくとは想像しておりませんでしたけど、そういうかたちで娘はちゃんと受け止めてる。

聞き取りの終わりに、力さんは次のように語った。

もう八十六歳。こういう親父をもったおかげで、いろんなひとに出逢い、いろんなことを考える。ほんとに、父ありてこそ、と思います。こういう父の子に生まれて、はじめて、ようやくここまで来たなぁと。ありがたいことだと思います。さらに、不思議っていうこと。不思議というのは、考え方によっては宗教的な響きが入ってると思う〔かもしれん〕けども、そういう意味じゃなくて、素直に不思議だと思う。だって、不思議なことばっかりだもん。いま生きてるちゅうことが、だいいち不思議だしね。しかも、あの親父のもとに生まれたことが〔不思議〕。それがなかったら、差別なんか考えないで、のこのこ生きてたでしょうね。そしたら、これまた、面白くない人生だったと思うよ。

◆ 第8話

遺族訴訟の先頭に立って

赤塚興一《あかつかこういち》さんは一九三八年、日本の統治下にあった西太平洋カロリン諸島のポナペ島（現・ミクロネシア連邦ポンペイ島）で生まれた。三歳のときに父親がハンセン病を発症、一家で奄美大島へ引き揚げた。父親は、はじめは鹿児島の星塚敬愛園に入所したが、ほどなくして逃走、しばらくは奄美大島の自宅で家族とともに暮らした。一九四七年二月、興一さんが小学校二年のとき、自宅から二キロメートルほどのところにある奄美和光園に収容されている。

興一さんは、一九七二年から二〇〇〇年まで名瀬市議会議員を七期二十八年務めた。「らい予防法違憲国賠訴訟」ではハンセン病遺族であることを公表、遺族訴訟の原告となった。二〇〇三年三月には「れんげ草の会（ハンセン病遺族・家族の会）」が結成され、興一さんは結成当初から現在まで会長を務めている。

興一さんからの聞き取りは二〇一〇年七月、奄美大島の、興一さんが経営を委託されている「名瀬港湾センター」の一室にて行なった。興一さんはこのとき、七十二歳。

ポナペ島で父親が発病

興一さんの父親は一九〇七（明治四十）年生まれ。奄美大島の農事試験場での研鑽をおえたあと、農業技術指導員となり、日本の統治支配下にあったカロリン諸島のポナペ島に渡った。興一さんはここで長男として生まれている。「わたしの名前は、南洋興発株式会社から『興』っていう字をとって、上司の人が付けてくれたって聞いてる」。母親も奄美大島出身。弟が二人いる。興一さんは当時のようすをほとんど覚えていないが、「うちの親父が何十人と現地人を使っていて、〔子どものわたしは〕その人たちにかわいがられてた」と伝え聞いている。

一九四一（昭和十六）年、興一さんが三歳のときに父親がハンセン病を発症、会社をクビになった。一家は、奄美大島の名瀬の町へ引き揚げる。翌一九四二年、父親は、鹿児島県鹿屋市にある星塚敬愛園にいったん入所するが、軽症だったこともあり、園に籍を置いたまま、すぐに奄美大島へ戻ってきた。事実上の逃走である。一家は、名瀬の浦上《うらがみ》にある父親の実家に居を移した。

〔父は、敬愛園には〕自主的に行ったんじゃないかな。はやく病気を治したい、と。まだ奄美大島《こっ》ちに療養所《びょういん》がないですから。〔ところが敬愛園に〕行ったら、たいして治せない。それと、本人と

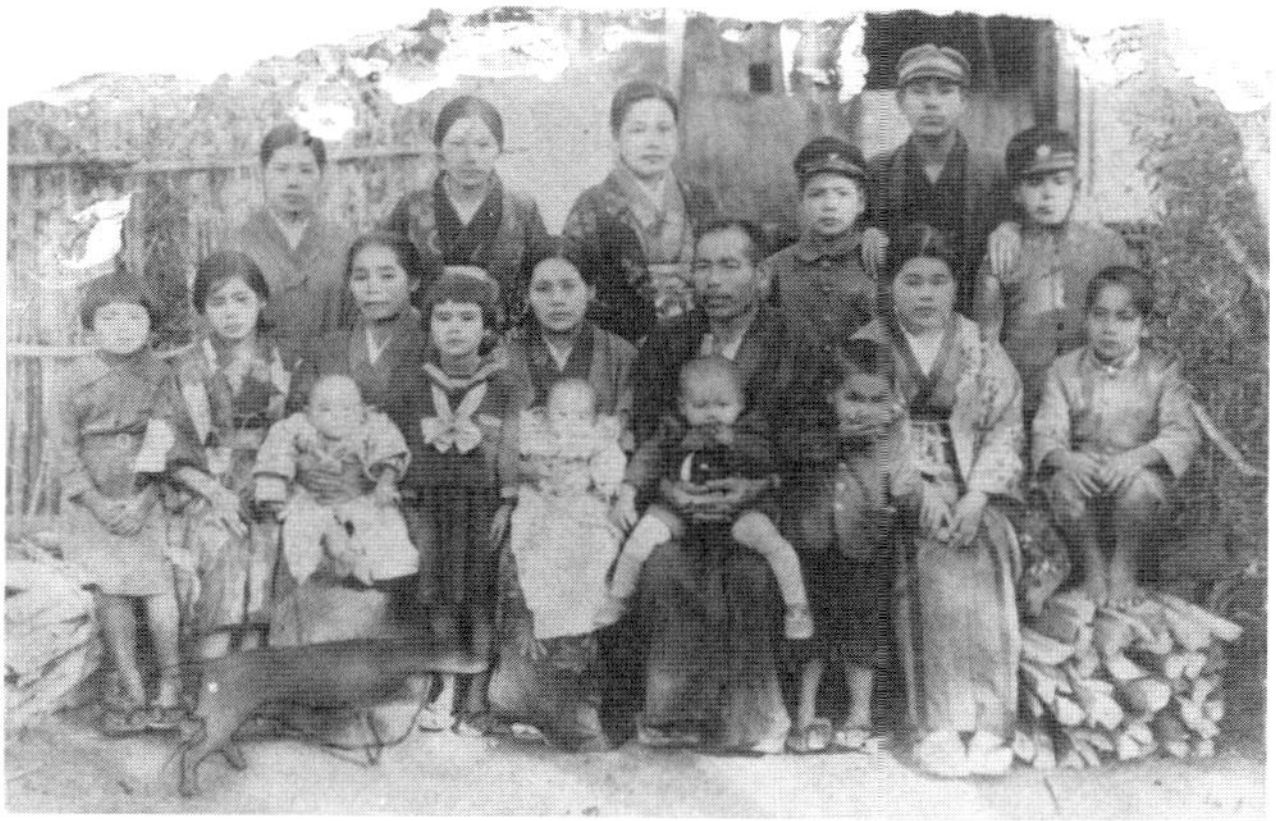

1939（昭和14）年、母親の郷里である奄美大島の竜郷《たつごう》町にて。１歳の興一さんは、母方の祖父に抱かれている（前列中央）。すぐ左隣には、興一さんの母親が生まれたばかりの次男を抱いている。出産のため里帰りしていた母親は、このあとすぐ、二児を連れてポナペ島の夫のもとへ戻った。——この写真は、1992年に興一さんの自宅が火事にあったさい、奇跡的に燃え残った一枚である。

してはまだ働けるという気持ちで、すぐ帰ってきた。

〔敬愛園に収容された奄美の〕島の人たちは、大半、脱走したみたいです。言葉が合わない、しかも寒い、というのでね。〔療養所への収容が徹底されるまでは〕奄美の人たちちゅうのは、ハンセン病にたいして、そんなに排除してなかったみたい。島では「コジキ」っていう言葉を使いますがね。ほら、物貰いのあれです。そういう人たちは、ある意味、みんな身内みたいなもんですから*1。

＊1　作家・島尾敏雄も、奄美の自然や習俗を紹介した小文「災厄——台風とハブと癩と」（初出は一九五七年）のなかで、「部落の人々がらい者に示す態度も〔本土との〕比較の上でいえば差別的でなかった」と記している。「重症者は部落をはずれた場所に孤立の生活を送った

が、軽症者は部落の人々のなかまにまざって、まず普通の生活をした。（中略）閉鎖的な島々の、しかもひどく孤立的な各々の部落のなかで、たとえばらい者たちを部落から完全にしめ出すようなことはまずできないことであった。島ではらい者のことをムレというが、もしそのムレッグワを神経質に恐怖し厭悪してもそれからどうのがれることができよう。環境はとざされた狭い島なのだ」（『名瀬だより』農山漁村文化協会、一九七七年）。

父親が発症した一九四〇年から四一年ごろは、ちょうど、浦上の隣集落である有屋《ありや》に「癩療養所」の建設計画がもちあがり、有屋と浦上を含む輪内《わうち》地区では、建設反対の激しい住民運動が起きていた。奄美和光園編『光仰ぐ日あるべし――南島のハンセン病療養所の五〇年』（柏書房、一九九三年）によると、地元住民の合意をとりつける過程で「患者を勝手に療養所外に出さないこと」「療養所から汚水汚物を河川に流出させないこと」「輪内集落に急病患者が発生した時は、療養所の医官の往診が戴けること」（六一頁）等々の条件が出されたという。一九四三年四月には奄美和光園が開設されたが、そこは、興一さんの家からわずか二キロメートルほどのところだった。

〔父の症状で〕わたしが覚えてるのは、斑紋です。顔が赤っぽく感じておりましたね。手足は、神経系統は大丈夫だったです。〔わたしが〕小学校二年のときまで、うちにおりました。〔父は〕畑、田んぼには行かないで、うちで下駄を作りよった。器用だったんですね。畑仕事はほとんどお袋が行って、野菜作ったりとか、稲作ったりしてたわけです。

やっぱり連携があったんでしょう、よく、それらしい人がうちに来よった。まだ隔離されない前の、〔この〕病気の人たち。〔父が〕ひとの足を針で突いたりしている姿を、よく見ました。〔知覚麻痺の具合を診とったんでしょう。〕鹿屋の療養所《りょういん》に入ってるんで、〔そこで〕ハンセン病の知識をつけたんじゃないんですか。わたしの地域で、あと二人はね、〔ハンセン病になった人が〕おった。〔ムラうちで嫌われるということはなかったか、ですって？　ムラには〕もう一人、下駄を作る人がおった。下駄の穴をするのも、うちの親父は、丸鑿《まるのみ》できれいなのに作りよったです。その人は、丸鑿とかがなくって、焼け火箸で〔穴を〕作ってたんですね。で、うちの同窓生は、みんな、焼け火箸の下駄を履いてるわけです。うちの親父が作る下駄を、まず買ってなかったですからね。わたしなんかが見たって、いい下駄だなんて思わない、格好もよくない下駄をね、友達連中が履いてた。だから、〔親父は〕商売にならなかったんじゃないですかね。

興一さんの家には小さな畑とさまざまな種類の蜜柑の木があって、収穫した野菜や蜜柑、それに父親の作った下駄を母親が町場へ売りに行き、現金収入を得ていた。父親の下駄がムラうちでは売れなかったいっぽう、農業の専門技術をもつ父親は、ムラの人びとに頼りにされてもいた。収穫したサトウキビから黒砂糖をつくる作業には「よく引っ張られて加勢しに行きよった」し、「〔蜜柑などの〕接ぎ木とかは、みんなが頼ってくるぐらい」だった。

優等賞でも父親は参観に来なかった

興一さんは、一九四五年四月に国民学校へ入学。「最初は学校の校庭で入学式はしたけど、〔あとは〕グラマンに追っかけられて、勉強はほとんどしなかった。終戦まぎわの七月二十一日〔浦上でも、激しい空襲があった〕。普段わたしなんかも入りよった防空壕に、たまたまわたしは入らないで。担任の先生、その家族ぜんぶ、そこで亡くなった」。

八月十五日は、自宅のラジオで玉音放送を聞いた。

〔父親の〕友達にラジオ屋がおって。じつは、そのラジオ屋のおやじもハンセン病だったんです。この人は強制隔離に応じてなかった。で、うちの親父が、薬をね、「持っていけ」ちゅって、わたしはよく〔届けていた。その縁でラジオをもらっていたんです〕。

〔敗戦の日は、ムラの〕何人かのみなさんが、うちに来とった。〔天皇の玉音放送が〕終わったあと、〔まだ〕みんながおったかおらなかったか〔覚えてないけど〕、うちのお袋と親父の話では「負けてよかったねぇ」ち。他人《ひと》はもう、しょげてるのに。「勝ったら、兵隊に行った連中が威張り散らして、自分たちはまったく人間扱いされない。負けてよかった」って。――そのころは〔父親が〕病気だってこと、〔わたしは〕ぜんぜん知らないんです。

一年生の学年末、興一さんは学校で優等賞を受け、表彰されることになった。そこに父親が来てくれなかったことが、寂しい思い出となっている。

親が来ンかったんです。いま考えると、親が〔この〕病気だったから、来なかった。ふつうだったらね、男の親がね、すすんで来ますよね。一番だといえばね。そのあと、もう、一番になったことない。だから、あのとき来なかったのは、寂しい思いをいまでもしてます。PTA〔の集まり〕とかなにかあっても、ぜんぜん。親が来んかったですからね。ほかの親は来ても、自分の親は来ない。──〔父が〕病気だっていうこと、〔わたしはまだ〕知らない。三年生すぎて、友達連中に〔「コジキ」と言われて、初めて〕教えられたようなもんです。

父親とは、一緒に魚釣りをしたり、薪にする木を一緒に山で切ったりした思い出がある。「二年生のとき、『この山は、こっちからここまで〔うちの〕だよ』と、山の境界を〔わたしに〕教えたですね。〔療養所に〕入ったらもう出られないっていうの、思ってたんでしょうね」。

父親の強制収容／友達に「コジキ」と言われて

一九四七年二月、小学校二年生の終わりに、興一さんの父親は奄美和光園へ収容された*2。

*2　この時期に、琉球列島米国軍政府の命令により、患者の強制収容が実施されている。『光仰ぐ日

あるべし』の「年表」には、「昭和二十二年（一九四七）二月四日　琉球列島司令官令の特別布告第十三号（強制収容法）が発令される」「二月十四日　北部南西諸島軍政府命令第五号が発令され、直後に名瀬、笠利地区の患者収容が行われた」とある。

わたしが学校に行ってるあいだに、おまわりと保健所の職員と、ムラの区長さんまで来たみたい。「三人で連れて行ったよ」と、お袋が言った。前兆はありましたね。よく、おまわりさんが来よったです。おまわりが来るということは、そのころは頼もしい思いですよ。泥棒を捕まえるのがおまわりさんですから。〝うちの親父に相談しに来るのかなんかわからんが、よぉ来るなぁ〟というかんじは受けてたですね。

その後、興一さんに「コジキ」と言ったのは、おなじ浦上集落に住んでいて、「うちの親父とむこうのお母さんと、イトコどうし」の友達であった。

そこのうちは、高倉《たかくら》*3がある。高倉があるっていうのは、かなりの資産家なんですよ。田んぼが一町か、まぁ五反歩以上ぐらいはなければ、ああいうのは建てられないんです。雨が降ると、高倉の下っていうのは、子どもの遊び場なんです。そこでよく〔一緒に〕遊びよった子なんですよ。

*3　高倉は、奄美地方に伝わる高床式の穀物倉。湿気や小動物を防ぐつくりになっている。

遊んでたら、いきなり〔わたしに〕「コジキだ」ちゅって、唾を吐いて、バーッと逃げる。日ごろ遊んでる同級生が八名ぐらいおって、そのみんなも逃げていくわけです。〔みんなは〕どこに行ってたかちゅうと、ほかの資産家のところへ行って遊んでたんですよ。そこに、自分《こっち》は行くわけにはいかないし。それからは〔一緒に〕遊んだ覚えがないです。

興一さんははじめ、なぜ自分が「コジキ」と呼ばれるのか、わけがわからなかった。「コジキ」とは「物を貰いに来る人たち」のことだと思っていたからだ。

戦後の、物がない〔時代〕ですからね。うちのほうは農村地域でしたから、ほとんど焼け野原になってる町のほうから、物を貰いに来る人たち、多かったんですよ。すると、〔戦地から〕引き揚げてきた、ちょっと腕力の強い青年連中が、「ムラから追い出せ」って、追い出しよった。そうすると、子どもたちはね、ズルズル付いていくというのがあって。

ちょうど和光園に行くところに橋がありましてね。欄干とかなくて、三十メーターぐらいの、けっこう長い橋なんですが、その途中まで行ってから、その乞食の人をね、まぁ兵隊あがりだったかどうか知りませんが、暴力的なかんじの人が川へ落としたんですよ。その下に落ちた人、いまでもその目つき、〔脳裏に〕残ってるんですけど。しばらく上をこうして眺めとってから、トボトボと下のほうに歩いて行った。――まぁ、そういう姿を見て、乞食っていうのは、そうされるもの、というか、なんか気の毒だなというかんじはもっておりました。

なぜ自分が「コジキ」と言われるのか、不思議に思った興一さんは、学校で相手の子に理由を尋ねている。

わたしがそんな、他人《ひと》の物を貰って歩くわけでもないし。まぁ貧乏人だったから、ちょっと、いいの着つけてなかったかわからないけども。〔その子に〕「なんで、わたしが乞食なんだ？」って言ったんです。日ごろ、遊ぶ仲間《あれ》だから。したら、本人は説明しようがないわけです。本人自体は、親から「あれとは遊ぶなよ。あれ、病気になるかもわからんから」って言われてたと思うんですね。そういう怖さが、わたしにはあったんだろうと思うんですよ。わたしはわからないわけですけど、自分は。

それで、本人はなにも言わんと、帰って行ったんです。帰って行ったら、〔その子の〕親父が出てきましてね。わたしを廊下に引っ張り出して。当時のことですから、「海軍ビンタ」っていう往復ビンタをね、バーチバチ打たれましたよ。〔わたしは〕泣きませんでしたね。どういうことなのか、こっちも意味がわからないし。で、うちへ帰ったら、〔顔が〕腫れてたから、お袋が「なんで？」って。そのとき、泣いたような気がします。説明しようがないから。——もう、そのあとは、そのうちの前を通るのも怖くて、いつも走って通っていましたよ。見つかりゃまた打たれるんじゃないかって思うからね。

父親が和光園に収容されているという事実を、興一さんに告げる者は、誰もいなかった。しかし興一さんは、周囲の状況から、それをだんだんと悟っていった。

〔父は〕やっぱ、若いですから、和光園《あすこ》から脱走して、夜な夜な〔うちに帰って〕来たんですよね。行って一カ月ぐらいだったか二カ月ぐらいだったか知りませんが、帰って来たんですよ。その当時ですから、暗い、暗い、十ワットぐらいのちっちゃな電灯が、うちのなかには一つしか点いていませんで、暗い中に本人が来たもんですから、あれっというかんじはしましたね。「有刺鉄線に引っ掛けて〔着物を〕破った」とかなんとかいう話などね、しよったですから。ああ、有刺鉄線が張ってあるちゅうのは、和光園かな、というかんじは〔薄々と〕ね。〔父は、明るくなる前に和光園に〕戻る。そのうちに、また無断で来て。ああ、和光園だっていうのは、時間がたつにつれてわかってきました。

うちの叔母さん〔母親の妹〕、看護婦さんで、〔開設された〕最初のころから和光園に勤務してたんです。わたしを連れて行って、看護宿舎に泊めたりなんかして。しかし、〔わたしの〕親がおるっていうことは教えて〔もらって〕ないんです。〔だから当初は〕自分の親がおるという感覚はぜんぜんなかった。親としても、子どもに言わないわけです。

しかし、まわりの子どもが、わたしを「コジキだ」と言った。ハンセン病のことをコジキって言いますんで、そのつながりから、そのころからだいたい、自分の親が和光園《むこう》におるんだなというかんじはしてきた。一気にじゃなくて、じわりじわり。

興一さんの胸の中には、しだいに、父親にたいし〝家に帰ってこないでほしい〟という気持ちが生じるようになった。

いちばん嫌だなぁと思ったのは、朝早く、和光園から来よったんですよ。うちの親父が、和光園を抜け出して。そうすると、わたしなんか地域の少年というのは、道路の掃除とか公民館の掃除とかしよったんです。〔そこへ〕親が帰ってくるわけです。そのときは辛かったです。それは中学校に入ってからでした。来ンでもいいのに、なんでいまどき来るかって。

うちのお袋は〔和光園に〕見舞いにはほとんど行かないんです。生活が苦しいですから。子ども三人食わしていくこと、精一杯でしょうから。〔父も〕まだ四十代ですからね。〔和光園からうちまで〕三十分も歩けば来れるわけですから、来よるわけです。

とくに台風とかそういうときは、茅葺《かやぶ》きの家《うち》で〔備えが必要になる〕。いまでも覚えてるんですけども、〔人目につくと困るから、親父〕本人が〔屋根に〕上がって、ということもできないし。もう、それはぜんぶ、わたしが。長男でしたからね。強風の中、一人でもって、ロープで巻いたりとか……。「ああせい、こうせい」っち、本人は家の中から命令しとってね。

生活苦／偏見の厳しさ

母親は、畑をやり、他家の農作業の手伝いをして日銭を稼いで、子どもたちを育てた。一九五三年に奄美大島が本土復帰した後、失業対策事業として始まった「ニコヨン」（日当二百四十円の日雇い労働）の仕事もした。男たちに交じって泥だらけになって土方をする母親の姿を、興一さんは記憶している。大島紬の景気がよかった時代には、機織りで稼いだ。暮らしは厳しかったが、戦後の「らい予防法」に基づく家族への援護金は「〔受けて〕なかったと思う」。

親戚縁者とのつながりは深くあり、興一さんの父親が和光園に入所したあとも、つきあいは続いた。

うちのお袋のほうの親元が、ちょっと資産家でしたから、ほとんど夏休みはそこへ行って、田んぼの稲刈りとか手伝って。そっから米をもらって、歩いてね。十二キロメートルぐらい〔の道を〕四時間ぐらいかけて、山を越えてね。〔母の〕里には、小学校のときぐらいから行きよった。なにかあれば「行け」っちってね。〔米を〕一升ぐらい担がされて、持って来るとかね。だから、足腰は強くなったですね。

〔父のほうは、身内といえる〕親戚はおらないんです。〔父の〕きょうだいは早くに亡くなってますから。〔でも〕従兄弟《いとこ》の人たちはけっこうおって。たまに宴会とかありますがね。家《うち》を作ったとかなんとか、地域でいろんなことがあるときは、従兄弟の人たちが、和光園にいる親父を「呼んでこい」って、わたしに言うんですよね。そんときは、わたしがオートバイで〔連れに行きました〕。それはもう、〔わたしが〕社会人になってからね。連れて来てやると、〔父は〕みんなと和気あいあい、話をしよったです。

父親は、ハンセン病の症状は軽く、見た目にわかるような後遺症はほとんどなかった。興一さんが高校生のころには無菌になっており、父親は社会復帰を強く願っていた。

〔父は後遺症は〕ないですよ。指なんかも〔普通の〕こんな状態。手足も。ただ、ブツブツが出て、眉の毛が落ちるとか、そういうこと。〔あとは〕目が悪くなりました。〇・〇二とかいう〔視力〕。眼鏡なんか、分厚いのを掛けておりましたから。

本人は、かなり早くから「〔外に〕出て仕事したい」ということを言いよったです。〔わたしが〕高校の時代も、そう言いよった。「プロミンして、もう自分は菌がないから」と。しかし「もう、いまさら出てこんでもいいよ」と、うちのお袋なんかから何回か聞きました。「子どももみんな大きくなってるし、いまごろ出てきたって、何をするか？」というかんじでね。まぁ、六十〔歳〕ぐらいになっても、本人は出たがってたです。

興一さんは、成長していく過程で、和光園にむけられるまなざしの厳しさ、ハンセン病忌避の厳しさを、繰り返し肌身で感じ取ってきた。

〔子どものとき、わたしは〕みんなから仲間はずれにされましたから、よく〔一人で〕浦上川のエビを獲ったりしよった。お袋が喜びよったですよ、おかずがわりになるしね。〔ところが、和光園の中を流れる〕有屋川にも魚とかエビなんかいっぱいおるんですけどね、「あすこのやつなんか獲るなよ」「獲って食べたら、病気になるよ」と、こういう話が蔓延してるわけです。いっかい、〔和光園の〕中で相撲大会かなにかあったとき、園の中を指さすのがおって。「おいおい、おまえ、あすこ、指なんか差すな！　腐るぞ」って言ってる人たちがおったですからね。そういう差別、もうほんと、渦巻いてたんじゃないですかね。〔わたしの〕親がおるってわかってる人たちは、〔わたしの前では〕あんまり言わなくなります。そうじゃない人たちは、園のこと、ハンセン病のことはもう、めちゃくちゃですよ。

ハンセン病のことがチョコチョコ出れば、こっちは知らんふりして、聞くだけ。高校のときなんか、〔お互いの〕親の話なんか〔話題に〕出るときは、どっかに逃げたいという気持ちになりました。またね、うちの同窓生には、親が校長先生とかどっかの先生とかいうのがゴロゴロおって。そういう話には、逃げたくなりましたね。

大学進学を志して上京／映画「ベン・ハー」を観る

中学三年のとき、興一さんは当初、家庭の経済状況を考えて就職を希望。しかし、担任の先生を介して就職が決まりかけた矢先に、その先生がとつぜん退職し、就職の話がなくなってしまった。急遽、高校を受験することに決めた。一九五三年春、興一さんは県立大島高校に進学。

翌年、一歳下の弟がおなじ高校へ進学すると、〝子ども二人が高校へ進学した〟ことを理由に授業料の免除を打ち切られてしまう。興一さんは中途退学して働こうと考えたが、弟が授業料のかからない長崎県のカトリックの学校への転校を決め、興一さんは卒業まで高校へ通うことができた。

興一さんは高校時代は毎日、学校まで片道七キロの道を歩いて通い、放課後には母親の畑仕事を手伝った。中学時代は野球が好きだったので、ほんとうは高校でも野球を続けたかったが、クラブ活動は無理だった。それでも、毎日の畑仕事で身体が鍛えられ、スポーツが得意になり、学校では「走るのも、野球も、水泳も、なんでも選手」であった。

一九五七年春、興一さんは「東京に出て、もっと勉強したい」と考え上京。昼間は町工場で働いて、大学進学のための資金を貯めつつ、夜は予備校で勉強する日々を送った。中卒で働いていた下の弟を呼び寄せて同居し、この弟も働きながら夜間高校に通った。ところが興一さんは、労働と勉強で無理を重ねたため、やがて身体を壊してしまう。

まず、おカネを貯めなきゃどうしようもない。そのとき、無茶したんじゃないですかね。病気になったんですよ。熱発《ねっぱつ》しましてね。急患で搬送されて。熱が十日ぐらい下がらんかった。そのとき、お医者さんが「親、どういう病気〔にかかったことがある〕か？」とか、いろいろと聞くんですよね。そのころ、「ハンセン」という言葉じゃないでしょ。「らい」っていう言葉ですからね。それが、けっきょく、言えなくって。——病院に入ったとき、いまの天皇陛下が結婚式を挙げたですね。昭和三十四年かな。

もう、熱に浮かされながら、夢うつつ。食欲がなくて。自分としてはものすごく体力を鍛えてたのに、まったく脚も腰も立たんようになりましたね。で、これは下手すると、親父の病気が発症したんじゃないかなという心配も、ちょっとあって……。

興一さんは伝染性の病気を疑われ、しばらく隔離病室にいた。〝父親の病気を言ったら、自分も療養所へ隔離されるかもしれない〟という恐怖があった。

「ハンセン病の親にたいする嫌悪感というのは、もう、中学のころからありました」と言って、ここで興一さんはふたたび、中学時代の体験を語っている。

中学のときですね。和光園〔の入所者に〕は、若い人たちもおったんです。して、野球もけっこうやれる。しかも、アメリカの管理の下で、新しいグローブがいっぱいあったんですよ。うちの学校は、いいグローブない。それで、和光園《むこう》のみなさんと野球の試合をしようっちゅうことになって。

〔いま〕和光園に高倉があるでしょう。あのへん一帯、〔そのころは〕グランドだったんです。そこへ、先生が連れて行くわけ。わたしは行きたくないんですよ、ほんとは。親がおるし。行きたくないんだけれども、行かなければ、選手から除外されたら困るしね。行ったら、〔父親が〕近くで見てるじゃないですか。もう、「あっちへ行け」っち〔言いたかった〕。〝なんで、そこにおるか。もっと引っ込んで、遠くから見とればいいじゃないか〟という気持ちがあって、野球どころのさわぎじゃなかった。――〔わたしが東京へ出たのも〕やっぱり、そういうのがあって、できるだけ遠くに行きたいという気持ちはありましたね。

〔これも〕たしか中学生のころでしたから、〔昭和〕二十七、八年。そのころ、パトリックっていう神父さん、アメリカのでっかい神父さんがね、〔このあたりの地域を担当する司祭として〕来たんです*4。〔彼は〕「堕胎はするな」ちってですね、和光園《あすこ》でかなり粘っとって……。ほら、神父さんがミサをするときは、侍者《じしゃ》っていうのが必要なんですよ。神父さんの両脇で手伝いする。それをね、わたしなんかしよったんです、友達とね。それで、和光園の教会にも行きますがね。すると、親が来るから、もう面白くない。二、三回〔和光園の教会に〕行ってから、もう行かなくなった。

＊4　パトリック神父は一九五一年に奄美大島へ来島、和光園内のカトリック教会のほか、近隣集落のカトリック教会の担当司祭となる。一九五三年四月には園内に司祭館を建て、そこで起居した。翌一九五四年一月に離任。

さて、上京後に話を戻そう。東京の病院で一カ月のあいだ闘病し、退院すると、興一さんの身体はすっかり弱ってしまっていた。そんなころ、興一さんは、上京していた従兄弟と一緒に、封切りの映画「ベン・ハー」を観に行くのである。

東京のシネマスコープって、あのころ珍しい。映画館に行ってみようやっていうことで、「ベン・ハー」の映画を観たですね。あの映画を観て〔わたしは病気の父のことを思うわけです〕。〔わたしは、父〕親をね、疎外して。知らぬふりして。〔父〕親から手紙も来てるのに、返事も書いたことない。けっきょく、もう〔自分には父親は〕おらんものだという気持ちで過ごしてたわけです。そういうとき、あの映画を観ましてね。字幕《あすこ》では「難病」っていうことでやってますが、もう、完全なハンセン病。しかも、ゴルゴダの丘を、十字架を背負ってキリストが上がっていきますよね。そこで、ベン・ハーが水をやると、兵士が取って水をポーンと投げますよね。〔そして、ベン・ハーの母と妹が〕谷の洞窟《いわ》の中に閉じ込められていてね。そこにベン・ハーが、親を探して行って、〔二人を〕見るんですよね。そして、キリストが槍で刺されるとき、天が真っ暗になる。そのとき、ぎゃくに、その二人〔の顔〕がパッときれいな元の顔に治るところがありましたね。――まぁ、聖書の中にも、このハンセン病のこと書いてあるもんね。キリストを信じたハンセン病の患者が「治してください」ちって行ったら、すぐ治したとかね。

なんかこう、あのときは自分でも、〔わたしが故郷に〕帰れば、うちの親の病気も治るんじゃないかとかね、変な愛郷心になりました。まぁ、病気したりなんかして滅入っていたんですね。で、故郷《こっち》でおりたいなぁと思って、〔奄美大島へ〕帰って来たんです。

子どもたちは自然に理解

浦上の実家に戻ったものの、仕事はなかなかみつからなかった。和光園にも就職を頼みに行ったが、断られてしまう。「そのころ和光園は、いろんな現業をどんどん入れとったんです。自分《こっち》も入れてくれないかと〔頼んでみたけど〕、『〔園に〕親父がおるからダメだ』と言われました」。二十五歳のとき、県の大島支庁に現業職で採用される。またこのころに、おなじ教会に通っていた「ふたイトコ」にあたる女性と結婚した。

公用車のジープの運転手を五年ほど勤めたあとは、県職員の組合運動の専従をした。当時の大きな運動は「二八《にっぱち》闘争」だった。「看護婦さんの夜勤の〔労働条件の改善要求。夜勤は〕二人で〔やる。月に〕八日以上しない、と。県病院の看護婦を増やそうっていう運動」。その後、名瀬市議会議員の選挙に出馬。一九七二年から二〇〇〇年まで、七期二十八年務めている。

興一さんには子どもが四人いる。みな、祖父がハンセン病であったことを知っている。

〔子どもたちは〕じいちゃんが〔この〕病気だというのは、みんな知ってるわけ、言わなくても。〔わたしの父親は〕うちに来よったですから、わざわざ和光園に子どもたちを連れて行く必要はなかった。本人が出入りを自由にしよったから。ただ、おおやけに、昼間、堂々と来ることはせんだけの話でね。来たら、うちの中におるわけですよ、ずっと。ラジオ聞いたりなんかして、ひっくり返って。煙草吸ったりしてね。外に出るわけじゃない。小さいときから、べつに、教えるとかなんかせんでも、自然のなかで理解をしてたと思うんですよ。

興一さんは、療養所すぐそばの地域で長年暮らしてきた複雑な心境を、次のように語る。

〔浦上とか〕あのへんの地域は、もともと園が近くにあり、〔偏見もきついと同時に〕ほかの地域よりもやっぱり、ハンセンにたいする〔かかわりがありました〕。わたしなんかも、青年団の慰問というかたちで、八月踊りとかそういうのになると、和光園にグループで踊りに行ったりしてね、交流をよくしましたよ。あの中で相撲大会もあったりして。で、相撲をとってれば、〔父親が〕また見に来るわけです。「あっちへ行っとけ」っち言うわけにいかんしね。元気でやってるよっていうのを見せたいっていうのもあるわけよね、子どもとしては、心のどっかに。

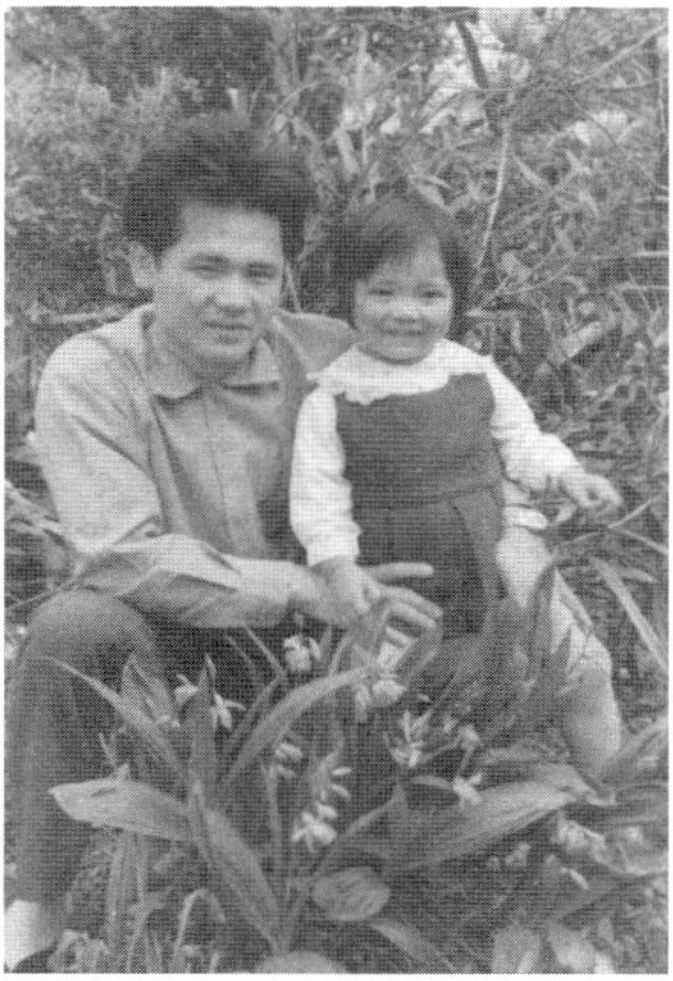

1970年、長女と。興一さん32歳、大島政庁職員時代。

〔いっぽうで〕議員なんかやってると、〔うちにも〕いろんなお客さん、来ますよね。そういうときはもう、〔親父がうちに帰っていても〕みんなに会わさない。「奥へ引っ込んどれ」っていうかたち。こういうこと、ふつう、する？　かわいそうよね、考えてみればね。――〔親父は、そのへんは〕納得して。布団かぶって、ゆっくりしておった。そういうこと、なんでせんならんのかなぁという気がしますよね。もっとおおっぴらにすればよかったかなぁって。〔でも〕ちょっと、おおっぴらにできるような状況じゃなかった。こっちは人気商売ですから。選挙なんかを控えてるとね、やっぱり、臭いものには蓋をっていう気持ちもあったかもしれません。

名瀬市議会議員として

市会議員時代、興一さんは、和光園の医療の問題なども議会で取り上げている。

〔昭和〕六十二年か三年のころ。和光園《あすこ》で〔入所者が〕胃潰瘍とか盲腸とかなっても、〔設備の問題や医師不足で〕手術ができないわけです。そうすると、わざわざ熊本〔の菊池恵楓園〕まで行かなきゃならない。〔市内には〕県立病院があるのに、そこでしてくれないんですよ。年いってから恵楓園《むこう》へ行って、〔手術〕やっても亡くなるという人たちがおったりして。それを〔議会で〕取り上げたんです。県病院の院長にも、じかに「こういう問題があるが、〔県病院で〕手術できないか?」と。その院長が「あン衆《し》が来たら、困る」。わたしは「〔入所者の方々は〕いまは菌をもってるわけじゃない。こういう人たちの手術ができないのか」って訴えた。そのときの市長からは「当然やるべきだ」という返事をもらいました。いまは〔委託治療というかたちで、和光園の入所者の手術は県立病院で〕できてますよ。〔しかし〕二十年前まで、そういう状況。お医者さんでもね、取り扱ってくれない。泣き泣き恵楓園《むこう》まで行かなきゃならない。

選挙のときは、父親の案内で園内を歩き、票獲得のため、各療舎を挨拶してまわった。選挙運動のさいも、興一さんはこの問題の悩ましさをつねに抱えていた。

　和光園の入口の脇っちょに農道があるんですよ。選挙〔のとき〕は、〔街頭演説で〕そこへ行って「〔この中に〕親父がおるから、みなさんのことはいちばんわたしが知ってる。わたしに票をください」とか挨拶しますがね。で、和光園《そこ》の〔職員で〕、わたしが尊敬する人がおったんです。能力もあるし、組合運動もする。この人が、わたしのことを思ってだろうと思うんですが、「コウイチ、おまえ、〔ここに〕親がおるっていうことを、そこで挨拶なんかしてるけど。票が伸びンのじゃないか?」というような話をしましたよ。それからはね、あんまり、そういうことは言えなくなりました。〔和光園の〕事務の職員も聞いてるわけですから。
〔わたしの支持母体である〕組合関係《こっち》のほうは、県の職員ですから、半分ぐらいは鹿児島の人たちで、奄美大島《ここ》には三年間おるだけ。もう、浮動票みたいなもんですがね。いちいち自分の親のことなんか言う必要ない。

「おまえがそんなことを言うなら、首を切って死ぬ」

一九九〇年、興一さんの父親は八十三歳で亡くなった。父親の臨終のあと、興一さんの次弟の妻は、舅がハンセン病だったことを初めて知り、実家へ戻ってしまった。

うちの次男坊〔にあたる弟〕はね、〔父親のことを女房に〕言ってなかったんでしょうね。亡くなったときの夜まではおったんですが、翌日から〔女房が〕実家に帰って、戻らなかったですね。まだ小学生と中学生の、三人の子どもを置いていった。ちょうど二十年前。

まぁ正直なところ、次男坊はね、親のことはあんまりせんかったですよ。わたしよりも〔父親を〕遠ざけてた。自分《こっち》は、〔和光園に〕連れに行ったりとか、なんだかんだしたんですけど。しょうがないからね、長男だから。——三男〔の弟〕は、結婚するとき、「親がこうだからね、ちって言った」って言いよった。

興一さんは、父親が亡くなるそのときまで、どこかやさしくなれなかった自分を、悔悟の念を込めて次のように振り返る。

〔わたしが結婚してからも、父はときどき家に帰ってきました。〕まぁ、帰ってくれば一週間ぐらいおったりとか。園のほうも〔外出制限が〕緩和されてきて、もう、わりかし自由に出入り。だからといって、昼間に来たことはなかったです。夕方、わたしなんかが連れに行くというかんじ。まぁ、いま三十四〔歳〕になる息子が小さいときですから。

息子《それ》がよく、親父に抱きつくわけです。そのころは、〔一九〕九六年の「らい予防法」の廃止《あれ》がまだないころだから、やっぱり、ちょっと心配ですがね。本人は「治った」「菌がない」って言ってもね、まわりから見れば、やっぱり恐いですよね。だから、自分《こっち》が「もう、早く帰れよ」っち言い方したんですよ。そしたら、「おまえ、まだ理解してないのか？　おまえがそんなこと言うんだったら、自分はもう、首でも切って死ぬわ」ちゅうた。初めて怒ったですね。ほんと、死なれたら困るしね、あらぁ、これはしまったな、っち思った。

結婚式だってね、教会でやるのに、近いのに、親を呼ばないんですからね。自分の子どもの結婚式にも出られないという、その無念さちゅうのは、かなりあったと思いますよ。ただ、わたしは、式を挙げてから園まで行きました、親に会いに。「こうこうして式を挙げたからよ」ちゅって。したら、園の人たちがいっぱい出てきて、祝ってくれたんです。

〔父が亡くなったのが〕平成二年。ああ、これで園とは縁が切れるな、というかんじ。もう、夜の二時、三時ごろだったですかね。うちのお袋と女房《あれ》は、もう一生懸命ね、〔親父の体を〕あっちこっち触ったりして、「ガンバレ、ガンバレ」と。うちの女房が「ほら、さすらんね」っち言うんだけども、こっちはもう……。

遺族訴訟の先頭に立つ

二〇〇一年五月、「らい予防法違憲国賠訴訟」の原告勝訴判決が熊本地裁で下され、国は控訴を断念。原告には賠償金が支払われ、原告にならなかったひとたちにも同額の補償金が支払われることになった。ところが国は当初、〝提訴時点でハンセン病当事者がすでに亡くなっている場合、遺族による賠償請求に応じない〟との見解を示したのである。興一さんは、その報道を見て、遺族原告となるのを決意したという。

〔二〇〇一年〕六月のなかばごろかな。遺族の問題〔についての厚生省〕のコメントが新聞に載ったんです。「〔ここ二十年のうちでハンセン病の患者・元患者で亡くなった人は〕四千人もおる」と。「その遺族に一千万ずつやるとなると、四十億かかる。そういう予算はない」って*5。

*5　二〇〇一年五月の熊本地裁判決は、国の加害責任を認めた点で画期的だった反面、隔離政策による〝被害〟について〈療養所への収容隔離〉に限定的である、という問題点があった。熊本判決では、「〔病歴を隠しながら社会生活をしてきた〕退所者の苦難と苦労に対する評価は低かった。むしろ、退所していた期間は、慰謝料の減額事由とされた」のである（ハンセン病違憲国賠訴訟

弁護団『開かれた扉――ハンセン病裁判を闘った人たち』講談社、二〇〇三年、三三六頁)。まして や、入所歴のないいわゆる非入所者や、ハンセン病家族については、ほとんど言及がされなかった。――これに乗じて国は、判決確定後もしばらくは、非入所者および遺族との和解に応じなかったのである。

それまでは、遺族にも〔賠償金が〕少しはくるのかなぁ、まぁべつにどうでもいいや、というぐらいの気持ち。しかし、考えてみれば、われわれ〔ハンセン病家族〕は、こんだけいじめられたり、嫌な思いをずっとしながらおったのに、と。なんで厚生省の役人が「四十億のカネはない」と平気でコメントできるものかな、と思ったのが〔わたし自身が立ち上がった〕きっかけです。嫌な思いをずっとさせられているんだという気持ちを、とっぱらいたい。ずっともう、われわれハンセンの家族というものは、一生そういうものを抱えて終わるもんだという気持ちしかなかった。しかし、厚生省の役人のあのコメントで、なんていうかな、ムカムカときましたね。

〔遺族訴訟は〕六十二〔歳〕のとき。〔前の年に〕議員を辞めてたんです。もし、議員しとれば、わたしは立ち上がらなかったかも〔しれない〕。やっぱり体面《プライド》とかそういうのがあって、ビクビクした感じをもってましたから……。〔わたしが遺族訴訟に立ったあと〕議員の連中も「なんで赤塚は〔議会で和光〕園のことをやるんかい、っち思うとった」と。まぁ、それまでひた隠しに〔してたから〕、やっぱり〔かれらも〕知らなかったわけですよね。

興一さんは、遺族訴訟を闘う過程で、ハンセン病遺族の当事者として、新聞や雑誌などから数々の取材を受けてきた。ある時期からは名前と顔を明らかにするようになった。

〔二〇〇一年の〕十一月の一日だったたか、熊本で「五百人集会」っていうのがあって。そこで〔遺族の思いを〕発表してくれないかって〔言われて〕。まぁ、熊本でするぐらいやったら、〔奄美大島ではわからないだろうと思ったんですよね。〔だけど〕南日本新聞に載っかったもんですから、〔奄美の〕地元の新聞も翌々日取り上げて……。ああ、頭隠して尻隠さずだなと思って。もう、しょうがないなという踏ん切りをつけましたね。

で、東京に缶詰にされて。「厚労省と交渉する」ちって。あのとき、ちょっときつかったですね。二〇〇一年の十二月の段階かな。〔厚労省は〕なかなか会ってくれなかった。で、二〇〇二年の一月三十日が最終〔的な和解の成立〕*6……。だいたい十二月二十六日の段階で、坂口〔力〕厚労大臣も、もう和解しようという話になった。〔弁護士の〕国宗〔直子〕先生、八尋《やひろ》〔光秀〕先生なんかと一緒にね、〔大臣と〕会った段階で、新聞記者とかああいう人たちがいっぱい写真撮ったりなんかして。そこで被害の状況の話をしまして。ほんと、七転八倒みたいなかんじだったです。

*6 「ハンセン病違憲国家賠償訴訟全国原告団協議会会長　曽我野一美」と「厚生労働大臣　坂口力」とのあいだで「基本合意書」が交わされたのは、二〇〇二年一月二十八日である。第1話「よみがえった記憶」の註10をも参照のこと。

家族の問題はまだまだ解決していない

「らい予防法違憲国賠訴訟」、そして遺族訴訟を経た現在も、ハンセン病家族の問題はまだまだ解決していないと興一さんは訴える。興一さんは、身近に知っている事例として、和光園の入所者の子どもたちが養育された「白百合の寮」*7出身の、若い知人の体験を、わたしたちに教えてくれた。

*7 全国のハンセン病療養所では原則として出産が認められず、断種・堕胎が常態化していたのにたいし、奄美和光園では、入所者の子どもたちがたくさん生まれている。第11話「和光園生まれを隠さずに生きる」の前田重雄さんは、その一人である。

両親とも入所者《えん》の方なんですが、〔ある〕男の子が、「白百合の寮」のなかでは〔ハンセン病にたいする〕差別とかそういうの、ぜんぜん受けなくって大きくなっていって。で、結婚することになって。本人が小さいとき、園の人たちにかわいがられているわけです。それで、入所者《えん》の人たちの何名かを〔結婚式に〕呼ぼうとしたらしい。そうしたら、お嫁さんのほうから〝それだけはしてくれるな〟って言われたちって。「それまでは、ハンセン病にたいする差別があるってそんなに思わなかったのに、このときはショック〔だった〕」って。声までかけてたらしい、来てくれねぇ、ちって。で、「それを断らざるをえなかった」ちってね。ごく最近の話。〔国賠〕裁判のあとですよ。もう一人はね、〔やはり両親が和光園の入所者である人なんですが〕なかなか、みなさんとは、うちとけてやれるということがない。というのは、小学校、中学校、あんまり体格大きくないんだけど、「おまえは、そこに座れ」って、いちばんビリッこに〔やられた〕。普通だったら前のほうに、小さい順で座らせますがね。つねに後ろに座らされたちって。で、〔大きくなった後も〕ちょっと酒飲んだりなんかすると、キレルっていうんかな……。社会でうまくやっていけないっていう子なんか、おるんですよ。

興一さんは現在、奄美大島の小中学校などでのハンセン病問題の講演を積極的に引き受けている。生活している地元で、顔と名前を明らかにし、ハンセン病家族としての体験を語っている。この問題を多くの人びとに理解してもらいたいという、強い願いがあるからだ。

◆第9話 患者家族ゆえに高校退学を迫られて

梅沢寿彦さん（仮名）は、一九四九年、宮崎県生まれ。「れんげ草の会（ハンセン病遺族・家族の会）」の中心メンバーのひとりだ。父親と異母姉がハンセン病を患い、鹿児島の星塚敬愛園に収容された。寿彦さんからは二〇〇四年九月、熊本の菊池恵楓園の面会人宿泊所でお話をうかがった。この時点で寿彦さんは五十五歳。二〇一一年十二月にも補充の聞き取りを実施している。

異母姉と父親が敬愛園へ収容

寿彦さんには、彼が生まれる前、一九四〇年ごろに敬愛園に収容された異母姉がいた。父親も一九五〇年代前半に敬愛園に収容されている。当時、寿彦さんは小学校に上がる前で、このときの記憶はない。

父親は、最初の妻を亡くしたあとに再婚。寿彦さんは父親が四十代後半のときにできた子どもだ。先妻とのあいだの子ども（寿彦さんの異母兄姉）は六人おり、上の二人は、寿彦さんの母親よりも年上だった。父親が敬愛園へ収容されると、家業を異母兄が継ぎ、寿彦さんの母親は家を出ざるをえなかった。このとき三歳前後だった寿彦さんは、二歳上の姉とともに、異母兄が継いだ家で、父方の祖母の手で育てられた。

中学生になると母親のもとで暮らすようになる。生活は貧しかった。

　おふくろはもう、それこそ日雇い〔仕事〕。あとは、こういうとき、勉強してたちゅうのはものすごい得ですね。和裁に長《た》けてた。それが救いだったです。呉服屋と提携で、月に四万円ぐらいあげよった。成人式用の着物縫い。ひとつ縫うのにだいたい二十日かかりよりましたから、八月ごろからごってり〔夜中まで〕やったですね。〔わたしも〕朝は牛乳配達。あと、家の加勢。

　ただ、わたしが中学校二年ごろだから、昭和三十六、七年ですか、県のほうから月に一万五千円ぐらいの補助金は出るようになったかな、母にたいして。〔そういう制度があるという〕情報が〔母のところにやっと〕入ったちゅうことです。ほんとは、もっと前から〔制度は〕あったでしょうけど。ハンセン病で隔離したもんですから、けっきょく、稼ぎ手がないでしょ。そのかわりちゅうか。ちゃんと〔「らい予防法」の〕法律に明記してあります。〔一家の稼ぎ手でも〕ハンセン病〔患者〕は隔離するが、そのかわり〔家族の〕生活を保障しなくてはならないちゅうやつ。ただ、〔自分のほうから〕申請しないともらえない。

寿彦さんは小さいときから、盆と正月には母親に連れられて敬愛園へ面会に行った。

父親は、昭和四十六年ごろまでは健康そのもの。〔ところが〕盲腸を患って。〔医者が〕それがわからなくて、腹膜炎を起こした。〔あわや〕亡くなる寸前までいったんです。そのとき菌が騒いだっちゅうか、いっぺんに〔ハンセン病の〕病状が進んだ。まあ、〔療養所では〕医者を選べませんので。なんちゅうたっちゃ、治す医者《ひと》がいなかった、敬愛園に。〔当時は、容態が〕悪くなっても、外〔の病院〕へ絶対出しませんから。

〔小学生のころは、敬愛園へ面会に行っても、父親がハンセン病で収容されているとは〕全然わかりませんでした。父はここで仕事してる、ぐらいのイメージです。健康そのものでしたから。〔そのころはまだ後遺症は〕いっさいありませんでした。

ただ、異母姉《あね》も敬愛園にいましたので。異母姉《あね》のほうはさすがに、もう、どちらかっちゅうと、早くいえば〝お化け〟ですよ。びっくりしました。〔初めて〕異母姉《あね》に会ったのは小学校四年のとき。それまで〔敬愛園には〕何回か行ってるんです。ただ、父親が会わしてくれなかった。だから、たぶん、このくらい〔の年〕であればわかるんじゃないかっちゅうとこで紹介されたのが、異母姉《あね》ですね。

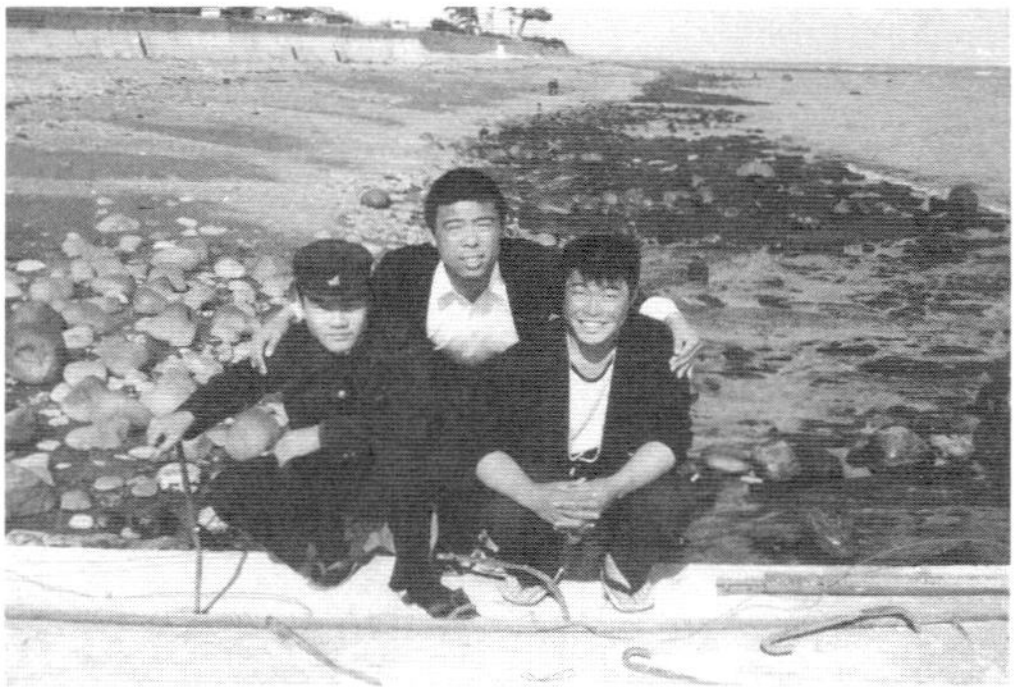

1967年１月、友人と。左端の学生帽を被っている青年が梅沢寿彦さん。

父親とその異母姉の病気については誰からも説明を受けていない。それでも中学生になると、「これはハンセン病で、隔離政策をとってるという状況判断を、自分なりに」するようになった。「保健体育の教科書に出てくる。『届出伝染病、ハンセン病』って。『収容場所は、宮崎県〔の患者は〕は星《こ》塚敬愛《こ》園と菊《こ》池恵《こ》楓園』と、ちゃんと載ってるんですよ。〔父親や異母姉のことを直接〕他人《ひと》から教えられなくても、嫌でもこれはわかる。ですから、学校の授業が怖かった」。

高校三年のときに就職差別にあう

工業高校へ進学する。「そういった病気を抱えとる身内がおる以上は、手に職がないとやっていけんだろう。勤めたとしても、職場をおそらく追われるであろう。だから手に職をもて、と母が〔言いました〕。『これからは車の時代じゃ』ちゅうことで、機械科へ行ったわけです」。

だが高校三年のとき、厳しい就職差別に直面した。

まあ、就職先は車メーカーになるんですけども。〔就職活動のさい〕戸籍謄本を取るんです。身元を調査しますから、あの当時は。嫌でも出てくるんですよ、親父の住所が〔鹿児島県の星塚敬愛園のあるところになっていることが〕。もう、門前払いですね。

いちばん難物だったのは、昭和四十一年の十一月ごろ、〔受験した会社から高校に〕「おたくの生徒にはハンセン病患者の身内がいますね。うちは今後、おたくからは募集しない」と。けっきょく、暗黙の退学勧告ですよね。進路指導の先生は「とにかく学校をやめろ」ですよね*1。ただ、ひとつ救われたのは、学校長と学級担任が事情知ってましたので、冬休みは十二月二十日から〔だけど〕、「〔学校には〕もう来なくていい。卒業は絶対させてやる」と。でも「就職は諦めろ」と。

＊1　この原稿を確認してもらったさい、梅沢さんご本人から電話をいただき、この部分について補足があった。「当時は、それがあたりまえ、という感覚なんです。患者の足跡まで噴霧器で消毒した時代ですからね」と。

年が明けて一月の二十日すぎに学担が来まして、「〔自動車の販売会社の求人が〕二次募集で来たけど、おまえ、受けてみるか？」と。「はい、先生。チャンスがあればやらしてください」。試験、受けさせてくれたんです。そして筆記試験が終わったあと、わたしだけ呼ばれてですね、総務課長から「きみは、ここで働く気はあるか？」「できればお願いしたいのですが」「よし、合格。きみは地獄を見たから、もう大丈夫だろう」と。救われましたね。知ってたんです。〔おそらく、担任の先生が話しておいてくれたんでしょう。〕知って、雇ってくれました。

五年後、このとき採用してくれた総務課長が亡くなったのを機に、町工場へ転職。二十八歳のときに独立、現在まで小さな町工場を営んでいる。

結婚の苦労――「身元調査はいっさい抜き」で通した

一九七四年、二十五歳のときに結婚。このころには、父親のハンセン病の症状は重くなっていた。相手方には敬愛園にいる父親と異母姉の存在を伏せたまま、結婚の話を進めた。「これをどう乗り切るかが難物じゃった。脳みそがだいぶ回転しましたわ」。

まず手を打ったのは、仲立ちは頼むが雇われ仲立ちで、〔両家顔合わせの〕茶入れから結納まで、すべて自分で段取りした。そして〔全部〕わたしと母と二人〔だけ〕で臨んだんです。茶入れのとき、先方は、親父のきょうだいが七人、母のきょうだいが二人、家内そのもののきょうだいが六人、ずらりですね。わたしのほうはたった二人。――それは、いまでもずっと通してます。家内には「おまえの身内にはいっさい、ちょっかい出さない。〔だから〕うちのほうにもいっさい、ちょっかい出すな」。

結婚式にも〔こちらの〕きょうだいは呼ばんかった。披露宴で初めて、きょうだい入れたんです。「これで通す。こらえてくれ」と。嫁さんのほうから「あの、なんで?」「それ、しゃべらないかんですか？」ぐらいのことですね。「駄目であれば破棄します。わたしの好きなことをやらしてもらいます。わたしがもらうんですから。わたしが養子にいくんだったら話は別ですが」と突っぱねて。それで乗り切った。

妻とは三度目の見合いで出会った。それまでの二回の見合いでは、相手方が身元調査を始めたため、自分のほうから断った。「『どこに住んじょる？』その時点で、わたしのほうでお断り」。

妻には、子どもが生まれてから、父親と異母姉が敬愛園にいることを話した。子どもは三人。いちばん上の子どもが小学校に上がってからは、毎年、子どもたちを敬愛園に連れて行った。

子には、隠しておくわけにもいかんし。わたしの高校時代の苦い経験がありますので……。子どもがどうなるかっちゅうのが、いちばん心配だったですね。

〔敬愛園には毎年〕ずうっと、〔上の子が中学を〕卒業するまで〔連れて行きました。父親はもう亡くなっていたので、異母姉に会わせていました。〕長男が中学三年のとき、〔昭和〕六十三年に、異母姉《あね》が六十三歳で亡くなりました。子どもを葬式に立ち合わせたんです。

昭和五十六年ごろから、うちの家内も一緒に連れて行きました。「ちょっと、子どもと一緒に遊びに行くか」って。わたしは黙って連れて行くだけ。そして「うちの家庭にはいっさい、ちょっかい出すな。ただ、かわいそうっていう気持ちがあったら、つきあえ」ですよね。

異母姉の戸籍がなかった

敬愛園の異母姉は、戸籍が消えてしまっていた。一家の戸籍から除籍されていたという意味ではなく、そもそも戸籍上、この異母姉は存在しないことになっていた。「この人間はアタマから生まれてない、と」。寿彦さんの推測では、戦時中の空襲で役場が焼かれ、戸籍簿が消失してしまい、「都合がええがっちゅうことで〔この異母姉の戸籍を〕回復しなかったんだと思う」。一九七〇年ごろ、敬愛園の入所者で「戸籍のない人」はめずらしくなかったという。

〔戦後に入所した〕親父の戸籍は生きてましたけど、〔昭和十年代に入所した〕異母姉《あね》にかんしては、戸籍がなかった。

びっくりしたのは、わたしなんかが二十歳《はたち》になった昭和四十四年ごろで、戸籍のない人が、敬愛園に五十名ぐらいはいたんじゃないかな。わたしもしょっちゅう〔敬愛園に〕行きよりましたから。わたしより四つぐらい下の方が「寿彦にいさん、わたし、ここから出られんのよ」ちゅうて。「なしやぁ?」「戸籍がないから出られんのよ、就職しようにも」ちゅうた。〔それでも退所しようとする方たちは〕さあ、これ、どうやって回復するかですね。かなり苦労されたみたいです。

戦前に〔療養所に〕入った沖縄〔出身〕の方たちは、〔沖縄戦で焼失したまま〕ほぼ、戸籍はなかったんじゃないですか。それ、異母姉《あね》から聞いたんです、面会に行ったときにね。「沖縄の人はほとんどないのよぉ」ちゅうて。「この人もない、この人もない、この人もない」。

寿彦さんの父親は、一九七八年に七十七歳で亡くなっている。その十年後に異母姉も亡くなった。二人の遺骨は、長い間、敬愛園の納骨堂におさめてあった。「きょうだいが〔遺骨の引き取りを〕拒否。葬式も拒否。通夜もいっさい拒否」。父親が十三回忌を迎えるとき、父親の遺骨はようやく実家の墓へ引き取られた。しかし、異母姉の遺骨については拒否のまま。寿彦さんは新しくお墓をつくって、異母姉の遺骨を安置した。現在も、天候が不良なときや用事のあるときを除いて、ほぼ毎日、墓参りをしている。さらに寿彦さんは、実家の墓には月七回程度、敬愛園の納骨堂には年四回、恵楓園の納骨堂にも年二回、お参りしている。

〔異母姉が亡くなったとき〕上のきょうだい〔の口から〕出た言葉は、「やっと死んでくれたか」です。「これでやっと大手を振って実家に来れる。ほっとした」って、実のきょうだいが言うんですから、どうしようもない。でも、これはまだいいほうです。骨の引き取り手が、まぁいちおう、わたしがありましたから。骨の引き取り手のない方が〔敬愛園に〕どれだけいますか。何百でしょう。だいいち、残った家族で、自殺に追いやられた方、けっこういますでしょう。

クソッタレ法律の「らい予防法」

異母姉は晩年、腎臓病を患い、人工透析が必要だった。入所していた敬愛園に人工透析の設備がなかったため、熊本の菊池恵楓園に移された。寿彦さんは、敬愛園の近くにある病院や宮崎県内の病院への移送を希望したが、「らい予防法」の壁に阻まれた。

異母姉《あね》は恵楓園《ここ》で亡くなったんです。人工透析、どうしても熊本〔の恵楓園〕に移らんとできん。それはおかしいな、と。

透析であれば、〔敬愛園のある〕鹿屋市内でも〔設備のある病院が〕あるし、〔宮崎県内では〕国立宮崎病院もあるし、県立病院もある。なぜ、よその病院でできないのか。医者や園のほうにも相談したんですけど、けっきょく、「らい予防法」がある以上は〔療養所から〕出せない。絶対隔離、終生隔離ですから。死ぬまでは絶対に出さない。うーん、これは困った、ですよね。

そのとき宮崎の弁護士さんに相談したのが、「このクソッタレ法律なんとかならんかい。人としての扱いをしていないこの法律は、おかしいことないの?」と。なんでこんな法律があるのか、わたしの脳みそじゃ理解できない。「社会正義を守るのが弁護士ではないのか？」と言ったんです。あのときは〔東京の〕霞が関まで行きました、この壁を取り除くために。〔しかし〕政治家に言っても〔まともに取り合わず〕あっちゃ向いてホイ。まぁ、どうこうしとるうち、異母姉《あね》は亡くなっちゃったんじゃけど。

中高生を連れて療養所へ

寿彦さんは、仕事を独立した翌年の一九七七年から毎年、地元の中高生を連れて、宮崎県内にある特別養護老人ホームや重度障害者の生活している施設を訪問してきた。異母姉が亡くなった翌年の一九八九年からは、敬愛園と恵楓園にも行くようになった。「〔ハンセン病療養所に〕いきなり連れて行ったら、〔生徒たちは〕腰抜かして、もの言わんでしょう。だから、まず特別養護老人ホームや施設《びょういん》を訪問。そして、療養所《ここ》へ連れて行って。免疫をつけさしてます」。

療養所訪問のいちばんの目的は「クソッタレ法律の改正です」と寿彦さんはいう。「こういった施設があるってことを意識づけさせるだけでも、たいしたもんです」。

毎年、盆と正月、マイクロバスで連れて行きました。少ないときで八人、多いときで十五人。将来、福祉関係の仕事に就きたい女子生徒、二泊三日で。夜は入所者《かんじゃ》と二時間ばっかし会談。一緒に食事もして。翌日は園内見学ですね。「このクソッタレ法律を直してくれんか。もう、おまえたちに委ねるしかない」。のべ人数にして五百人ぐらい、連れて来たですかね。

〔女子生徒に限定したのは〕子育てはほぼ百パーセント女性でしょう。野郎は乳が出ませんから。出産する女子に知ってもらいたいのは、命とはなんぞや、生き抜くためにはなにをしなくてはいけないのか……。アホでは出産、育児はできません。

〔二泊三日で生徒たちは変わります。〕帰るときは、ちゃんと正座して「お世話になりました」。それまではもう、下手すると「おじさん、タバコ吸うか」ですから。そんな子を連れて行くもんじゃから、苦労します。で、帰るときは、ちゃんと立派になっちょるとですよ。

平成八年に「らい予防法」が廃止になって、〔その後〕入所者《かんじゃ》たちが訴訟を起こした、その時点で〔恵楓園や敬愛園への訪問は〕やめました。これはこれで、わたしの役目は終わり。

全面解決には家族の救済が不可欠

父親や異母姉に、自分が差別にあい苦労を重ねて生きてきたことを、話したことはない。

〔親父や異母姉には〕口が裂けても言えません。〔わたし自身が〕もう、忘れたい、少しでも忘れたいですから。〔療養所にいる〕元患者さんたちも、おそらく、家族がどんな被害に遭ってるか、百分の一も知らないんじゃないですか。わたしにしてみれば、元患者よりも、その家族のほうが何倍も猛烈な迫害を受けたんじゃないか。〔「らい予防法」が廃止される〕平成八年まで、〔家族も〕そういった立場に追いやられていた。そして、それは今日まだ現在進行形ですよね。

ハンセン病問題の全面解決には、家族の救済が不可欠だと考えている。

患者の家族は、こういった被害がありましたちゅう声を〔なかなか〕あげられない。あげた時点で叩かれますから。〔声をあげたら〕その町を出ざるをえない、職場を辞めざるをえない。まだ現在進行形です、この差別偏見というのは。その家族を拾い上げてやらんと、全面解決にはならんのじゃないかな。

患者の家族を救うことによって、園に置いてある遺骨を故郷に帰してやることができるんじゃないか。故郷には帰りたいでしょ、骨になっても。やっぱ、「死んでくれてよかった」って、そのまんま園に骨を置いておかれると、なんとも……。異母姉《あね》の骨は、実家の墓に、自分の両親、祖父母がおる墓に、なんとか入れてやりたいんです。なかなかそれができない。

いちおう目標は置いとります。今年、異母姉《あね》の十八回忌をしました。いままで供養、全部わたしがしてきましたけど、できれば異母姉《あね》の二十五回忌はなんとか実家のほうでやってもらえればなぁと。そのための努力はせにゃいかんなと思っております。そのためにはどうしても、患者の家族の救済に、どれだけ力が発揮できるかですよね。それにかかってますよね。

椎葉村を訪ねる——「ハンセン病差別のない」集落

聞き取りから七年後の二〇一一年十二月、寿彦さんの運転するワゴン車に乗せてもらい、宮里良子さんやわたしたちを含む数名で、宮崎県東《ひがし》臼《うす》杵《き》郡椎葉《しいば》村の集落を訪ねた。——この旅のようすを交えながら、寿彦さんのその後についての語りを紹介したい。

椎葉村は「平家の落人部落」として知られる山あいの村。敬愛園入所者のFさん（八十代女性）と、彼女が園内で結婚した夫（故人）の故郷だ。「敬愛園に入るとき、ムラの人たちは『病気を治して早く戻っておいで』と見送ってくれた。ムラでは差別はなかったよ」というFさんの言葉を聞いて、わたしたちは椎葉村を訪問することに決めた。

山あいの集落にたどりつき、Fさんの実家を訪問。Fさんの妹夫妻から歓待を受けた。跡をとっているFさんの妹の夫、Tさん（六十代後半）の采配で、みなで囲炉裏をかこみ、イノシシ肉を炭火で焼き（柔らかく、ちょうどいい加減に塩味がきいていた）、煮しめ、丸もち、ドブロクや焼酎をいただきながら、ひとりずつ自己紹介。まずはTさんからお話を聞いた。

Tさんは、結婚相手の姉がハンセン病であることを知っていて、「婿養子」に入った。「気にせず一緒になられた？」という質問を受け、Tさんは〝厳しい山村であるため、差別や排除をしていたのでは暮らしがたちいかない〟状況を語った。

Tさん　偏見とかもっとったちゃあ、どうにもならんですわ。〔この〕椎葉《いなか》じゃあ、そういうことば、気にかけとったら、近所づきあい親戚づきあい〔ができない〕。いまでも椎葉村は「カチャアリの里」つって、食べもんが難儀すれば、隣の人たちがぜんぶ加勢してくるるですもんねぇ。加勢しあうわけ。たとえば、当家《ここ》のじいさんが死んだ折はですよ、〔家の者だけでは〕どうにもならんから、もう部落じゅうが来て、みんなでしてくるるわけですわ。なんでもお互いさまで。

いま、道路が抜けて車が来《く》っですわ、おかげさまで。前は〔病人が出たら、病院まで〕担いで行かなきゃいけなかったですよ。手輿《たごし》ちゅうやつ〔に乗せて〕。それ作る暇ないときは、それこそ四人か五人でかわるがわる背負《かろ》うて行きよったです。いまはもう、タクシー呼んでもよし、病院に電話すりゃあ医者《せんせい》が来てくるるし。その前は、部落で、みんなが寄りより寄りより、加勢しよった。

〔結婚するとき、相手の姉が敬愛園にいることを知っていたか、ですって?〕知っとる知っとる。〔ムラうちでは〕気にする人も、やっぱ、なかにはあったかもしれんですけど。そうまで気にする人、そうおらんかったでしょう。Fねえさんの旦那さん、敬愛園に〔入所して〕行くときは、〔ムラの〕神楽《かぐら》が好きじゃったから、部落の人は神楽舞《も》うたりして送ってやったんですよ。

村八分ちゅうことはないですわねぇ。自分がまたそうなったら迷惑しますから。相手に見下げたことしよったら、こんど自分がいざっちゅうときはどうもならんけぇ。

Fさんは一九四三年ごろ、いちど敬愛園から実家へ帰っている。戦争が激しくなり、敬愛園でひもじい思いをしていると聞き、母親が呼び戻したのだ。

Tさん　〔敬愛園では〕食べ物もなく、なにもなく。外の畑の、唐芋とったあとの〔残っている小さい芋を〕拾ったりして。〔Fねえさんは〕「あと一年しとったらオラは死んどった」ちゅいよった。働かさるる、なにさるるしてよぉ、どうにもならんとに。「あのまま敬愛園におったら死んでしもうとっちろう。おっかんのおかげ、命があった」って。だけぇ、Fねえが「おっかんは大切にしてくれぇ」ちゅうて言いよったですわ。

〔お母さんは「もう敬愛園へは行くな」と言ったそうだ。〕「行ってなんになるか。どうせ死んでも生きても、こけぇおれ」。もう、そんなときで〔敬愛園へ戻ったら〕餓《かつ》え死んだ〔ろう〕。「そがんときに行くな、もう行くな」ちゅうたらしい。ところが、行政が許さんわけですわ。〔椎葉村役場ではなく、宮崎県のほうが。〕「そういうひとをここに置くな」ということで〔敬愛園へ〕連れて行った。

寿彦さんは、父親と異母姉が敬愛園にいたと自己紹介。「散々でした」と涙をこぼした。「〔町内の店はわたしたちに〕米を売らんのです。村八分どころの騒ぎじゃない。お袋に言わせれば『おまえ、よう生きちょったねぇ』。わたしをどう生かしていくかで、だいぶ苦労したらしいです。――いじめられたおかげで、いまがあると思ってます。〔いじめられた人間に〕ひねくれ者はいない」。

二十五回忌でも納骨はかなわなかった

椎葉村からの帰り道、宮崎県内にある寿彦さんの自宅に寄せてもらい、この本の打ち合わせをした。子どものころに「米を売ってもらえなかった」話を、もうすこし詳しく聞いた。

〔住んでいる町の店では〕米を売ってくれなかった。「売らん」とは言わんのですよ。「これはもう予約済み。これは誰それが買う」。大根が出ちょると「これはもう、誰が予約」。間接的に〝売らない、触るな〟です。砂糖も「予約済み」。塩も「予約済み」。ないんです、買うものが。
けっきょく、隣町に買いに行く。〔隣町までは〕歩いて四十分かな。片道五キロぐらい。母親じゃと売ってくれないから、わたしが買いに行かんと。〔でも〕そのうち「あすこの子じゃ」になって〔売ってくれなくなる〕。じゃから、けっきょく、また店を替えて。

二〇一一年は、ちょうど異母姉の二十五回忌にあたる。七年前の聞き取りのさいに「目標」と話していたが、今回も、異母姉の遺骨を実家の墓へおさめることはできなかった。

なかなか骨を入れることはできん。〔ハンセン病にかかった〕異母姉《あね》〔の遺骨〕を実家〔の墓〕に入れるちゅうことは「離婚を意味する」と〔言われました〕。——あの、まだ〔もう一人〕異母姉妹《きょうだい》がいるんです。だいたいは亡くなりましたけど。
うちのお袋の年忌のとき、〔来たのはそのもう一人の〕異母姉《あね》だけですね。異母姉《あね》の亭主は来ない。なぜなら、うちの墓には「梅沢サヨ」って、〔敬愛園にいた〕異母姉《あね》の名前が書いてありますから。〔実家の墓とは別に〕こっちで墓をつくってるけど、そこに異母姉《あね》の骨を入れちょる。すると、亭主を連れてきたら「これはどういうこっちゃ」になっちゃう。〔来るのは〕本人だけですね。

だからもう、〔実家の墓には〕骨は引き取らない。梅沢サヨちゅう人間は存在しなかった。寝た子を起こすな、叩き起こすな、です。

父親の遺骨は、十三回忌のときに実家の墓におさめている。しかし、父親がハンセン病だったことについて、もう一人の異母姉はいまも夫に隠し続けている。

〔父親の遺骨を実家の墓におさめる〕あのときも、〔その異母姉は〕そうとう脳みそ回転させたんですかね。「〔父親は〕鹿屋に行って、事故で亡くなって。そこで骨にして持って帰ってきた」と〔いうことにしたみたい〕。そしたら、〔その異母姉の夫は〕「なんで〔早く〕言わんかったか。見舞いに行ったちゃが、鹿屋の病院に」。また、ポロっと「鹿屋」〔という言葉〕が出たんです。ほんとは鹿児島〔市内〕の病院にするつもりだったんでしょうけど。して、「寿彦、鹿屋の病院ちゅったけど、〔どこの病院だったか〕わからんとかい?」もう、〔異母姉は〕手がブルブル震えちょっとです、葬式のときは。「鹿屋」って聞いただけで、ハンセン病とわかりゃせんかと、もうそればっかり頭にあったみたいです。

まだ〔夫には〕わからんように、わからんように〔している〕。だから、いまなお現在進行形なんですよ。椎葉のごとにはいきませんわ。椎葉、奇跡ですな、ありゃあ。

◆第10話

肉親を知らずに育つ

睦明夫《モクミョンブ》さん（仮名）は、一九五五年、大阪府生まれ。朝鮮籍の在日二世だ。

明夫さんが乳児のとき、彼をのぞく家族全員——まず母親と下の姉、一年後に父親と上の姉——が、岡山の長島愛生園に入所。彼はひとり、岡山の育児院に預けられた。九歳のときに両親と姉たちは園を退所、兵庫県内でふたたび一家で暮らすようになった。

明夫さんは、解放教育が盛んな工業高校に進学すると、民族名を名乗り、朝鮮文化研究会で在日の仲間とともに学ぶ。ちょうどこのころ、公務員採用の国籍条項撤廃を求める在日の運動の成果があって、明夫さんは卒業後、地方公務員になる。その後、民族差別と闘う市民グループの活動に参加し、地域子ども会の活動に熱心にとりくむ。——そのかんも、両親や姉たちがハンセン病療養所にいたことについては、沈黙したままだった。

睦明夫さんからの聞き取りは数回にわたる。まずは二〇〇六年八月と九月に、関西地方にある特別養護老人ホームの一隅を借りて実施。九月の聞き取りのさいは、おつれあいの高《コ》弘子《ホンジャ》さん（仮名、聞き取り時点で五十歳）も語り手として参加した。さらに、明夫さんの依頼で、その時点で愛生園に再入所していた父親（聞き取り時点で八十六歳）と、面会で愛生園を訪れていた上のお姉さん（聞き取り時点で六十歳）からも、聞き取りをするチャンスが得られた。二〇一〇年五月、明夫さんから補充の聞き取り。さらに二〇一二年三月のハンセン病回復者支援の会である「虹の会おおさか」の会合で明夫さんのお話を聞いた。一回目の聞き取り時点で、明夫さんは五十一歳。

一歳で育児院へ預けられ、両親と姉たちは愛生園へ

明夫さんの父親は、朝鮮半島の慶尚南《キョンサンナム》道《ド》出身、一九二〇年生まれ。十四歳のときに両親と日本へ渡ってきた。母親は一九二二年生まれ、慶尚北《キョンサンプッ》道《ト》出身、十六歳で渡日。明夫さんは、六人きょうだいの末っ子として、大阪の朝鮮人集住地域で生まれた。きょうだい六人のうち三人は乳幼児のときに死亡、成長したのは姉二人と明夫さんだけだった。

一九五六年の冬、まずは母親と下の姉が愛生園に収容された。このとき一歳の明夫さんは、岡山市内にある育児院に預けられた。父親と上の姉は、引き続き大阪で暮らしていたが、翌年、愛生園に面会に行ったさい「あんたらも病気になってるということで、そのまま帰れなかった」と聞いていた。

明夫さんは、もの心ついたときから育児院での生活だった。子どもどうしの仲も良く、池でのザリガ

ニ捕りなど、楽しい思い出がたくさんある。家族と離れた寂しさは感じなかった。「そもそも、〔自分には〕両親がおって家族がおって、という感覚がなかった」。

ぼくは育児院にいてたから、わからないわけよ、親の存在が。して、親がどこにおるかいうのもわからない。たまに電話がかかってきたみたいなんです、母親から。〔育児院の〕職員が「代われ」って言って、〔電話に〕出て。なんかいろいろ言うねんけどね、〔相手が〕誰か、よぉわからへん。〔むこうは〕一生懸命言ってるけど、その、つながりがないから。完全に切れてしもうたから。〔育児院にいた八年間、親と〕会ってるか知らないけど、ぼくには〔会ったという〕記憶がぜんぜんない。

だから、両親という感覚がわからへん。家族の、そういう認識が、そのときはできなかった。

明夫さんが九歳のときに、両親と二人の姉たちは愛生園を退所。兵庫県内に小さなアパートを借りて、ふたたび家族五人の暮らしが始まる。明夫さんは、家族との再会の場面を次のように語る。

この人がお父さんで、この人がお母さんで、って自己紹介がない。ふつう、せぇへんやろね、親子が。だけど、ぼくからしたら誰が誰かわかりませんもの。まぁ聞かんでも、雰囲気で、この人がお父さん、この人がお母さんで、この人がお姉さん、わかりますけどね。いま思うたら説明がなか

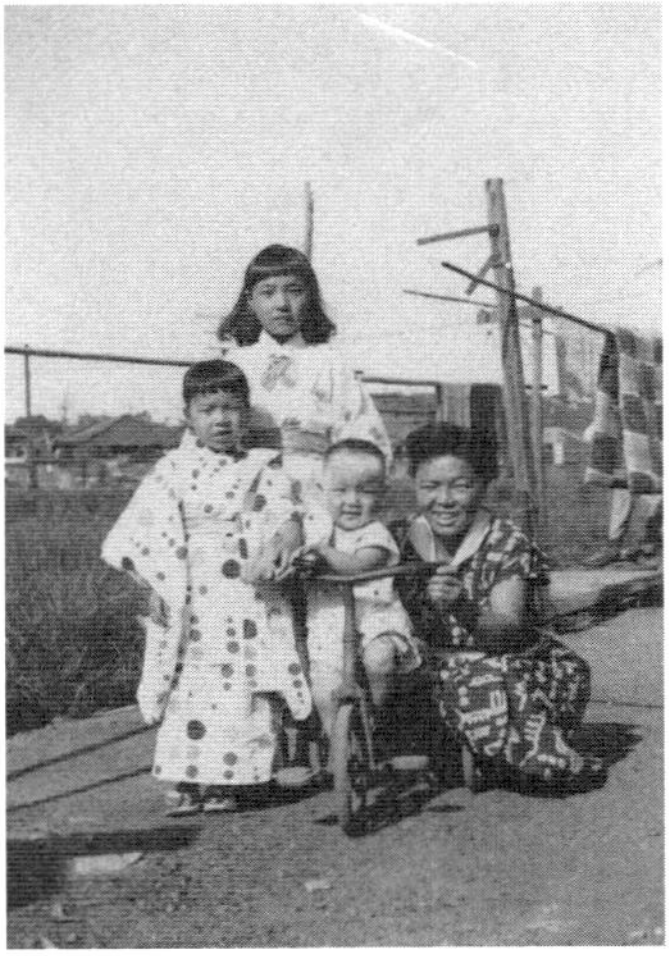

1956年夏、明夫さん１歳。入所直前の母親と姉２人と一緒に。

った。〔生活は〕変わりました。〔住まいが〕ちっちゃくなった。六畳間と四畳半とトイレ。で、風呂ないでしょ。銭湯に通わなあかん。窮屈なかんじしたんでしょうね。〔育児院では〕大部屋で走り回ってますやんか。

再会後も、明夫さんは長いあいだ「親子の感覚がわからなかった」。いっぽう母親は、一歳で引き離されていた息子を溺愛したという。「姉さんが言うわけ、『べったりやった』って。とにかく母親が溺愛した……。ぼくは、それに寄りかかったというか。〔でも〕ほんとには甘えてなかったんじゃないかな」。

朝鮮人であることを「完全に隠して」生活

大阪にいたころ、一家は通名（日本名）の「睦原《むつはら》」を名乗っていた。「『創氏改名のとき、一族で考えた名前がこれや』って〔父親から聞いています〕」。愛生園でも、両親や姉たちは「睦原」だった。明夫さんは、育児院で過ごした八年間は、本名を日本語読みする「睦明夫《もくあきお》」だった。兵庫県に移り、ふたたび家族五人で暮らすようになると「睦原明夫《むつはらあきお》」になる。当時はまだ自己意識が薄く、「なんで睦原やねん、とかいうふうに疑問に思うたような記憶もない」。明夫さんは市立小学校に、下の姉は市立中学校に転入。上の姉は、愛生園にあった入所者のための邑久《おく》高校新良田《にいらだ》教室から、県立の定時制高校に編入した。父親は、在日同胞が経営する鉄工所で働き始める。アパートの周囲は日本人ばかりで、朝鮮人はいなかった。「いちばん家賃の安い賃貸住宅、探して。完全に一からのスタート。日本人としてやれたんじゃないかな、〔朝鮮人であることを〕隠して」。

〔朝鮮語を話すことは〕父はもう、ぜんぜんなかった。〔ぜんぶ〕日本語。母親はね、ポロポロと〔朝鮮語が〕出てました。料理もほとんど日本食。キムチは〔食卓に〕出てたと思います。〔あとは〕正月のときにトック（朝鮮の餅）を作る。

〔どんな父親だったか、ですか？〕一世のひとの話、だいたい、博打うって、酒飲んで、嫁はんどついて。このパターン決まってますやん。〔だけど〕うち〔の父親〕は酒飲めへんし、煙草も吸えへんし、博打もせぇへんし。肉体労働やけども、サラリーマン〔みたい〕でね、五時になったら〔どこも寄り道せずに〕ピタッと帰ってきて、〔ビールの〕小瓶を飲んだら真っ赤な顔になって、それ以上よぉ飲まれへん。できすぎた親父やねぇ。

小学校五、六年生ごろには、自分が朝鮮人であることはわかっていた。クラスの中で、在日朝鮮人の女の子へのいじめがあり、担任の先生が怒った場面を印象深く覚えている。

担任の先生が「二度と、こんなことをしたら駄目です！」っていう話を、クラスの〔みんなの〕前でして。そのとき先生が「このクラスにはもう一人、朝鮮人の子がおる。誰とは言やへん」。そのときに、ぼくはもう、びっくりした。自分のことやから。

〔それまで、自分がいじめられる対象だとは思って〕なかった。完全に隠してたから。だから、先生は「朝鮮人をいじめたら駄目や。差別したら駄目や」っていうふうに言うてんねんけども、ばれたら彼女みたいになるぜ、ということしか記憶にないわけ。もう、まちごうても、その先生が自分の名前を言わんといてほしい、というふうに願ったわけや。

小学生のとき、毎日のように遊びに行っていた近所の友達の家では、こんな体験もした。

たまたまその日、お母さんがいてはって。その友達が、なんか英語みたいなことをペラペラッとしゃべったんです。そのときに、そのお母さんが「なんや、チョーセンみたいなしゃべり方して！」って言いはった。ああ、やっぱり、こういうふうに言うねんなぁ、と。だから絶対〔自分が朝鮮人だとは〕言われへんなぁ、と。

毎夏に愛生園を訪れる

両親や姉たちがハンセン病療養所にいたことを、明夫さんはしばらくのあいだ、わからないでいた。一家で兵庫県へ移るさい、明夫さんは愛生園へ立ち寄っている。

〔愛生園の一画に、ぼくの〕親が〔患者作業としての仕事をしながら〕住んでる果樹園があって。そこで、一戸建ての家で夫婦で生活してた。お姉さん二人は子供舎にいて、週に一回、日曜日、果《こ》樹園《っち》へ帰ったとかなんとか〔言ってました〕。この家がね、古い家やったんかわかりません〔けど、子どもの目からは〕いい家やなぁと思って。

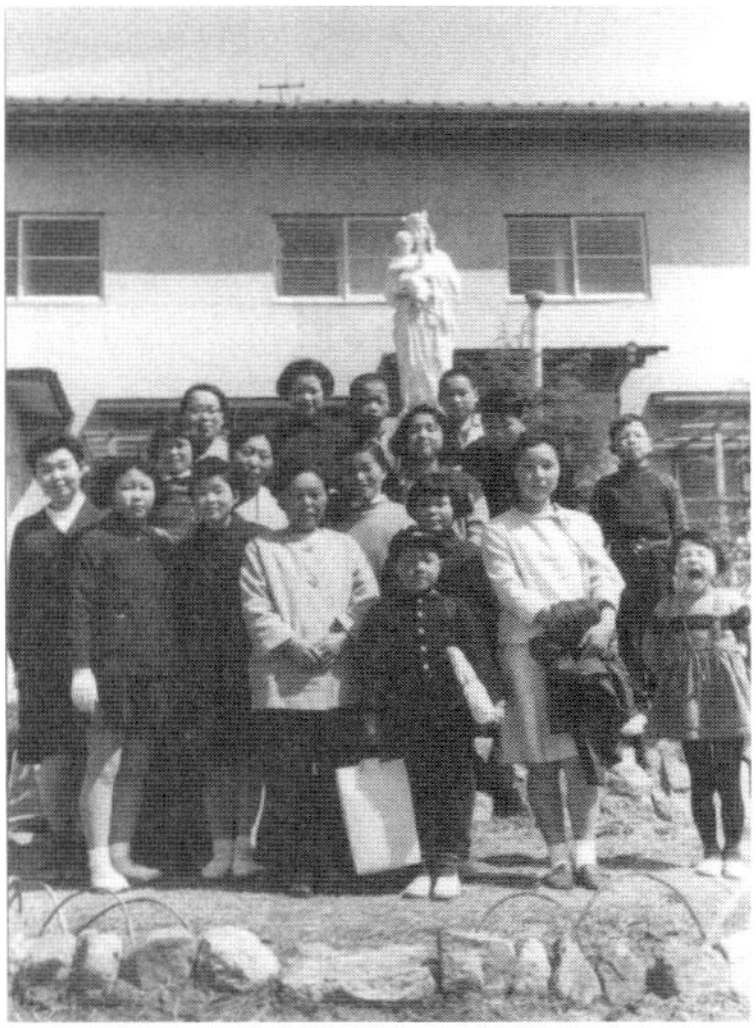

1964年春、見送られて育児院を出立する９歳の明夫さん（前列中央）。

翌年の夏休みには、家族全員で、ふたたび愛生園を訪れている。

まぁ、ふるさとに帰るみたいなかんじでね。〔前回は果樹園の住まいを見ただけなので〕ぼくにしては、初めてのところなんです。「のどかなとこやなぁ」とか言うてた。そのとき、姉ちゃんらの友達も一緒になって。〔愛生園の中に、入所者のための〕高校があったでしょう。〔邑久高校〕新良田教室。〔上の姉ちゃんが通ってたんです。〕新良田教室《あすこ》の友達、いっぱい来てね、一緒に海水浴をして、ボートに乗って。ちっちゃい手漕ぎボート。愛生園の浜から、その舟に五人ぐらい乗ったんです。沖のほうへ行ったら、どっか穴があいてたのか、水がブワーッと。〔ボートは〕沈んでしまった。ぼくがまだ小学校四年でしょ。〔一緒に乗ってた〕ひとりが、これは危ないと、浜までずうっと泳いで。助けの舟が来たんです。それがすごい印象に残ってる。

小中学生のころは毎夏、家族そろって、泊まりがけで愛生園に出かけた。楽しみな行事だった。「きれいなとこやし、のどかなとこやなぁって。マイナスイメージぜんぜんない」。ある時期まで、そこがハンセン病療養所であることはわからなかった。〔子どもの明夫さんは、夏休みの楽しい家族旅行とみていたが、おそらく、母親がハンセン病の薬をもらいに行っていたのであろう。年に一回の検診が退所の条件とされていた可能性もある。〕

母親が「らい病」だと知る

母親が「らい病」だったことを知ったのは、小学校高学年になってからだ。

母親はね、毎日、冷蔵庫からこんな瓶を出して薬を飲んでたから、病気やねんなぁって〔わかって〕。「なんの病気？」って、ぼくは聞いた。小学校五年ぐらいのとき。そしたら、「らい病や」と、声をひそめて言うたんですよ。その言い方がね、こう、それは絶対、他人《ひと》にしゃべったら駄目な病気やなっていうのはわかりました。〔朝鮮人だということよりも〕そっちのほうがきついと思いました。あのときに、小学校の友達でね、悪ふざけで「らい病、らい病。鼻、ポロッ」とか言う子がおりました。〔ぼくに向かって言うわけじゃないけど〕ああいうことを言うてる子は、名前も忘れへん。

母親は、ハンセン病の後遺症で足が変形していた。いっぽう、父親と二人の姉には後遺症がまったくなかった。

母親は、後遺症があるから〔病気だと〕わかるんです、歴然と。眉毛がない。〔それから〕足のとこ、火傷で、ギュッと押されたようなかたちになってて。最初はわからへんかったんやけどね、小学校のとき、母親に「この足、なんでこんなグチャッとなってんの？」って聞いたら、「交通事故や」とか言っていたけども。あとで父親から聞いたら、「火傷を負って。感覚ないから、熱いのがわからへんで、そうになったんや」。

〔母親は〕だいぶ以前から病気になってたみたい。〔家族で大阪に住んでいたころ〕大阪府の職員から、毎日のように説得されて。ずうっと拒んできたけど、観念して入った〔と聞いてます〕。けっきょく、そういう症状《もん》があるから、もう愛生園に入ったほうがええんちゃうか、いうので入ったと思うんです。どうにもならんかったのが、銭湯ですねん。銭湯の主人に「あんたとこ家族、来んといてくれ」ということを言われて、困った。お風呂入れん。うちの親父、家にお風呂作ろうかと、そこまで考えたみたい。

お姉ちゃんとお父さんは、ぜんぜん〔後遺症が〕ない。〔薬も〕飲んでない。だから、病気と思うてなかった。ただ、一緒に愛生園に行ってたんやなって。病気でない人も入れるんかなって思ってたんです。なら、あとで聞いたら〔三人とも〕ハンセン病の告知を受けたと。——ぼくは、誤診で入れられたんじゃないかって〔疑っています〕。

授業中に「おまえは何人や？」と

市立中学校に進学。通名で生活していても、学校の先生たちには、明夫さんが在日朝鮮人であることがわかっていた。中学二年のとき、社会科の教員からたびたび意地悪をされた。

ひとつめはね、授業の最初に「睦原、世界の大陸の名前をぜんぶ言え」って言われた。まだ説明してないとこですよ。ところが、ぼくがたまたま予習してた。ユーラシア大陸や、アメリカ大陸や、なに大陸やと、ぜんぶ言ってしもうた。自分もびっくりしたんですけどね。先生もびっくりしたかもわからんな。〔ほんとは〕困らそう思うてたんでしょう。

その次はね、ほかにもあったんやけど、決定的なンはこれです。ぼくが席に〔着こうとしたら〕、先生が「きみは何人《なにじん》や？　授業始まってんねんぞ」。全員がおる前で「きみは何人《なにじん》や？」って聞かれて、「わかりません」って答えた。ふつう、ありえへん答えを言うた。「日本人です」って言われへんから。嘘をつかれへんかったんや。かというて、ほんまの「朝鮮人です」とも言われへん。ぼくもドキッとしたから、そう答えてしまったんですね。

指紋押捺の体験

一九六九年、十四歳の誕生日を迎えた明夫さんは、外国人登録に行き、「指紋押捺《おうなつ》」を体験している。

市役所の一階、カウンターがあって、暗ぁい雰囲気で。左手人指し指、回転指紋なんやな。手を、ぎゅうっとつかまれて。これは、すごく記憶にあるんですわ。この〔指の〕先にインクつけさせられて。〔それが終わると〕ティッシュペーパー、ポンと渡されて。で、〔外国人〕登録証もらいますやん。そのあと法務局に行くんです。あの当時、親は在留期限が無期限やけども、在日二世には在留資格がなかったから、在留資格を取りに行く。すぐ終わるんですよ、手続きは。在留期間を、そこで与えられた。日本《ここ》に三年いていいですよ、と[*1]。

*1　ここで、在日朝鮮人の在留にかんする法的地位の扱いについての歴史を簡単になぞってから、明夫さんの語りについて説明を加えたい。——姜徹《カンチョル》『在日朝鮮人の人権と日本の法律〔第三版〕』

（雄山閣出版、二〇〇六年）、福岡安則『在日韓国・朝鮮人』（中公新書、一九九三年）などを参照した。

一九一〇年の韓国併合により、朝鮮半島は日本の植民地支配下に置かれ、朝鮮の人びとは朝鮮の国籍を奪われて日本国籍とされた。一九四五年、日本の敗戦、朝鮮の人びとは植民地支配から解放される。日本政府は、国内にいる朝鮮半島出身者について、引き続き日本国籍を有するとしつつ（このことは民族教育への弾圧を正当化する論拠とされた）、かれらから参政権を剥奪し、「外国人登録令」（一九四七年公布）の対象とするという、矛盾する措置をとった。

一九五二年、サンフランシスコ講和条約の発効に伴い、日本政府は、国内にいる朝鮮半島出身者の日本国籍を剥奪した。おなじ年に施行された法律一二六号により、戦争終結前（一九四五年九月二日以前）から日本に在留している朝鮮半島出身者と、その子どもでこの時点までに生まれていた者は、「別に法律で定めるところによりその者の在留資格及び在留期間が決定されるまでの間、引き続き在留資格を有することなく本邦に在留することができる」（傍点引用者）とされた。ところが、そのような法律は作られることなく、この人びとの在留をめぐる法的地位は、きわめて不安定なまま、たなざらしにされたのである。

一九六五年の日韓法的地位協定で、韓国籍者にのみ「協定永住」が認められた。一九八一年、日本が難民条約を批准したのに伴い、「出入国管理令」が「出入国管理及び難民認定法」へと改定された時点で、朝鮮籍者に「特例永住」が認められた（定住外国人に各種の社会保障が適用されるようになったのも、このときである）。

一九九一年の「出入国管理特例法」により、「日本国との平和条約に基づき日本の国籍を離脱した者」およびその子孫に、一括して「特別永住」が認められた。そして、一九九二年の外国人登録法の一部改正により、ようやく、特別永住者および永住者には、外国人登録に伴う指紋押捺が廃止された。

さて、明夫さんが初めて外国人登録をしたのは一九六九年である。朝鮮籍だった明夫さん一家は、在留の法的地位が不安定なままだった。敗戦前から日本に在住していた明夫さんの両親は、「法一二六-二-六」の該当者。「在留資格を有することなく在留できる」資格が、とりあえず認められていた。その子どもで、一九五二年よりも後に生まれた明夫さんは、「特定在留者」とされ、三年ごとに在留期間の更新をしなければならなかった。「親は在留期限が無期限やけども、在日二世には在留資格がなかった」という明夫さんの言葉は、このことを言っている。

中学三年のとき、力になってくれる先生に出会う。担任の先生——名前忘れてしもうた、大事な先生の名前を。社会科の、女の先生。若かったですよ。在日であることを隠さなくてもいいんや、みたいなことを先生から学んだ。授業がよかった。自分の思いをしゃべる授業。

それで、すごく悩んでね。高校へ行ったら、できたら本名を名乗って生きたいな、思うたんです。最初ね、朝鮮高校《ちょうこう》行こうと思ったんです。そしたら、その先生通じて、朝鮮中学校の校長先生に会わしてくれた。校長先生は「日本の学校〔出身〕の子のためにも、きちっと朝鮮語を教える授業がありますから〔大丈夫ですよ〕」と。

けっきょく、朝鮮高校は選ばなかった。このころ「ベトナムに平和を！ 市民連合」の運動に参加していた下の姉から、解放教育が盛んな工業高校の話を聞き、そこへの進学を決める。進学先の選択や、高校では本名を名乗ること、朝鮮奨学会の奨学金の申込み等々について、明夫さんは親には相談せず、すべて自分で手続きをした。

自分で勝手に〔書類を〕書いた。うちの〔父〕親は、字が書けへんでしょう。読めるのは読むかもしれないけど。母親もぜんぜん書けへんし、読まれへん。しゃべれるのはしゃべれるけど。そういう書類《やっ》は全部、自分で書かなあかん。どこへ進学するとか、相談なんかしたことない。

工業高校での解放教育

進学した工業高校は解放教育に力を入れている学校で、中間・期末などの定期テストがなく、通知表もなかった。明夫さんは「朝鮮文化研究会」（朝文研）に入り、在日同胞の友達ができた。三年間担任だった先生は朝文研の顧問でもあり、「みっちり、その先生に鍛えられた」。

平屋のプレハブでね、いちばん端っこが朝文研《ちょうぶんけん》。隣は部落研。その隣が沖縄研。その隣が障問研（障害者問題研究会）。これ、ずらっと並んでる。

朝文研《そこ》で初めてハングルを勉強して。アーヤーオーヨー。週に一回、朝鮮人の先生が京都から来てはって。文字が読めたっていうのは、すごく自分にとってはプラスでした。〝ああなったらこう読むんやぁ〟いうのは、おもしろかった。

ハングルの勉強に参加する生徒は、たいてい明夫さん一人。でも、朝文研は活気のある場所だった。

〔プレハブには〕卓球台が置いてあって。壁と卓球台の端がこのぐらいしかない、蟹歩《かに》きせぇへんと行かれへんぐらいのところで、毎日、卓球やってた。その〔遊びの〕ときは、いっぱい来るわけ。で、顧問の先生がまた、卓球がうまいんです。〔在日の生徒たちの〕居場所になってた。

高校のいちばん大きな行事は文化祭だ。ギターが得意だった明夫さんは、朝文研で一緒の仲間と、自分たちで作詞作曲したフォークソングを演奏。また、朝文研では毎年、手作りの劇を発表した。

〔高校の文化祭いうと〕いまやったら、チャンゴ〔朝鮮の太鼓〕叩いて、サムルノリ踊ったりするけど。あの当時は、劇。その劇のシナリオを書くのが、その年の朝文研の部長。配役がね、〔工業高校の生徒は〕男ばっかりしかおれへんから、ほかの学校から〔在日の女子生徒を〕連れてきて劇の役やらせたりとか、わりと横のつながりもあった。堂々と、日本人の前で、自分が在日だということを名乗る感覚は、そのときにできた。

普段の授業では、クラスで話し合う時間が多くもたれた。

解放教育なんでしょうね。ホームルームが多かった。〔そこで〕「自分のしんどいことを語れ」っていうんです。クラス四十人いて、こっちから順番にしゃべらされるわけ。でも、いやいやしゃべってる子も〔おるし〕、ちゃんとしゃべれへんかったり。

そのときに、警察〔官〕の子ぉがおって。Sくん。「自分はちっちゃいときから、『ポリ公の息子、ポリ公の息子』と言われて」。パッと見た。あっ、そうやったんや、おまわりさんの子どもって、いじめられてたんや、と。彼のあのときの発言がいっちばん記憶にありますわぁ。朝鮮人であるとか、部落であるとか、〔それぞれの立場の子が〕いろいろしゃべったと思うけども。〝いろんな立場の子ぉが自分の知らん思いもってるんや〟いうのを、そのときに学びましたわ。

ぼくとしては、そこでSくんが言うたコトバが原点。被差別者やとか差別者やとかって簡単に分けるんじゃなくて、その子がきちっと自分の思いをどう自分のコトバで語れるか、そこが大事なんちがうかな。

ぼくが言うたコトバ？　それ、記憶にない。ぼくが自分のしんどさをきちっと言うたかっていうたら、言うてなかったかもわからへん。

小学校三年まで育児院で育ったことや、両親や姉たちがハンセン病療養所にいたことについて、このころも誰にも話していない。担任の先生は信頼できる人で、話せばきっと受け止めてくれたはずだと、いまは思う。しかし当時の明夫さんは、誰かに話そうなどとは「まず、考えなかった」。

この高校三年間で学んだことは、とても大きい。「朝鮮の文字と歴史と。朝鮮人の仲間、こんだけおるんやなという安心感。孤立してない。それがありました」。

地方公務員に採用／指紋押捺拒否

高校卒業後は、地方公務員に採用される。ちょうど阪神地域では、在日の運動の成果として、地方公務員の国籍条項が撤廃され始めた時期だった。明夫さん自身も、このころから民族差別と闘う市民グループの活動に参加し始める。「〔そのグループでは〕日本人と朝鮮人が一緒に〔運動を〕やってる。共闘なんです。日本人が『これは自分たちの問題だ』と言うのんが、すごく新鮮やった」。

明夫さんが参加する少し前、運動の大きな課題は、市の児童手当の問題だったと聞いている。

あの当時、日本人の場合は〔子ども〕三人目から四千円出た。朝鮮人は一円も出ない。抗議したら、市は「出しましょう」と。で、一方的に発表した。「朝鮮人は、四人目から千五百円」。そしたら怒りますわね。なんでやねん、いうて、徹夜交渉までやったらしい。

〔ぼくが参加し始めたころは〕教育委員会にたいして〔在日の児童生徒のための〕「教育の基本方針をつくりなさい」と、ずうっと交渉。ぼくも毎回、足を運びました。

明夫さんは、この市民グループの活動の一環として、地域子ども会の活動を始める。夜、保育園のスペースを借り、小中学生のための学習会をひらいた。

ビラをつくりましてね、こっちに日本語、こっちに朝鮮語。「子ども会、学習塾、会員募集」。それを撒《ま》いて。

ぼくが小学生部会、ずっと担当して。週に二回、月曜日と木曜日やったかな、仕事が終わって、六時半ぐらいから。日本人の子も朝鮮人の子も、両方来る。〔教えたのは〕学校の宿題とか、問題集〔を書き写したプリント〕つくって。当時はコピーがないから、青焼きで刷ってね。サマーキャンプは、やっぱり、おもしろかった。

〔在日の子どもたちは本名を〕名乗ってました、その子ども会のなかでは。だけど、学校では日本名になる。「ここでは本名で言っても、学校では呼ばんといてね」とか、そんなん言われましたもの。

三十一歳のとき、何度目かの外国人登録の更新の時期を迎えた。一九八〇年代半ば、指紋押捺制度に反対する運動が盛んになっており、明夫さんも、地方公務員をしている同胞と二人で指紋押捺を拒否した。

その日に〔指紋押捺拒否に〕「行く」って事前に表明して。新聞にも載りました、「公務員が指紋拒否」。それ、当時の〔職員〕組合も〔闘いを〕支援してくれはって……。あの当時、〔指紋押捺拒否をした人が〕告発されてましたね、たくさん。〔ぼくたちには〕告発はなかった。

そのときに、人事課から説明に来はった。〔職場の会議室に呼ばれて〕パッと入ったら、人事課長がひとりで座ってはんねん。型どおりのこと言いはったと思いますわ。「これは公務員としてあるまじき違法行為や。法律違反です」。「押せ」とは言わへんかったなぁ。〔説得は〕それ一回きりです。

愛生園へのひとり旅

二十代のあいだも、明夫さんは、両親と姉たちがハンセン病療養所にいたことを、誰にも話していない。家族のあいだでさえ、話題にのぼることはほとんどなかった。二十歳のときには実家を離れ、子ども会活動をしている地域で生活していた。けれど、この問題を忘れていられたわけではなかった。

二十代のあるとき、ひとりで愛生園を訪れている。愛生園訪問は中学生以来だった。「自分のふるさとでもないんやけども、なんなんかなぁとか思って」。

日生《ひなせ》まで行って。そこから〔愛生園まで〕、ほんとは船が出てるんですけども、そんなことぜんぜん計算せんと、ぼくらの親がおる時分にいろいろお世話になった〔在日の入所者の〕Kさんに電話してん。「どうして行ったらいいんですか？」って。あの人、あのときまだ若かったんだね。ポンポンポンポンいう舟ありますやんか。あれで〔迎えに〕来てくれて。

〔愛生園には〕二、三日いてた。〔ぼくが泊まったのは〕大広間でした。そこへKさんがいてはって。なにをするでもない、ずうっと、ぼおっとして。NHKのラジオがかかるのを、ずっと聞いてました。

なんか、〔ここは〕自分にとって避けられへんところやのに、ずっと避けてた。だから一回、自分自身で行ってみて、まぁ、避けて通るものではないということを確認できた。チャンスがあれば、なにかをこう、語れる準備は〔しておきたい、と〕。

結婚から三年後につれあいに話す——高弘子さんの語りから

二十七歳のとき、子ども会活動をとおして知り合った同胞女性と結婚。妻には、結婚から三年たったころに、両親と姉たちがハンセン病療養所にいたことを伝えている。「いつかはしゃべらなあかん、というのがあった。ずっと踏ん切りがつかなかった。晩酌して、酒が進んできて、パッと言うた」。どんなふうに話をしたのかは、よく覚えていない。

いっぽう、おつれあいの高《コ》弘子《ホンヂャ》さんは「わたしが問い詰めた」と振り返る。結婚生活をおくるなか、夫と義父母や義姉たちの会話に、どこか不自然さをかんじていたからだ。ここでは弘子さんの語りを紹介しよう。

弘子　結婚する前に、「赤ちゃんのとき、お母さんが病気になって。自分だけが施設に預けられて、小学校三年まで育ったんや」って、それだけは〔彼から〕聞いてたんです。わたしからすれば、主人だけが家族と離れて、施設に入れられてたわけでしょう。ふつうやったらもっと、「不憫なことをした」とか、そういう会話《あれ》があってもいいんじゃないかなって……。〔彼の〕家族、〔いろいろ〕昔の話をするんやけど、その話は絶対しはらへんかってんね。なにかがこう、みんなの会話のなかで抜けてるような感じはあって。

　ほんとに問い詰めずにおられなかったのは、お義母《かあ》さんの主人にたいする〔接し方〕。お義母《かあ》さんは、もう、主人のことがかわいくてかわいくて、たまらない。ほんで、いつも、すごく悲観的なかんじ。わたしからすれば、お義父《とう》さんはすごく真面目で、お仕事もちゃんとして家族を養《やしの》うてはるし、子どもたち三人も独立して、すごく幸せ、恵まれてるなぁと思うのに。「長生きしてもしゃあない」とか、「生きとってもしゃあない」とか、よぉ言うてはったんですね。

夫に「なんでなん？」と尋ねると、思いがけない答えが返ってきた。「『言えない事情《あれ》があったんや。

ハンセン病ていう病気に、お母さんがかかって』って」。

弘子　ほんとに、びっくりしました。子どものころ、〔わたしの〕母親が、その病気の人にたいして偏見いうか、それなりに〔忌避するようなことを〕言うたことがあって。その、病気そのものの怖さじゃなくって、世間一般の人らの偏見いうか、それが尋常じゃないいうのはかんじてたから。もう、ほんとたいへんな……。

で、「一緒にいてたらうつるからいうので、自分は施設に入れられた」いうのを聞いて。〔幼い〕息子を手放さなあかんかったいうの、〔母親として〕どれだけ辛かったやろう、と。言葉では言い表せないぐらい、すごい重い……、もう、苦しくなるいうぐらいのかんじ。それで、初めて理解できたいうんか、お義母《かあ》さんの〔気持ちが〕。

数年後、明夫さんと弘子さんと三人の子どもたち、それに明夫さんの両親とで、愛生園を訪問している。

明夫さんの母親は、収容当時の体験を、弘子さんに話してくれた。

弘子　お義母《かあ》さんと二人だけでお茶飲んでて。いろいろ、そのころの話をしてくれはって。——大阪におって、長島〔愛生園〕に行くことになって。看護婦さんが一人、ついてきたらしいんです。

「岡山の駅まではアキオも一緒やった。そこから、自分らは愛生園に行って。アキオは、その看護婦さんが抱いて、施設に連れて行ったんや」いうて。「行くときは一緒やったのに、そこから離れ離れになったぁ」いうて、泣きながらね。思わずもう、そこで声がつまるいうか……。

〔お義母さんは、わたしに〕「子どもらに知れたら都合悪いことないかぁ？」それを心配してた。〔まだ〕子どもやから、あたしの実家でしゃべるんちがうかって。「大丈夫ですよぉ。子どもらにも『〔むこうの〕ばあちゃんらには言うたらあかんでぇ』いうて言うてるから」って。

二〇〇三年、明夫さんの母親は八十一歳で亡くなった。

このころ、明夫さんの周囲で「ハンセン病問題を考える〇〇市民の会」の活動が始まっている。きっかけは、在日の運動をずっと一緒にやってきた日本人の仲間が、ある時期からハンセン病問題に関心をもち、愛生園へ熱心に通うようになったことだった。明夫さんは当初「そんなこと、やめといてほしい」と考えていたが、その仲間がハンセン病問題について説明するのを聞き、心が動いた。「ちゃあんとわかるように、イチから説明しよる。『ハンセン病いうのは、こういう問題や』って、きちっと言う。あっ、ここまで言うてくれたら大丈夫やろう、と」。明夫さんはその後、「市民の会」の仲間たちには、両親と姉たちが愛生園にいたことや自分の生い立ちを明らかにしている。

隔離政策がつくりだした悲劇

聞き取りから数年が経ったあるとき、わたしたちは明夫さんから「話したいことがある」と連絡を受けた。二〇一〇年五月、岡山で「ハンセン病市民学会」の第六回全国集会が開催された夜、宿泊先のホテルで、ふたたび話を聞いた。

明夫さん自身、最近初めて知った事実として、次のような話をしてくれた。母親と下の姉が入所した一年後、父親と上の姉が愛生園に入所した経緯についてだ。

〔父親と上の姉が愛生園に〕見舞いに来たとき、うちのお母さんは、男の人と一緒におったわけです。〔園内結婚いうんかな。〕それがわかって、お父さんが逆上して、その男の人を刺したん。ナイフで刺したんか、包丁で刺したんか、細かい話はわからんけど。〔相手の人は〕死にはしなかった。

〔父親が〕牛窓署に連行されてしばらくおったときに、〔ある在日同胞の入所者の人が〕嘆願書を作りはった。ようするに情状酌量っていうんか、「こんな事情があるから」いうことで。愛生園の入所者《ひと》、もう、署名をぜんぶ集めたって。その嘆願書を持って牛窓署へ行ったら、〔嘆願が〕叶えられて、釈放されて。それで〔親父も〕愛生園に入って。

そんで、果樹園〔に夫婦で置かれた〕。あまりにも事件が大きすぎるから〔みんなと一緒の舎ではなく、園内でも〕人里離れたところに入れさした、みたいな。上の姉さんも〔外の社会には頼れる人が誰もいないから」一緒におらなしゃあない、となったんでしょう。

これは、父親や姉たちから直接聞いた話ではない。嘆願書を作ってくれた当の人が、最近になって、こうした経緯を明夫さんに教えてくれたのだ。なお、相手の男性はこの事件の直後、別の療養所に転園となったという。

母親が収容後、おそらくは外の社会に二度と戻れないと絶望したために、夫とは別の男性と「園内結婚」していたこと*2。傷害事件を起こした父親にたいする異例の措置。これらは、ハンセン病療養所が、社会の「法」の届かない隔離された世界だったから、起きたことだ。

*2 明夫さんの母親が愛生園内で「男の人とおった」ことを、いわゆる〝浮気〟と誤解してしまうと、当時のハンセン病療養所内の生活のリアリティを大きく見誤ることになる。このような「園内結婚」の現実について、すくなくとも三点を考慮する必要がある。

(1) 家族からひとり引き離され、ハンセン病療養所に収容された以上社会復帰できる望みはないと思わざるをえなくなった段階で、外の社会にいる配偶者（および子どもたち）との関係は危ういものになってしまったであろうこと、すくなくとも入所者本人にはそのように感じられたであろうこと。

(2) 当時のハンセン病療養所の男女比が三対一ほどであったこと（これは、そもそものハンセン病発症の男女間の比率の違いに由来する）。療養所内での生活が、女性単身では生きにくい環境であったことは、容易に想像できる。入所者の聞き取りではしばしば「女の人はすごくモテた」といわれるし、ときに入所者女性にたいする結婚を促す圧力の強さについて語られることがある。

(3) 療養所がいわば「治外法権」の空間であったこと。——療養所では、入所者どうしの夫婦としての生活(「夫婦舎」への入寮)が認められていたが、それは、法的な婚姻届が出されている場合もあれば、出されていない場合もあった。そして、仮に、当人が収容以前に結婚しており、外の社会で暮らす配偶者との法的な婚姻関係が続いていた場合でも、それとは別の相手である入所者との〝夫婦としての〟生活が認められた。

きょうもね、〔ハンセン病市民学会の集会で、愛生園などのハンセン病療養所を〕なんで島にしたか〔テーマになっていたでしょう〕。隔離するために。ようするに、外から見えないようにする。だから、〔その中で〕どんな事件があっても、治外法権みたいなかんじで……。いまの話だって、〔外の社会では〕通る話じゃあないでしょう。

この日の集会で明夫さんの隣に座った女性は、愛生園からの退所者で、在日同胞だった。彼女は、愛生園にいたころの明夫さんの家族のこと、彼の父親がほんとうは病気ではなかったことを知っていた。その女性自身は、愛生園に入所してまもなく、夫から離縁させられていた。ハンセン病療養所ではそのようなケースが多いという。

ぼく、思わず言うたんです。「それやったら、うちのお父さん、すごい立派ですね」って。〔妻が〕愛生園へ入ったって、見捨てんとね、ずっと嫁はんのことを思うて……。「そうやでぇ、すごいよぉ」って、その方、言うてはったわ。別れる人は、簡単に別れますわね。離婚したら済む話なんやから。そんなふうにして、離婚させられた夫婦が何組おったか、わかりませんわね。

明夫さんの父親は二〇一一年、九十一歳で亡くなった。「息子に事実を知らせないまま死ぬことが父の願いだったような気がします」と、明夫さんはわたしたちへのメールに書いている。

法を執行する公務員のありかたを考える――明夫さんの講演から

二〇一二年三月、この本の打ち合わせのため、大阪市内で明夫さんと再会。ハンセン病回復者支援の会である「虹の会おおさか」で企画された、明夫さんの講演を聞いた（明夫さんは、在日の問題をテーマにした講演はたびたびやってきたが、ハンセン病問題で講演するのは初めてだ、と言った）。

明夫さんが講演で焦点をあてたひとつは、法を具体的に執行する立場にある「公務員」のありかただ。患者隔離を定めた「らい予防法」や、外国籍教員を管理職にしないよう定めた文部省の「局長通知」*3など、法自体が人権侵害をはらんでいる場合に、それを執行する公務員はどのようなスタンスをとりうるのか。明夫さんは、自身が公務員であり、また法のもとに人権侵害を受けた当事者でもある立場から、この問題を語った。

＊3　神戸市立中学校に勤務する在日韓国人教員が、外国籍であることを理由に副主任の任命を取り消され、二〇〇九年、日本弁護士連合会に人権救済申立を行なった（「外国籍教諭の役職任用撤回に関する人権救済申立事件」）。二〇一二年三月、日弁連は、この申立事件をめぐり、文部科学省と神戸市教育委員会にたいし勧告書を出している。――明夫さんは講演のなかで、この勧告書を「すごく意味がある」と述べた。以下、この事件の経緯と日弁連の勧告書の内容を簡単に紹介しておこう。

一九九一年に実施された日韓両政府の話し合いを受け、文部省は同年三月二十二日、「在日韓国人など日本国籍を有しない者の公立学校の教員への任用について」という教育助成局長通知を、各教育委員会あてに出している。この通知は、外国籍者について教員採用試験の受験を認める一方、「公務員に関する当然の法理」に基づき、採用後の身分については通常の「教諭」ではなく「任用の期限を附さない常勤講師」とすべき、とした。さらに常勤講師は「公務の運営に『参画』する職務ではない」ため、校長や教頭、教務主任や学年主任などにはなれない、とした。

当該申立事件にかんする日弁連の調査報告書によると、神戸市教育委員会は二〇〇七年、中立人が勤務する中学校長からの問い合わせにたいし、この局長通知に基づいて「主任不在時に主任の代行をすることがあれば、副主任はできない」という見解を伝えた。これを受け、この校長は中立人にたいする副主任の任命を撤回。これが、この中立事件の顛末である。

日弁連は文科省にたいし、一九九一年の局長通知について、「憲法十四条に反する……不合理な差別的取扱い」であり、「憲法二十二条が保障する職業選択の自由を侵害する」ものであると指摘。文部科学大臣にたいし、局長通知のなかの「『教諭』ではなく『任用期限を附さない常勤講師』とすべき」とする部分を取り消し、外国籍教員の校長を含む管理職への昇進に支障がないようにするよう勧告した。

さらに日弁連は、神戸市教委にたいし「貴委員会は、本件通知を無批判に受け入れて、これに沿った見解を同校長に伝え、よって申立人に対し、合理的な理由なく副主任の任命を取り消されるという差別的取扱いを生じさせたものであるから、貴委員会の対応は人権侵害に該当する」とし、「本件通知の存在に関わらず」（傍点引用者）、外国籍教員の「教諭」任用、および適性のある者は管理職に登用するよう勧告したのである。

たとえば、在日外国人の指紋押捺問題。あれ、「指紋を押さなあかん」と言う窓口の人間は、たいへんなわけです。わたしも〔一九八〇年代なかばに指紋押捺拒否に〕行ったときに、〔役所の窓口で〕「なんで押さなあきませんねん？　理由聞かしてください」って聞いたことがあって。「五年前押してるから、もうええンちゃうの？」って言うたら、「五年前の指紋と、いま来たあなた、ほんま〔同一人物〕かどうか確認するために押してもらってる」って言うわけですよ。「〔指紋とらんかて〕写真撮ってるがな」って言うわけですけども。「窓口の地方公務員は、法律に基づいて〔指紋を〕押ささなあかん」と。指紋《それ》押捺も人権侵害のひとつなんですけども、公務員は、その〔「外国人登録法」いう〕法律を守れば守るほど、自分が人権侵害する立場になる。

ハンセン病問題から言うと、「癩／らい予防法」という）法律をつくってしもうたから、「無癩県運動」やら隔離政策そのものを、やらなあかん。それをいちばん担ったのが地方公務員でしょう。なかでも都道府県レベルの職員ですわね。わたしの家族の場合は、大阪府の職員。「愛生園に入れ、入れ」って言われて……。

明夫さんは、二度とおなじ過ちを繰り返さないために、ハンセン病隔離政策下の公務員のありようの検証が必要だと訴える。「ぼくは、その人らの話を聞きたいなぁと思ってねぇ。たぶん、その人らは、『らい予防法』いう法律に基づいて、自分は正しいと思うところを正義感に燃えてやりはった。で、〔強制隔離政策は憲法違反やという熊本地裁の〕判決が出て。自分らが正しいと思うてやってたことが、いま振り返ってどうやねん、て。そこへ言葉があればいいなぁと思って」。

ぼくも公務員やからね、なんの仕事するかいうたら、法律に基づいて仕事しますやんか。いろんな法律や条例や通知文に基づいて仕事するちゅうのが本来の公務員の姿やろう思うんですけども。もし、そこに人権侵害があるような法律であれば、〔公務員が〕そういうなものを無批判に受け入れて対応したら、やっぱり人権侵害になるんちゃうかなぁと思うんです。

「ハンセン病問題に関する検証会議」で出した『最終報告書《ほん》』で、〔そういうことが〕どっか書いてあるんかなと思って、ワクワクしながら一生懸命見たんですけどね、ないんです。ここが明らかになったら、これから、こんなふうな変な法律が出たときに、これは人権侵害やでぇといったときは、公務員が「これ、やらん。守らんでええ」と。「無癩県運動やらんでええ」と、そういう声《あれ》が出ると思うんです。〔日本社会として大事な〕経験ができると思うんですね。そこが問われないから、公務員はもう無批判に、どんな法律でも受け入れなあかんってなってしまってるのが、ひじょうに残念なんです。きちっと公務員は見極めなあかん、ええ法律と悪い法律を。というふうに、ぼくは思ってる。

ハンセン病家族の輪を広げたい

講演のあいまに明夫さんのギターの弾き語り。井上陽水「人生が二度あれば」、坂本九「上を向いて歩こう」をみなで歌った。この日の参加者は十数名ほど、場がなごんだ。

明夫さんには、親から引き離されたことへの被害感情はなく「恨みみたいなものは、いっさいない」。そもそも、親子という感覚が形成される前に別れているからだ。「親と毎日会って、親に声かけられて、親の声を聞いて、親がどんな話ししたかというのがあってはじめて、親子関係ができる。八年間、その会話もないし、接触もなかった」。それ自体が被害だったと、いまは考えている。

母親、父親と離れる年齢がいつかによって、ぼくの受けた気持ちはぜんぜん変わってくると思うんです。一歳やから、ぜんぜん記憶にない。父親という感覚も、母親という感覚も、姉弟《きょうだい》という感覚もね、そもそも、そこが抜けてる。だから寂しいという思いもぜんぜんなかった。五、六歳ぐらいまで一緒におって、引き離されたとしたら、ものすごい寂しい思いしたでしょうね。

明夫さんは、「『らい予防法』がなければ、家族が散り散りバラバラになるようなこともなかったし、母親もこんなに苦しまんでよかった」と言葉を継いだ。

母親は、自分がこの病気になったということを、ひじょうに背負ったと思うんです。自分のせいで家族をこんなふうにさしてしもうた、みたいなね。自分を責めに責めたということ。で、それを誰にも言えない辛さが、たぶんあった。やっぱり、その病気になった人は、「こういう法律がおかしかったんや、隔離政策がおかしかったんや」って言うんじゃなくて、自分を責めてしまう。自分さえこの病気になれへんかったら、みたいな。当事者自身が声を上げれないっていうことが、あったんじゃないかと思う。

声を上げられない状況にあるのは、ハンセン病になった当事者だけでなく、その家族たちもだ。

「れんげ草の会」という家族の会が二〇〇三年に発足して。これは画期的なことなんですけども、細々なんですね。で、公害運動とか水俣病とか、いろんな闘いがあったときに、被害をこうむった人の家族がいちばん頑張って、国に訴えるっていう姿が普通なんですけども。〔ハンセン病の場合は〕家族が表へ出てこない。

家族が、当事者を〔療養所へ〕追いやっている部分もあるんです。「墓参り、来んといてくれ」「結婚式、来んといてくれ」。家族は、ほんとは温かく迎え入れてせなあかンねんけども、それができないのは、自分だけじゃなくて、自分の子どもとかイトコやらハトコやらも、ずうっと繋がってる。そこへ話が波及するから、どうしても、親戚一同にばれたら困る。自分の家族を守るために、園に入ってる当事者を〔療養所に追いやるかたちで〕「来てくれるな」っていった話はたくさんありますわね。

家族が、本来いちばん温かく迎え入れなあかん存在のところが、そんなふうになってしもうてる。で、当事者も、家族に迷惑をかけンとこうということで、いっさい連絡を取らないというケースがほとんどだろうと思う。「れんげ草の会」いうて、いいグループができたんですけども、なかなか広がらないです。

こんど、家族の聞き取りの本が出るということで*4。ぼくは、その本を〔ハンセン病の〕家族が見たときにね、「うん、うちも言えなかったわ。わたしもこんなやで」っていうて、そういう人が出てくるかなって〔輪が広がることを期待しています〕。

＊4　ここで睦明夫さんが言及した「こんど出る家族の聞き取りの本」とは、言うまでもなく本書のことである。「れんげ草の会」のみなさんには、わたしの遅筆のために、ずいぶん長いことお待た

せしてしまった。ごめんなさい。

両親が背負わされた「罪」——遺族代表挨拶

二〇一四年六月二十日、厚生労働省の正面玄関前で開催された「らい予防法による被害者の名誉回復及び追悼の日」式典にて、明夫さんは遺族代表の挨拶をした。さいごに、その全文を紹介したい。

〔関西から〕来ましたモクと言います。いま、〔追悼の〕碑の前に、わたしの亡くなりました父と母の遺影を持ってきましたので、ちょっと置かしてもらいました。みなさんは、この追悼の碑の前で、何を報告され、そして何を誓ったのでしょうか？　「らい予防法」という間違った法律のために、こんな家族があったんだというお話をいまからいたします。

わたしの父は、一九二〇年、当時は日本の植民地であった朝鮮半島で生まれ、十四歳のときに、〔一九二二年生まれの〕母は十六歳のときに、この日本へ渡ってきました。わたしは一九五五年、昭和三十年に、大阪府吹田市で生まれました。そのときの家族は父と母、そして十歳上の姉と五歳上の姉の五人家族でした。祖父や祖母、オジやオバたちは、みんな朝鮮へ帰っていました。

母はわたしを産んだときにはすでにハンセン病にかかっていたようで、大阪府の職員から執拗に入所勧奨を受けていました。しかし、父は家族を守るため〔母の〕入所を拒否していたようです。それでも入所せざるをえなくなったのは、家族が通っていた銭湯で、ある日突然、入浴を拒否された事件があったからです。父は、オンボロ長屋に自分で風呂を造ろうとまで考えたそうですが、それもできずに、愛生園行きを決断した、というより、決断させられたと言えます。

母とおなじくハンセン病にかかった五歳上の姉と一緒に〔母は〕一九五六年、昭和三十一年の十二月、わたしが一歳のときに長島愛生園へ入所しました。父と十歳上の姉は吹田市に戻り、わたしは乳飲み子だったために岡山市内の育児院に預けられました。一歳のわたしには一切記憶がありませんが、岡山市内で抱いていたわが子を大阪府の職員に引き離されたとき、母は気が狂ったように泣き叫んだといいます。

そして一年後、父と姉が愛生園に見舞いに行ったとき、父と姉もハンセン病にかかったと診断され、そのまま入所することになり、父と母、そして姉二人の四人が愛生園に入所しました。五人家族のうち四人もハンセン病にかかるとは……。こんなことがあるのでしょうか？

一九六四年、昭和三十九年、八年間の入園生活を終え、父の努力により家族五人は〔兵庫県内に〕社会復帰することができました。しかし、育児院に預けられたわたしには、父と母と姉たちと過ごした記憶がなく、このとき初めて出会ったのが父や母、そして姉たちだったのです。そのときわたしは九歳、小学校三年生。この微妙な年齢が幸いしたのでしょうか。その後、父や母、姉たちとも、わだかまりなく過ごすことができました。毎年夏に家族五人で愛生園へ遊びに行きました。しかし、こののどかな島が何なのかは、小学生のわたしには理解することができませんでした。

ある日、母とふたりきりになったとき、「なんの病気？」と尋ねました。すると、母は声をひそめて「らい病」と言いました。口に手を添えて言うその仕種で、この病気の名は他人には絶対言ってはいけないものと思わせるのに十分でした。小学校、中学校、高校生活のなかで〔わたしは〕どんなに親しい友達にも、自分の両親がハンセン病であったということは話しませんでした。高校を卒業し、そして市役所に入所しました。在日朝鮮人が市役所に就職できたことは、当時としては全国でも初めてのことで、両親はこの就職をたいへん喜びました。もちろん、〔わたしは〕職場の人にもハンセン病を語ることはしませんでした。

二十七歳のとき、同じ〔在日〕朝鮮人の女性と結婚しました。彼女にも自分の親のことは話しませんでした。しかし、結婚して三年目、妻から親の態度がおかしいと追及されました。妻は、わたしが子どものころ岡山で養護施設に預けられていたという話までは聞いていたのですが、家族がそろって話す会話のなかで、なにか抜けているとかんじていたそうです。また、孫もできて、息子は自慢の公務員になって、こんな幸せな家族はないと見えるのに、母はいつも「長生きしてもしゃあない」とか「生きとってもしゃあない」などと、妻に悲観的に語っていたそうです。それで妻はわたしに「お母さんは、なんで、そんなンなん？」と問い詰めたのです。仕方なくと言っていいでしょう、妻にすべてを話しました。妻はこれを聞いてはじめて、母の思いが理解できたと言っていました。その後、母は妻とふたりきりになったとき、わたしが一歳で離ればなれになったときのことを泣きながら話し、妻も泣きながらその話を聞いたそうです。その後、孫たちを連れて長島愛生園へ行くこともしました。

しかし、この家族にはまだ語っていない事実がありました。母にはハンセン病特有の後遺症がかすかにありましたが、父には、そして十歳上の姉にはその痕跡はありませんでした。ほんとうに父と姉はハンセン病にかかっていたのか？　わたしは小学校のころから、ひとつの疑問としてずっと抱いていました。しかし、面と向かってそれを聞くことはできませんでした。

母は八十一歳、二〇〇三年、平成十五年に、父は九十一歳、二〇一一年、平成二十三年に亡くなりました。どちらもマンションからの飛び下り自殺でした。ふたりとも老人性鬱病になっていましたから、それが原因なのかな、と思っていました。一九五六年当時、母たちが愛生園に入所する際、ずいぶんお世話になった方がいました。いまも愛生園に入所されていますが、その方とお話しする機会がありました。二〇〇八年の二月、いまから六年前のことです。わたしはその方になんの気なしに質問したのです。「父はどうして愛生園に入所したんでしょうか？」するとその方は、「お父さんから聞いていないの？」と逆に質問され、〔わたしは〕「聞いていません」としか答えられませんでした。すると、その方は次のような事実をお話ししてくれました。

母と下の姉が入所してから一年後、父と上の姉が愛生園に見舞いに来たときに、母は別の男性と暮らしていたのです。それを見た父は逆上して、その場にあった包丁でその男性を刺したというのです。その男性は一命をとりとめましたが、父は牛窓〔警察〕署に留置させられました。このまま裁判の判決を受けて刑を受けるところですが、この方が嘆願書を書いて、園内のほとんどの人からの署名を得て、その嘆願書のとおり釈放され、しかし、そのまま園外で暮らすということはできずに、園内で夫婦一緒に、また上の姉もおなじく入園したといいます。

これですべての謎が解けました。しかし、あまりにも衝撃的な話です。こんな話を両親は息子にできるでしょうか？　母は夫を裏切って、別の男性と暮らしたという罪を犯して、父はその男性を刺して、殺人未遂という罪を犯して。このときから両親はふたりとも、大きな罪を背負ったまま暮らし始めることになったと言えます。このどうしようもない、そして、逃れようもない事実が、ふたりの心をずっと苦しめたのだと思います。そして、息子や娘たちになにも話さないまま、みずからの生命を絶つことで、その苦しさから逃れたのではないかと思えてなりません。

いま、わたしの両親に慰霊の言葉を語るなら、どのような言葉があるでしょうか？　わたしはこう言いたいと思います。

もういいよ。なにも苦しむことはないよ。息子たちは、あなたたちを罪人《つみびと》とは思っていません。あなたたちを罪人《つみびと》に追いやったのは、「らい予防法」という国の法律がそうさせたのだよ、と。罪を負うべきは、この法律を作った人たちなのだよ、と。

お父さん、お母さん、あなたたちになんの罪もありません。そんなふうな言葉を、わたしの両親に、この慰霊碑の前で語ってやってください。

第11話
和光園生まれを隠さずに生きる

前田重雄さん（仮名）は一九五二年生まれ。わたしたちが重雄さんと出会ったのは、二〇一〇年夏。奄美和光園での聞き取りを終え、名瀬市内の宿舎へむかうとき、語り手の男性が「懇意のタクシー運転手がいるから」と電話で呼んでくれたのが、重雄さんだった。乗客となったわたしたちとの車中の会話で、ハンドルを握る重雄さんは「わたしは和光園《あそこ》で生まれたんですよ」と話してくれたのである。奥晴海さんとも友人であることがわかり、あらためて聞き取りをお願いした。お話を聞いたのは二〇一〇年十一月、和光園の面会人宿泊所にて。このとき重雄さんは五十八歳。

重雄さんは、自分が〝和光園生まれ〟であることを、日常生活のなかで明らかにしている。本書では自分の名前を仮名にしようと決めたのは、万が一にも、自分の子どもたちに差別が及ぶのを避けるためだ。「子どものことがなければ、実名を出してもいいんだけど……。やっぱり、ぼくの代ではっきりと終わらせたいから」と、原稿確認のとき、重雄さんは繰り返し言った。

ぼくは和光園で生まれた

両親ともに和光園内で入所者として生活しているときに、重雄さんは生まれた。実父は、もとは徳之島で学校教員をしていたが、ハンセン病を発症、和光園へ収容。園内で、おなじく徳之島出身だった母親と知り合い、ふたりのあいだに二歳上の姉、そして重雄さんが生まれている（姉は二歳で亡くなった）。「当時の園長がカトリック系かなにかで、『できた以上は堕ろすな』ってことだったようです」。実父は、入所前にすでに結婚しており、徳之島に妻子があった。両親が法的な婚姻関係になかったことから、戸籍上、重雄さんの姉は母方の叔父夫妻の子どもとして、また、重雄さんは母方の伯父夫妻の子どもとして、出生届が出されている。その後、母親は実父と別れ、ほかの入所者男性と正式に結婚。重雄さんの戸籍は、小学校低学年のころに、母親と新しい結婚相手（育ての父）のところへ移された。

重雄さんは、生まれてすぐは母親と実父のもとで育てられ、その後は、園職員らの手で育てられたようである。

ぼくの聞いた話では、レントゲン技師のタムラさん、あの人なんかが、園内（のどこか）で、ぼくを養育《あれ》しとったみたいです。一時預かりみたいなかんじで。タムラおじなんかがよく言うから。「あんたがちっちゃいときは、自分なんかが（面倒を）みとった」って。

生まれてしばらくは、親が養育《あれ》して……。そのあとは、園の職員の方が何名かで、交替みたいなかんじで〔育ててくれたそうです〕＊1。

＊1　聞き取りの翌二〇一一年、重雄さんの母親が亡くなり、和光園で弔いの式がもたれた。「その通夜の席で、〇〇おじ〔和光園入所者男性〕からこんな話を聞いた」と、奥晴海さんが後日、わたしに電話をくれた。重雄さんの母親が子どもを育てていた当時の様子についてである。

奄美大島が本土復帰になる一九五三年ごろまでは、和光園の中で子育てができたんだって。それも、〔入所者である〕親の手元でよ。当時は雑居部屋、〔一部屋に〕夫婦が何組かで〔生活する〕ね。シゲオくんのお母さんも、そこでシゲオくんのお姉さんを育ててたって。〇〇おじも、わたしより二、三歳下の子どもがいて。「米軍政下で、アメリカの人たちに見つかったらたいへんだったんじゃない?」って聞いたら、「隠れ隠れ、やっとった」って。でも、あるとき、ある子どもが間違って石油を飲んじゃったっていう事故がおきて。昭和二十七年から三十年に来ていた大平〔馨〕園長先生がね、けっきょく、自分たち〔園職員〕のほうで預かって育てるようにしたんだって。そして〇〇おじはね、〔一部屋に夫婦一組で暮らせる〕夫婦舎ができたとき、雑居部屋から夫婦舎に移りたくて、断種をしたんだって。

（二〇一一年十一月七日、晴海さんからの来電直後につけたノートから）

重雄さんの母親は「数えで八十七歳」。十八歳ごろにハンセン病を発症。当時はまだ奄美大島に療養所がなかったため（和光園の開設は一九四三年）、本土の九州地方にある療養所——鹿児島の星塚敬愛園なのか熊本の菊池恵楓園なのかはわからない——へ入所したという。

〔入所した当初、母親は〕たまには〔徳之〕島に帰ったらしいです。その当時〔母親の〕上の姉ちゃんは、もう結婚してた。で、昔は、「らい病」の人が身内に一人おったら、部落のつまはじきにされよった時代なんです。そのお姉さんが、ぼくのお母さんにたいして「あんたが〔帰って〕来たら、自分なんかがこの島におれなくなる。なるべく島に来んようにしなさい。面会に行くから」って言われて、それからほとんど島に帰ってないみたいです。

戦争が終わった一九四五年から一九五三年まで、奄美群島はアメリカ占領下にあった。このかん、本土の療養所からは、多くの奄美出身者が和光園へ引き揚げている。母親が和光園へ移ったのは「第一回目か第二回目の引揚げじゃないか」と重雄さんはいう。——なお、奄美和光園編纂の『光仰ぐ日あるべし——南島のハンセン病療養所の五〇年』（一九九三年）の「年表」には、「昭和二十二年（一九四七）五・一三　星塚敬愛園、菊池恵楓園などから沖縄、奄美出身の患者二一八名が沖縄愛楽園に引き揚げる」「昭和二十三年（一九四八）九・二〇　沖縄愛楽園に待機中の奄美出身患者一〇七名が和光園へ引き揚げる」とある。

和光園で子どもが生まれた経緯——ある入所者の証言から

他のハンセン病療養所では入所者への断種や堕胎が強いられたのに、和光園では、重雄さんのような〝入所者の子ども〟が、たくさん生まれている。それは、どのようにしてだったのか。——そのあたりの事情がよくわかるのが、第十七回「ハンセン病問題に関する検証会議」(二〇〇四年五月十九日、和光園にて開催)の記録にある、和光園入所者の男性(一九二二年生まれ)の証言だ。重雄さんの母親が生き抜いた状況を知るため、彼女と同世代であり、和光園への入所時期も近いと思われる、この男性の体験にしばらく耳を傾けよう*2。

*2 以下の記述は、第十七回「ハンセン病問題に関する検証会議」の記録にある男性の証言部分のほか、前掲書『光仰ぐ日あるべし』を参照してまとめている。男性の証言を直接話法のかたちで引用した部分についても、読み易さを考え、若干、もとの記録に編集の手を加えている。

この男性は徳之島出身。一九四七年三月に強制収容にあい、総勢七十名の患者収容船に乗せられ、和光園に入所した。園では、入所者の収容可能人数を大きく超え、ひしめきあって暮らすことになった。「事務本館から治療棟、倉庫、そういうところを全部、我々が居住部屋として使わなければ、居れる場所がなかった」。まもなく、さらに四十名が収容され、入所者数は二百名を超えた。いっぽう職員は、園長を含めても、たった十名。「医者は園長が一人、介護士が一人。正看の看護婦は一人もいない。看護助手として雇用された二人が治療のまねごとをやって、我々は当時を過ごしたわけです」。

翌一九四八年には、本土の療養所からの引揚者一〇七名——このなかに重雄さんの母親もいたかもしれない――が、あらたに収容された。

引揚者を迎え入れるためにつくった建物を、「桐寮」と名づけて、これを男子寮ですね。それに「菊寮」と名づけて、これは内縁部屋。断種もしないで内縁生活をしておった方々を入れるということで、一部屋に四組ぐらい、四隅にそれぞれ一組の夫婦が入ったと。それに断種をしておった方々のために、夫婦舎として一棟二部屋の小棟ですね、二十組四十床。これが引揚者を受け入れるための園の整備です。その整備ができて初めて、愛楽園で待機しておる引揚者の方々が入ってきて、いきなりもう三百を超える入所者となったわけです。

その当時の和光園は、川の山手のほうだけ。〔いま公会堂のある〕ここの場所は、当時は和光園ではありません。社会の有屋《ありや》集落の畑、さとうきび畑だったんです。これは日本復帰の後、厚生省に移管されてから、一挙にこれだけの土地が拡張されたと。いま考えるとあれだけの狭いところに、いちばん数の多かった三百名余の患者をよくも押し込んであったなと、そういう気がしてなりません。

当時の和光園は、医者も医療設備も不足する、たいへん厳しい状況だった。「断種しようにしても、堕胎しようにしても、そういう処置をする場所がない。そういうことで、これはもうやむを得ないことですが、何名かの子どもが生まれた」。

一九五〇年には新しい治療棟ができた。こののち、夫婦舎に入る条件として断種がされるようになったと、男性は証言する。

やはり〔本土〕復帰前ですけれども、〔一部屋に夫婦一組で暮らせる〕夫婦舎を、五棟十床、建てました。その部屋に入るためには断種が条件で、本土の療養所から引き揚げて来られた方々でも、内縁生活をしておる〔ある〕方は、もう年は六十、七十にもなっておる。その人なんかも、断種しなければその部屋に入れてもらえないから、自分から希望して断種をしてもらった。そのなかに私自身も入っている。一号から十号までの夫婦舎でしたけれども、私はその九号に入りました。断種されて。それは昭和二十六年ごろかな。

他方で、和光園ではその後もずっと入所者の子どもが生まれている。これは、和光園でのカトリック宣教を始めた松原若安《じょあん》・和光園事務長（一九五二〜一九六八年在任）、和光園教会の担当司祭であったパトリック神父とそのあとを継いだゼローム神父、そして、やはりカトリック信者であった大西基四夫《きしお》園長（一九五七〜一九六九年在任）らの尽力によるといわれる。和光園で生まれた子どもたちの養育のため、乳児院の「天使園」（一九五五年開設）、そして児童養護施設の「白百合の寮」（一九五九年開設）が、カトリックの人びとによって園外につくられている。

重雄さんは、「天使園」「白百合の寮」には入っていない。一時期を園内で養育された後は、祖父母のもとに引き取られている。

育ての父の思い出

もの心ついたとき、重雄さんは、奄美大島の名瀬市内の山裾の集落で、母方の祖父母と三人で暮らしていた。和光園で暮らす両親や実父のもとへも、よく出かけていた。

〔ちっちゃいときは〕ぼくは実の父親をぜんぜん知らなくて。〔育ての父親のほうが〕「お父さん」ってかんじだった。ぼくが知ってるお父さんは、こっちでしたから。だけど実父《そのひと》が大事にしてくれるもんだから、よく実父《そのひと》の寮舎《いえ》に遊びに行きよったです。「おじさん、おじさん」というかんじで。

育ての父については「戦争に行って、戦病っちゅうかたちで〔ハンセン病を発症し〕、和光園《こっち》に入ってきた」と聞いている。もとは潜りの漁師であった。

沖縄に糸満《いとまん》って〔漁業が盛んなところが〕ありますがね。潜り専門の漁師のことを「イトマン」っていうんです。親父なんかも若いとき、弟なんかと〔一緒に〕糸満に売られてる。いまでいえば丁稚奉公だけど、昔はカネで〔子どもの労働力を〕売りよった。親が前借りで〔カネを〕もらって、三年だったら三年、五年だったら五年って〔年季をつとめる〕。うちの親父、そこで漁をしとって。

お父さんの話では、〔そうやって〕人買いに売られた子どもが四、五名いますがね。親方が手漕ぎの船で〔海に出て〕、それ、ぜんぶ海に飛び込ますらしい。獲るものは、サザエでも蛸《たこ》でも、なんでも。手ぶらで出てきたら、船を漕ぐ櫂《かい》で叩きよった。なんでもいい、獲ってきたら褒められた。それをずっと訓練されて、親方が一人前っち思ったら、一隻《いっせき》、船を貸してくれて。〔そうなると〕小遣い銭はちょこちょこもらいよったみたい。〔年季が明けたあと、うちの親父は故郷の〕島に帰ってきて、あっちこっち潜りしよったらしい。「この奄美群島で潜ってないとこはない」っち言いよったです。

〔だけど〕ぼくには「イトマンは絶対するな。人間が堕落するから」と。天気のいいときは漁に行って、潜って、〔一日〕何万〔円〕儲けてきますがね。〔でも〕雨が降ったり、〔海が〕時化《しけ》たら、家で酒飲むことしかない。「絶対、潜りはするな」って。

育ての父は、和光園でも潜り漁をやり、獲った魚を入所者に売って日銭を稼いでいた。「余ったのは入園者〔の友達〕を呼んで飲み食いしとった。〔親父は〕飲んだら朗らかな人。〔療友のあいだでも〕人気者だったんじゃないかっち思うんです」。

徳之島では「コジキの子」といじめられた／和光園で過ごすのが楽しみ

小学校一年生の秋、祖父母とともに、一家の故郷である徳之島に引き揚げることになった。その前年には、重雄さんの実父も、ハンセン病が治って和光園を退所し、徳之島の妻のもとへ戻って来ていたという。

〔あるとき〕ばあちゃんが、〔ぼくを実父の〕家に連れて行きよった。〝あんたのお父さんは、ここだよ〟っていうかんじで。小学校四、五年かなあ。したら、そこの奥さんが五十円玉をくれたんです。「〔いまは家に〕いないから」ちゅうかんじで。そのとき、五十円っちいえば大金でした。ぼくなんか、〔小遣いといえば〕五円とか、いっぱいもらって十円しかもらえなかった。ばあちゃんが二、三回は連れて行った覚えはあるんだけど〔実父には一度も会えなかった〕。たぶん、おるんだけど、隠しよったんじゃないかな。

小学校三、四年生のとき、和光園にいる両親が一度、重雄さんの様子を見に徳之島へ来たことがある。そのときを境に、近所の子どもたちからの心ないからかいや、学校の先輩からの執拗ないじめが始まった。

うちのお母さん、指がないですがね。見苦しいから、手袋を履いてきよったんです。それを隣近所の子どもなんかに見られて。けっきょく、「おまえのお母さん、コジキじゃがね」っていうかんじで、同級生とか先輩なんかに言われて。〔「コジキ」という言葉が「らい病」を意味することは〕

わかりました。それから中学校あがるまで、二級先輩にしょっちゅういじめられたんです。二級先輩だから、ぼくより身体おっきいし。しょっちゅういじめられて。ぼく、泣いて家に帰ってますよ。〔でも、じいちゃんばあちゃんには〕絶対、言わなかったです。——〔その人が〕自分の同級生とか後輩にたいして「あれはコジキの子だ」「あれとは遊ぶな」みたいなかんじで。それで、ぼくは、その当時ね、自分の部落に友達がいないもんだから、隣の部落に行って遊びよったんです。ちょっと離れた部落だったら知らなかったからね。

この先輩からのいじめは、中学生になってからも続いた。

〔ぼくが〕中学にあがったとき、〔その〕先輩は中学三年ですがね。ぼく、もう、あっちこっち引っ張り回しですよ。先輩は番長クラスだったもんだから、ちょっとガラの悪そうな連中を引き連れて来て、ぼくに「ケンカせい」ちゅう。〔相手は〕ぼくのぜんぜん知らない人ですから、「ケンカなんか、せん」と言えば、「やらんかったら、おまえが打たれる」ちゅうかんじ。いやいやながら、ずうっと喧嘩しよった。——ぼく、先輩に相当打たれてたから、そのぶん強かったのか。〔そうやって〕ケンカして、負けたこと一回もない。

こうした人間関係がとても嫌だった重雄さんは、夏休みや冬休みの期間はずっと、和光園で過ごすようになった。和光園での日々はいまも楽しい思い出だ。

一人で〈船に乗って〉来たり、たまに、お母さんの弟の子どもなんかと一緒に来たり。和光園の中に「〈朝日小中学校〉双葉分校」って、ちっちゃい学校があった。そこに入園者の子どもがおったんです。〈子どもの患者さん。〉ぼくは和光園《こっち》に来るのが楽しみだった。年の離れてない子どもが、いっぱいいいましたから。少年舎に十名ぐらい、少女舎にもそれぐらい。少女舎と少年舎のあいだに双葉分校があった。

少年舎の子どもなんかと一緒に、〈入所者の〉畑に泥棒しに行ったり。夏休みだったらスイカがありますがね。夜中にスイカ盗みに行ったりとか。〈寝泊まりは〉少年舎でしたり、親の寮舎《とこ》に帰ったり。〈ご飯も〉少年舎で一緒に食べたり。〈当時は、病気の重い子はいなかった。〉指も全部ついてましたよ。なかには、斑紋ができとってね、「ここは、いくらつねっても痛くない」って、ぼくなんかによくつねらせよった〈子もいた〉んですよ。

〈ぼくが来ていることは〉職員には知られてました。〈「来てはダメ」と言われることは〉なかったです。〈徳之島の自分の集落よりも、和光園のほうが居心地は〉はっきりよかった。だから島に帰るのが億劫だった。帰りたくなかったです。内心、自分も和光園《こっち》で学校出れればなぁっち〈思っていました〉。

集団就職で大阪へ

重雄さんの中学校には一学年に二百五十人ほどの生徒がおり、卒業後の進路は、おおよそ半分が高校進学、あとの半分は就職だった。「ぼくなんか頭が悪い子は、だいたい就職組。ぼくは就職するっち決めとった」。親戚の紹介で、大阪の鉄工所へ集団就職。徳之島からは同期六人がおなじ鉄工所に入っている。サトウキビ収穫の肉体労働で鍛えられていた重雄さんにとって、鉄工所での仕事は楽なものであった。

〔鉄工所の労働は、ぼくからすれば〕遊びと一緒です。――あのね、ぼく、中学校一年の二学期から二年に入るまで、お母さんの弟の家におったんです。なんでかっていうと、じいちゃんが亡くなって、ばあちゃんも名瀬の県立病院に入院したもんだからね、けっきょく、ぼくを一人でおらすわけにいかないからちって、叔父さんとこに引き取られて。〔叔父の家では〕十二月から三月いっぱいはサトウキビの刈り取りがあるんです。で、「あんた勉強好かんでしょう。じゃあ、サトウキビの手伝いしなさい」〔と叔父に言われた〕。その四カ月間のうち、二カ月、学校行けばよかったかな。ぼくだけじゃないです。当時はみんな、ほとんどそう。みんな農業で食ってますからね。十日ぶりとか十五日ぶりに学校へ行きますがね。先生が「シゲオくん、よく来たね」っちゅうかんじ。「なんで休んだのか?」とか聞かないです。もうわかってますから。

雨が降ろうがなにしようが、サトウキビの刈り取りっちゅうのは、絶対します。ユウワクっていうのでね、隣近所の方がみんなで集まって、「今日は○○さんとこしましょう」ってなったら、その日に、その家のサトウキビを全部きれいにして車に積み込まなかったら、次〔の機会〕っちゅうのはないんですよ。次はまた隣の人、また次は隣の人。こうして順番があるもんですから、雨が降ろうがなにしようが、しよったです。――叔父さんに使われて、そういう嫌な仕事、きつい仕事をしとったもんだから、都会の仕事は〝こんな楽してカネ儲けできる。もう二度と島に帰りたくない〟っち思ったですよ。だって、叔父さんの仕事してもカネ一銭もならないですから。無料奉仕ですからね。

鉄工所での一カ月の給料は、毎日一～二時間の残業をすると、寮費を引かれても一万七千円ほどが残る。「これ〔全部〕自分一人のものですがね。〔島におる頃は〕そういうカネ見たことなかった」。徳之島の祖母と、和光園の両親には、毎月それぞれ五千円を仕送りした。職場へは毎日、阪急の神崎川駅の近くにある会社の寮から自転車を二十分こいで通勤。「〔就職して〕一年ぐらいは、ずっと学生服で通勤しとった。したら先輩に『おまえ見苦しいから、いいかげんその学生服……』。それからだんだん遊びを覚えて、〔酒の〕飲み方を覚えて。で、〝こっちが給料いいな〟っち思ったら、こっちへ行ったり。あちこち〔勤め先を〕転々しよったです」。

和光園の両親に会わせてから結婚／「隠す必要はない」と子どもに伝えている

二十歳のとき、大阪に来て知り合った女性と結婚した。結婚する前に、妻と義母には、自分の両親と会わせている。

一回、和光園《こっち》に連れて来たんです。家内のお母さんから「親に会わしてくれ」っちゅう話がきたもんだから。そのときは〝しまったな〟っち、はっきりと思ったんです。両親に会わすちゅうのは、けっこう〔難関でしょう〕。やっぱり、指もないし。そんだけど、むこうの親が「どうしても」っちゅうもんだから。〔一緒に〕来たら、まぁ、「うちの娘をもらってください」みたいなかんじでむこうの親が言ったもんだから〔ホッとしました〕。

家内と、家内のお母さんと〔ぼくの〕三名で来たんです。〔家内の父親は亡くなっていました。〕ぼく、こういう施設だから、もしかしたら嫌われるんじゃないかっちゅう心配《あれ》が、ものすごく頭に過《よぎ》ったんです。〔でも、家内と彼女の母親は〕ぜんぜんこだわってなかった。やっぱり都会あたりのほうが、〔この病気にたいする〕こだわりがなかったと思う。もし、ぼくが島の人と結婚するんだったら、絶対、相手の両親は許さなかったはずなんです。ぼくは、そう思いますけどね。

結婚から六年後に、重雄さんは、妻子とともに奄美へ戻ってきた。徳之島では仕事がないため、奄美大島で暮らすことにした。「こっちは名瀬市だけあって、職安に行ったらいろんな仕事がありました。

大島《こっち》まで来たら、いつでも徳之島に帰れるっち気持ちもあったし。親は和光園《こっち》におるし」。仕事は、仮枠《かりわく》大工やバス運転手などを経て、現在はタクシー運転手である。

〔妻は当初、大阪から奄美への移住には大反対でした。というのも、子どもが生まれた年に〕家内とぼくと、子どもを見せに徳之島に行ったんです、おばさんとこに。行ったら、運が悪くて、台風にあってしまって。二晩、家から出られない。当時、徳之島の山裾はまだ電気がなかったんです。電気、水道、ガス、なんもない。電気ないちゅうことは、テレビもないですからね。ご飯炊くのも薪《たきぎ》を取ってきてあれしよったし。水は、山から流れてくる水を、穴を掘って溜めて飲みよった。風呂は五右衛門風呂。それも週に一回とか。で、昔のランプ生活。トイレは昔のボットン便所。そのとき、たまたま子どもが熱を出して、病院に行くのも車もなんにもない。それでもう〔家内は〕「自分は絶対、奄美には行かない」っちなって。

〔それでも奄美へ帰ったのは〕子どもが二人〔喘息にかかって〕同時に入院したんです。〔大阪の〕あのあたりは工場地帯で空気が悪いから。で、退院する前に先生に呼ばれて。「〔大阪にいたら〕退院しても、また〔病院に〕戻ってきますよ。子どものことを思うんだったら、半年でもいいから、田舎に帰って養生したほうがいい」って言われて。ああ、それだったらもう引っ越そう、と。〔妻を説得したんです。〕

奄美に戻ってから三十年以上が経つ。重雄さんは、両親が和光園にいることを、家族や友人、同僚などにも明らかにしてきた。

〔子どもたちは、和光園には〕しょっちゅう行きよったです。奄美に引き揚げてきてからは、自分の両親は和光園《こっち》におるよっちゅうことは、会社の同僚にもぜんぶ、ぼくは言ってるんですよ。子どもにたいしても「じいちゃんばあちゃんが和光園《こっち》におるからちって〔他人に〕遠慮する必要にない」って〔教えています〕。なかには隠したがる人もおるけど。やっぱり嫌う人もいますから。だけど、ぼくは隠すこと自体がおかしいんじゃないかと思ってる。〔言って嫌な思いをしたことは〕全然ない。ないっていうより、ぼくは、それで嫌うんだったら、べつに、こっちから付き合う必要はないっち思ってるから。

おなじタクシー運転手でも「和光園には行きたくない」っちゅう人、やっぱりおる。それはそれで本人の意思だからね。ぼくは無視してる。だけど、うちの○○タクシーが、まだぼくなんかが子どものころ、いちばん最初に許可を取って〔入所者に利用してもらおうと〕和光園に入り込んだらしい。うちの〔会社の〕会長が、それだけ人間ができとったんじゃないかなっち思うんです。

◆第12話 学業中断と結婚差別の悲しみ

Iさんは、一九三二（昭和七）年、九州地方生まれの男性。「未解放部落」*1の出身だ。二〇〇四年九月、熊本にある菊池恵楓園の面会人宿泊所で聞き取りを行なった（聞き取り時点で七十一歳）。八歳年上の兄がハンセン病を発症、恵楓園へ入所した（聞き取り時点でも同園で暮らしていた）。Iさんは、ハンセン病家族にたいする差別の影響で、尋常小学校卒業前に学業を中断せざるをえなかった。結婚の破談、そして離婚も経験しており、その悲しみを語っている。

*1　わたしはハンセン病問題のほか部落差別問題の研究も行なっており、自分で文章を書くときは「被差別部落」という語を用いている。しかし、部落問題についての考え方の違いなどから、「被差別部落」ではなく「未解放部落」という語を選ぶ人びともいる。Iさんの語りをまとめるにさいしては、語り手が自分の出自をあらわすものとして使った言葉であることを尊重し、「未解放

「部落」の語を用いることにする。

昭和十九年に兄が入所

八歳上の長兄は、一九四四（昭和十九）年六月、Iさんが小学生のときに菊池恵楓園へ入所している。

きっかけになったのがね、〔兄は〕兵隊検査を前にして、左の眼が完全にしまらんということで、鉄砲撃ちができんと。まぶたがね、ふさがらんと。その時点で、当人が〔異状に〕気がついて。けっきょく、いろいろ、その頃の医学書なんかを買い漁って読んで。自分なりに〔わかったようです〕。

近くにハンセン病患者の出たうちがあって。そのひとは、小さい頃からうちへ来て、一緒に床《とこ》の中に入ったり〔仲良うしてた〕。ばあちゃんの話では、「ああいう病気になったのは、そのせいじゃろう」と。その時代、そのひとは、膿が出よったちゅう話も聞いたんですけども。――で、〔大きな病院で診察を受けたあと〕伯父貴に連れられて、恵楓園へ来《こ》たんです。伯父貴は一晩泊まりで、その翌日、ちょうどわたしが家におったときに帰ってきて、縁に座って逐一親父に報告するのを、わたしはそばにおって聞いたんです。「熊本のらい病の病院に連れて行った」と。「顔の一カ所と、太もものあたりに一カ所、麻痺がある。いたって軽いから、弟、子どもに感染する心配はまずない」ということを強調しよったですね。それが、そもそもの始まりです。

〔そのとき、わたし自身は〕〝らい病ちゅうのは、たいへんな病気〟ちゅうのはわかったけれども、子ども心に〝病気は誰でもするじゃねぇか〟ちゅうようなかんじはあったですね。

子守りに辞められて学業中断

ほどなくして、兄がハンセン病にかかったことの影響が、直接、Iさんの身に降りかかってきた。赤ん坊である妹の世話をしていた子守りが、突然来なくなり、かわりに、小学生だったIさんが子守りをしなければならなくなったのだ。

秋ぐらいやったか、まだ稲刈りの前やったですね、〔兄貴が〕ひょろっと帰ってきたわけ。様子見に帰ってきたんですね、〔家のことが〕心配になって。そのときの〔兄貴の〕表情を、兄貴が泣きよったのを、子守りがね、つぶさに見とるわけ。それで、その年にね、子守りが正月あるきに帰って、そのまま帰って来ンやったんですよ。だから、こんどはわたしが、その子守りでもって、学校はもう行けんようになった……。「正月あるき」ちゅうのは、〔正月休みで〕暇《ひま》をもらって帰る〔ことですが〕。いま考えてみるとね、けっきょく、兄貴がらい病やということがわかって、それで、むこうの――お袋の里の、炭鉱の町から雇うてきてたわけ。兄貴のことは内緒で雇うてきたと思うんです。で、そのことがわかって、正月あるきで帰って、そのまま。

妹の子守り、〔わたしより〕いっちょか二つぐらい〔年齢が〕上やった。〔小学校終わるか終らないかぐらいで、子守り奉公に出されたんだね。〕その時代はね、そこら近所の子守りちゅうのは、みな、そんくらいです。口減らしのためにね。

学校へ行けなくなってしまった口惜しさを、Iさんは、当時ムラで子守りをしていた子どもたちのようすをまじえながら、次のように語る。

朝飯食うてからね、すぐ妹を背中に〔背負って〕出るわけ。お袋が片付けるあいだに、泣くもんやから、手をとられんから、わたしが背負うて、表に出るちゅうようなかたちで。――うちの近所にも、同級生ぐらいでね、やっぱ一緒に、妹とちょうどおんなし年のね〔赤ん坊の子守りをしていた子が〕おったんです。〔その子らは、雇われてではなく、自分の弟妹の世話をしていた。〕三人とも女の子やったけれども。〔その子らは〕朝飯食うと、妹〔や弟〕を背中にくくりつけて、ピッと外に出よった。というのは、学校に行くこと自体が、もう〔勉強が〕ようわからんでね〔嫌いになっちょった〕。わたしはそれと反対に、〔学校へ〕行きとうてたまらんやったですね。家の前におると〔妹が〕泣くからだめで、納屋の前にいてね。ちょうどまたその頃、みんな学校行きよる、わぁわぁ言いながら。納屋の前で〔わたしは〕よう泣きよったです。

この聞き取り場面でも、Iさんは涙で言葉を詰まらせている。

よう責めたですね、親父とお袋を。それが、兄貴の病気が原因でね、子守りがこっちに来んやったっちゅうことは、まったく考えんわけ。〔親に〕能力っちゅうか説得力がなくて、子守りを雇わんで、いちばん手近なわたしを子守りに使うた〔と〕。「親父とお袋、学校にも行かしてくれんで」ちゅうことで、よう責めたですね。で、このごろになって、やっと、それがわかったいね。いまになって理解できるけれども、親父にもやっぱ悪いことしたなぁと思うですね。

当時、Iさんが学校に行けなくなったことを気にかけてくれるような教師は、誰もいなかった。

〔高等科の〕卒業式のときにね、ひょろっと覗きに行ったんですよ。そしたら、「あの子はどこの子か?」ちゅうわけよ、先生がね。学籍簿には〔わたしの名前が〕載っとったろうと思うんですがね。――去年ね、同窓会があって、初めて同級生から誘いがあって、行ったんですよ。そのときにね、学籍簿ちゅうか、〔当時の〕名簿《あれ》を見せてもらったんですが、ちゃんと〔わたしの〕名前があるんです。ちょうどわたしが〔尋常小学校〕六年を卒業して高等科一年になるときに、学校制度が変わって、高等科が〔新制〕中学になってるわけ。それで、ずうっと名前があって、高等科に行ったやつ、中学に行ったやつ、ちゅうので仕分けが入っちょるんですよ。それを見たらね、わたしの名前が載っとるんですよね。――ところが、学校の先生はね、「あれは誰か?」ちゅうわけ。知らんわけ。そういう人物がおったちゅうことを。

学業の道を断たれたあとも、Ｉさんは独学で勉強を続けたという。

それでもやっぱり、ものを読むことが好きやったし、いちおう勉強は、二階にね、カンテラ点《つ》けて。あのころは、電気がね、いまの人は見当もつかんやろうけども、電力不足で、四十ワットの電気を点けても、ぽやぁっとしか点かんのよ。そやけぇね、カンテラちゅうて、灯油の入れたやつに芯を出してね、それに火を点けて。それを机のここに置いて、いろいろ勉強したことあるんですけども。そういうかたちで、書くのはだめだけども、いちおう読むのは、難儀せずに読むことはできるんですけどもね。で、まあ、親父もお袋も亡《の》うなってからでもね、やっぱ、それ（＝親を責めたこと）が、いちばんあれ（＝後悔していること）ですよ。

「おまえんとこは、らい病患者が出ちょろうが」 と普段のムラうちの近所づきあいで、兄の病気をめぐって、嫌なまなざしを向けられるようなことは「表面的には、ほとんど、わたしは感じンやった」。それでも、ある一件により、まわりはそのことを意識しているのだと「はっきりわかった」とＩさんは言う。

近所の子と喧嘩したときにね、その問題が出てきたんです。「おまえんとこは、兄貴が、熊本のらい病院に行っちょろうが」って、こうきたわけ。だから、「なに言うね。病気は誰でもするじゃねぇか。あんたンとこは、親父、刑務所に入っちょるね」。――いま考えてみたら、たいした罪じゃないんですよ。「密殺」ちゅうて、そのころ食糧不足でね、蛋白源がなかったから、弱った牛馬は〈通常の手続きで〉売るよりも、むしろ密殺して、小分けしてみんなに売ったほうが、はるかにおカネになりよったわけ。そこンちの親父は、それを何頭かやったもんやから、ばれてね、パクられて、一年か二年か刑務所に入ってきたんですよ。いま考えてみたらね、自分の馬を、自分の牛を、殺して売るんやからね、たいした罪じゃないけど。そのころは戦時中ですけぇ。牛馬はね、国の宝ですけぇ。

それでもって大喧嘩になって。家に帰ってから、お袋が「一緒に、ことわり行こうや。あんなこと言うて、おまえが悪い」ちゅうことになったわけよ。「いや、悪いことねぇ。病気は誰でもするぞ」と。「あっちの親父は、刑務所入ってるじゃねぇか。どっちが悪いか」。わたしは頑としてね、子どももやったけど、それを武器としてたわけです。そういうことがあった。

Iさんら家族への排除が表立ってあらわれなかったのは、父親がムラの有力者であり、町内での人脈ももっていたからだろう、とIさんはいう。

うちの親父がね、けっこう、小作を二町以上〔やっていた〕。年貢米を払いきらん人には作らせんですよ、地主が。たとえ小作でもね、それだけの田んぼを耕作できるちゅうことは、たいへんな信用問題ですよ。だからね、ムラうちではね、かなり信用のある……。で、親父は、いろいろ町内の人ともつきあいがあったもんで。わたしが小学校の何年やろか、学校へ行かんようになる前にね、授業参観に来たことがあるんです。それはなんでかちゅうとね、他町の有志から推薦されて、父兄会の総代になっちょったわけ。だから親父が、背広着てね、ネクタイ締めてね、ひょろっと後ろに立っちょるんよね。父兄会の代表の、そのまた町の代表で来ちょるんですよ、三人ぐらいで。後ろで人の気配があるもんで、ひょっと見たら、うちの親父がおるけん。びっくりしてから、授業中はなにがなんだかわからんで。アハハハッ。

いっぽう、恵楓園に入所した兄のほうは、自分がハンセン病を発病したことの影響が家族に及ばないように、気を遣っていた。

〔兄貴は〕手紙ではしょっちゅうそのことを書いてきよったです。だから、名前も匿名。名前を書いたときは、なんのだれべえ、どこの誰やらわからん他人《ひと》の名前でね。で、手紙の中では「絶対に、熊本から手紙が来たちゅうことは他人《ひと》には言うな」と。「先々たいへんな問題が起こるから、俺はもうおらんということにしちょってくれ」ちゅうことで。

兄は農繁期には帰省

戦後の農地解放により、Iさん一家は、それまで小作で耕作していた土地が自分のものになった。しかし働き手が足らないために、このとき一部の土地を手放している。手元に残ったのは一町二反だが、それでも「その時代では大作《おおざく》やった」。兄は農作業を手伝うため、農繁期になると「ぴたっと帰ってきよった」。

けっきょく、こまい子ども〔ばかりで〕、役に立つのが、兄貴が発病するまでは、兄貴ひとりでしょ。お袋も、わたしがもの心つくころに、そのころ流行った熱病かなんかでね、脳病院に入院しちょったことがあるんです。それで、お袋も百姓仕事ができんで。〔農繁期には、兄貴が恵楓園から〕帰ってきて。一緒にわぁわぁいうて飯を食うて。たまに帰ってきてから、百姓の加勢しよって、気が立っちょるね。で、けっこう怒られたですね、なにかにつけて。

うちの親父がね、神経痛だったんですよ。で、働き手の兄貴はおらんもんやから、近所の人を、けっこう雇いよったんですよ。だから、近所の人なんか、わたしより三つ四つ上の、百姓仕事がじゃんじゃんできる人なんかに言わせると、「あんたンとこの親父さんは、普段《ふっう》は針医者ばっかり行きよったけど、稲刈り、麦刈りのときは、おれらが追いたくられよったけんね」ちゅう。そんなかたちで、兄貴の存在〔については〕ね、わたしどもはべつに、よその人が言うね、特別な病人の感覚はなかったですね。農繁期にはちゃんと帰ってきて、わたしども怒りたくって、仕事して、さっと帰っていく、また療養所《びょういん》へ引き上げていくみたいな。

とはいえ、兄は長居せず、農作業が終わったらすぐに恵楓園へ戻っていった。

田植えが終わったらその日のうちに帰って。お袋が悔やんどったですね。「せっかく加勢してもらって、あれだけ骨折ってしてくれてからね、一日二日、ゆっくり休んで帰りゃあいいのに」ちゅうたけど。とにかく、他人《ひと》に見られんようにするということが第一信条だったですね、兄貴は。

〝黙認退所〟した兄を、県の役人が連れ戻しに来た

兄は、戦後のある一時期、恵楓園を黙認のかたちで退所して、家で暮らしていたことがある。しかし、しばらくして、県の役人が連れ戻しに来たという。

あのころは食糧統制の厳しいときで、名簿がいるわけよね。たとえば味噌醤油、たとえ百姓であっても味噌醤油は配給やったですけぇね。それから、足袋とかいろんなものが配給制度やったから、移動証明《こせき》がいるわけ。で、〔兄貴は〕この〔恵楓園の〕なかで移動証明書を作ってもろうて帰って

きちょるんです＊2。

＊2　このあたりのことについて、二〇〇四年九月の聞き取りのさい、恵楓園で暮らしていたIさんの兄から、事情をお聞きしている。それによると、当時、園内で患者作業として行なわれていた「炭焼き」（製炭）や「塩焼き」（製塩）といった重労働に耐えられるほど、自分は元気であった。一九四七年に「仮退所」を願い出たところ、園側の回答は「帰りたければ、きみの自由にしてよい。ただし正式に帰すわけにはいかない。黙認逃走というかたちを承知なら、出ていい」ということであった。「移動証明書」も、書式を入手して、知人に必要事項を記載してもらったものだ、とのこと。

〔むかしは〕麦は二条蒔きですよね。あいだに藁を入れるんですよ、ずうっと。わたしが持てるだけの藁を縄でくくって、担いで、要所要所に置いて。それをこんだ、紐を解いて、ずっと中に広げていく。兄貴とお袋は、畝溝《うねみぞ》の草の生えてる土を鍬でとって、藁の上にきれいに被せていく仕事をしよった。それをしよるときにね、県の役人さんが連れぇ来たわけ。あのころめったに見られん、ネクタイ締めて背広着たひとが来てね。田んぼの仕事しよるところに、付ききりやった。とうとう兄貴が鍬を手放して、「それじゃ〔恵楓園に〕帰りましょう」ちゅうまで、ぴったりついて離れなかったんですよ。

それまではね、ちょろっと三日四日、農繁期に加勢に来るんやから、近隣《ここ》の人には内緒でやってた。〔ところが〕正式に〔誰憚《はばか》ることなく〕戻ってきたことで、あとで聞くと、誰かが密告したらしいんだい。で、けっきょく、県がお迎えに来た。

のちに、恵楓園に戻った兄から〝断種手術〟を受けたと聞いたのを、Iさんは印象深く記憶している。

その時点では、ほんとうはもうね、〔ハンセン病治療のための〕いい薬ができて〔いた〕。国会でも正式にとりあげて、〔癩予防〕法の改正も〔しなければならなかったはずが、そうしなかった〕。それでこんどは、優生保護法にひっかけて、けっきょく〔ハンセン病者の場合も〝合法的〟に〕堕胎させてるわけやね。たしか、そのころね、農協の有線放送ができて、外からの電話がつながるようになった。兄貴からね、「〔女の〕避妊は手術がたいへんやから、おれがキンタマんところ、ちょっと切ったぞ」と。「男がしたほうが簡単やから。いま、痛いで、安静にしちょるわ」ってね。それはもう、はっきり覚えてます。とにかく、することがむちゃくちゃですね。

恋人を連れ戻されて……

Iさんには、結婚差別の体験がある。二十五歳のときだ。恋人の女性の親族がIさんとの結婚を強硬に反対した。

わたしは、年頃になってからね、恋人ができて。〔彼女が〕うちに〔逃げてきて〕、妊娠して……。

わたしに内緒で堕ろしに行って……。

〔彼女は〕一年ぐらい〔わたしのうちに〕おったんです。おったけれども、家になじまんということもあるかしらんけれども、やっぱり、むこう〔の身内〕が、しょっちゅう連れ〔戻し〕に来るもんでね。けっきょく、辛抱しきれんで。わたしも、ちゃんとしたことができんで、〔彼女は〕帰って行ったんですがね。

いま、そういう話が出ると、大部分の人がね、「なんで、あんた、家をほたって、女の子とついて行かんか」って。ね、思うでしょ？　それ、できんやったですね。当然ね、兄貴も言うてくれたんですよ。「俺が〔農繁期の〕加勢に帰るから、心配せんでいいから、彼女と一緒にどこへでも出ていけ」って。けどね、〔兄貴が〕帰ってきちょってもね、迎えに来るんですよ、県の役人が。それはもう、しっかり見ちょったですけぇね、わたしは。

その当時はちょうど〔七つ下の〕弟が高校一年。そやったらね、せっかく〔弟が〕高校に行っちょるのがパーになる。それじゃ、やっぱり、できひんわいちゅうことで、とうとう……。もし、そのときに出て行きよったら、ひょっとしたら、わたしにもね、孫ができちょったかもわからんけど。でも、それは、いま考えてみたらね、わたしがやっぱり弱かったちゅうことに、尽きると思うのね。

結婚反対の理由は、Ｉさんがハンセン病の兄をもつということと、「未解放部落」の出身であるということ、両方であった。

〔彼女の〕姉の婿がね、うちの裏の家の人と飲み友達やった。で、〔彼女が〕わたしのところに正月に遊びに来て。それからこんど、俺も〔相手のお宅に挨拶に〕行かにゃねぇ、ちゅうことになったわけ。

〔彼女は〕汽車通勤やったんやから、デートのために、俺がその気になったときには、駅に行って呼び出しよったわけ。帰りの汽車がわかっちょるけぇ。それまではね、〔彼女の〕姉さんも〔汽車通勤やったから、彼女が〕その汽車に乗っちょらんときは、〔次の日の〕朝ご飯のときなんか、「きのう、Iさんからあんたの呼び出しがあったよ。あんた、何時に帰ったね？」ちゅうようなこと、しょっちゅう聞かれよったと。「わたしは仕事で忙しかって、あの汽車に乗れんやったけん、次の汽車やった」とか、そういう〔姉さんにも認められた〕関係やったもんで、こっちはもう、ベリーグーやなあと思うちょったわけ。

ところがこんど、ほいじゃ〔挨拶に〕行こうかという段階になって、初めてそれが表に出てきた。住所なんかは、うちの裏の家の人から、姉婿がいろいろ聞いて。けっきょく、「未解放部落やし、兄貴はハンセン病じゃないか」ちゅうことで、強硬に姉婿が反対した。〔最終的に〕姉婿が女の子を連れに来ちょるわけ、三輪車で。朝、ご飯炊きをしよるときに、さっともってった。

それ以前にも、恋愛や結婚をめぐる障壁に気づかされることは何度かあった、とIさんはいう。

盆踊りなんか、行くでしょう。あの頃はね、盆踊りは長かったんです。戦後やから、戦死者が多かったから。戦死者の追善供養で、盆〔踊り〕が一月間ぶっつり。あっちこっちの集落があるでしょう。一月間ぐらい〔集落をかえて〕毎晩続くんですよ。それに行くでしょ。そうするとね、べっぴんさんと、やっぱ、知り合いになるわけね。そして一晩ね、横に連れ添うて話をしたって、なんちゅうことはない。それがね、三晩四晩続くとね、じわっと注文がつくわけ。「Iさん、あんた、熊本に兄貴がおるね」ちゅうことになる。あの〔兄が県の職員に連れ戻された〕事件があってから〔そういうトラブルが〕ちょこちょこあることとなってから、ああ、こら、ほんとに、兄貴の言うようにね、心していかにゃいかんなっちゅうことで。で、その挙句に〔恋人を連れ戻される事件が起きて〕……。それからのちはもう、女の人とのつきあいというのは……。

本人に差別する気がなくとも、はたがそうしてしまう

Iさんは、三十二歳のときに、おなじ「未解放部落」出身の女性と結婚している。そのときには、自分から、兄の病気のことを相手方に伝えている。

〔彼女の〕お母さんに〔挨拶に行った〕。わたしが熊本の兄貴のことを「じつは、うちの兄貴がらい病です。それでよかったら、○○さんを嫁さんにと思うんですが」と言ったらね、そのばあちゃ

ん、なんちゅったと思う？ 「人間の体は、四百四病《しひゃくしびょう》の巣である」と。「ただ、その病気が出るか出らんかの違いやから、こういうわたしもどんな病気になるやらわからん。あんたが嫁さんにしよる娘も、どんな病気になるやらわからん。そのこと（＝ハンセン病の兄がいるということ）はね、うちの娘をやらんという理由にはならん」と、そう言うてくれた。

ところが、結婚した妻は、あるときから、Iさんの兄が家に帰省しているときには「風呂に入らん」ようになってしまったという。

あるとき、〔恵楓園から〕帰ってきていた兄貴が言うたんです。「おい、〇〇さんは、俺が入ったら、風呂入らんで、よそに入りに行きよった」。まあ、〇〇さんは、いろんなことがあって、別れて出ていったんですがね。十四年うちにおって〔離婚しました〕。のちに、当人に聞いた話ですが、「姉貴の婿から言われた」って言ったね。「あんた、そらあ、あんたがかわいいけぇ、言うぞ。あの家におって、病気にならんとは限らんぞ。そのことは十分気を付けなのぉ」ちゅうこと言われて、けっきょく、風呂にも入らん、ってなっちゃうわけね。「熊本のお義兄《にい》さんが帰ってきたときは、わたしは風呂は絶対入らんやった」と。「それは、俺も気がついちょったばい」と。けっきょく、当人がその気はないでもね、側《はた》がそういうふうにしてしまう。

当時は、ハンセン病問題でも部落問題でも、自分にむけられた差別に対抗していくための言葉がなかった、とIさんは言う。

うちで一年過ごした子は、もう、いつも泣きよったもんね。「なんで？　なんで、そういう人と、わたしは知り合いになったんだ」ちゅうことでもって。だけぇね、そのころ、部落の歴史とか、ハンセン病の問題なんかでもね、十分に納得できる知識《あれ》があるならば、わたしも積極的にね、「そら、そうじゃねぇぞ。ここじゃないか」と説得できた。ところが、うちの親父なんか、「〔うちに〕エッタけ？」つうと、「そら、そうじゃ。おまえ、しょうがねぇやないか。差別されたんだぁね」〔って言うだけ〕。周囲にそういうことの解説をできる、差別《それ》はおかしいということをちゃんと説明できる人がおらんもんで。そらあ、あんた、女の子が泣きゃあ、一緒に泣くしかない。

一九五三年、それまでの「癩予防法」に引き続いて隔離政策を継続する「らい予防法」を国があらためて制定したことについて、Iさんは強い怒りをもっている。

わたし、いちばん言いたいのはこの問題なんです。昭和二十八年、予防法の改正をやったときに、すでにハンセン病は、まれにしか感染せんという〔ことはわかっていた〕。いい薬もできて、完治できるということを、その時点で政府がきちっとしてくれとったら、わたしはそういう問題に遭うあれはないんですよ。

わたし自身は、病気がね、隠さないかん病気と思うたことはない。兄貴が療養所《びょういん》に行ってからでもね。さっきも話したように、子どもの喧嘩でもって、「病気は誰でもするやねぇか」と言い返すぐらいなんやから。いちばん問題なのは、学校に行かれんやったことと、それから、恋患《わずら》いをする年になってから、なにかにつけて制約があったということ。で、もう、どうしようもならんと思うたのは、わたしが女の子と知りおうて、うちに来る、そのときですね。で、いま考えてみたら、その時点ではね、当然、〔予防〕法はパーになっていい時期なのに、国会がね、あらためて法をつくり直したということにね、腹が立ってしょうがないです。

◆関係性の剥奪と回復の兆し◉語りを読み解く

本書の十二の人生物語の語り手たちは、ハンセン病にかかった肉親とのあいだでの関係性の綻びやねじれ、あるいは切断を、さまざまなかたちで体験していた。

ハンセン病にかかった本人とその家族とのあいだの関係性の綻び・ねじれ・切断という問題は、ハンセン病にかかった本人の側の体験でいえば、たとえば、つぎのような言表のなかにみることができる。療養所への隔離をひとつのきっかけに、「家族への手紙は園名（偽名）で出した」「家族はほとんど面会に来なかった」「実家へはめったに帰省しなかった、たまに帰っても喜ばれず居場所のない思いだった」「親の葬式のときにも連絡がこなかった」「死んでくれ、と言われた」「故郷では自分はそもそも存在しないことになっている」といったものである。かれらにとって、それはまさに「家族を奪われる」体験なのであった。ハンセン病にかかった本人とその家族との関係性をめぐる問題は、二〇〇一年のハンセン病国賠訴訟の勝訴から十数年がたった現在も、いまなお大きなテーマのひとつであり続けている。国賠訴訟後、故郷の家族との関係をとりもどしたというハンセン病回復者もいるが、あいかわらず家族とは音信不通のままだというひとや、あまりにも長く帰っていないためにもはや故郷というかんじがしない、というひともいる。

他方、本書の十二の人生物語からわかることは、そのような関係性の綻び・ねじれ・切断というものが、《ハンセン病家族》の側でもまた、ハンセン病にかかった肉親を奪われるものとして体験されていた、ということである。

ハンセン病家族をめぐる問題はさまざまあるが、ここでは、ハンセン病にかかった本人とその家族とのあいだの関係性の問題に論点をしぼり、それを、《家族》たちの「肉親を奪われる」体験に光をあてて論じてみたい*1。以下、本書の人生物語からそのような《家族》たちの体験をあらためて取り出し、検討していこう。

*1　このため、以下の記述はどうしても、《ハンセン病家族》としての困難の体験に焦点を定めた内容とならざるをえない。本書の《ハンセン病家族》の語り手たちは、みずからの身に降りかかったこうした「困難」を、それぞれのやり方で克服したり、抵抗したり、やり過ごしたりしつつ、力強く生きてきた主体であった。このことは、これまでの十二の人生物語を読んだ読者には、おのずから明らかであろうと思う。

「肉親を奪われる」体験①——愛情と保護、関係性の喪失

ハンセン病にかかった本人の療養所への隔離それ自体が、まずは、ハンセン病家族たちにとっての「肉親を奪われる」体験なのであった。まだ幼い時期に、年長の肉親から長期にわたって引き離されてしまった本書の語り手たちは、（そのような事態がなければ得られたであろう）肉親からの愛情と保護をうしなっている。もっといえば、（そのような事態がなければ築かれたであろう）肉親との関係性をうしなうことになったのである。そのうえ日本社会では、ハンセン病者とその家族は、社会的な忌避・排除の対象とされてきたのであり（例外的に、第9話に登場する椎葉村のようにハンセン病にかかった本人からさえも「差別はなかった」と言われる地域はあるが）、しばしばそうした忌避や排除の標的とされた語り手たちは、他者との関係性のありようや生活条件が不安定ななかで幼少期を送ることになった。

とりわけ、まだほんの乳幼児だったころに両親と引き離された語り手たち——四歳のときに両親ともが収容された第1話の奥晴海さんや第2話の宮里良子さん、三歳で父親が入所し親戚をたらいまわしにされて育った第3話のKさん、一、二歳にかけて親きょうだい全員が収容された第10話の睦明夫《モクミョンブ》さん——の人生物語は、「肉親からの愛情と保護をうしなう」「肉親との関係性をうしなう」といった体験のありようを凝縮して示すものとなっている。

奥晴海さんのケースでは、晴海さん自身は、両親が収容された療養所の附属保育所へ入れられている。しかし収容された親との正式な面会の機会は年二回ほどしかなく、ハンセン病の後遺症があるために園外への外出がままならなかった母親とは、めったに会えなかった。さらに龍田寮事件の影響で「おそろ

しい病気」というイメージを刷り込まれたことで、晴海さんは母親を嫌うようになる。小学校二年生のときに奄美大島の親族に預けられると、「患者の子どものくせに」と蔑まれつつ労働力としてあてにされるという過酷な生活が待っていた。遠く引き離された親を恋しく思い、恨みもしたという晴海さんは、自身の境遇を「ハンセン孤児」と表現している。

宮里良子さんの場合、両親の強制収容のあともそのまま母親の実家で育ち、ある時期までは叔父からの愛情と保護を受けることができた。しかし、その叔父が家を継ぎ、集落の会合などで周囲からの忌避や排除に身をさらすようになり、さらには自身に妻子ができると、良子さんへの愛情は急激に薄らいだ。叔父に「親の話はするな」と言われ、良子さんは「自分は厄介者だ」という思いで子ども時代を過ごす。中学生になると家を出て、附属保育所、児童養護施設、異父姉のもとを転々とする。学校の長期休みを療養所内の両親のもとで愛情を受けて過ごせた時期もあったが、全体としては「居場所のない」「落着かない」「夢がなくなった」思春期を過ごしたのであり、自殺したいと思っていた、と良子さんは振り返る。両親が若き日にどのように生きたのか、どんな経緯で自分が生まれることになったのかも、良子さんは近年まで知ることがなかった。

Kさんの場合は、もの心ついたときから父方や母方の親戚の家、そして母親が他の男性と再婚して暮らす家をたらいまわしにされて育ったのだった。どこでも「冷たい扱い」を受け、子ども時分はひとりで過ごす時間が多かった。父親は「死んだ」と聞かされ、父親がハンセン病だったことも知らされず、「冷たい扱い」の理由すらわからないままだった。「『あなたが小さい頃はこうだったんだよ』と話して聞かせる大人がまわりにいなかったので、子どものころの記憶が定かでない」「愛情というものがわからない」とKさんは漏らす。実は父親は生きていると知り、療養所を訪ねて再会したのは、彼女が二十四歳になってからだった。対面した父親は後遺症が重く「自分の親とはとても思えなかった」という。他方、Kさんの子どもたちは幼い頃から療養所へ出掛け、Kさんの父親と親しんでいた。「自分も幼いころから会っていれば、父親の後遺症についての受け止めが違ったのではないか」とKさんは心境を吐露する。

睦明夫さんのケースでは、彼が乳幼児期を過ごした育児院は楽しい思い出の場所だったのであり、そこで愛情と保護を受けて育っている。しかし明夫さんの人生物語が特徴的であったのは、自分以外の親きょうだい全員が療養所へと収容され、しかも、彼がその時点でほんの幼子《おさなご》であったために、「肉親との関係性の喪失」が根こそぎのものであったという点だ。九歳からふたたび親きょうだいとの生活を始めるが、明夫さんはしばらくのあいだ「家族」という認識がもてなかった。「そもそも自分には両親がいて、きょうだいがいて、という感覚がなかった」のだ。肉親から引き離されて寂しいという感情を抱くことがなかったという、その事実自体が、「肉親を奪われた」ことの結果なのであった。

ここまで、乳幼児期に両親から引き離された語り手たちの、置かれた境遇が異なりながらもそれぞれに「肉親からの愛情と保護をうしなった」「肉親との関係性をうしなった」体験内容をみてきた。これほどまでに極限的な語りとなってはいないが、本書中のそのほかの語り手たちの人生物語もまた同様に、肉親の療養所への隔離により「愛情と保護をうしなった」「関係性をうしなった」体験として読むことができる。第6話の鈴木さち子さんのケースでは、さち子さん自身もまた二歳のときに父親のいる療養所へ入れられたことにより、外の社会で暮らす実母や附属保育所に入れられた兄との「関係性をうしなった」のであった。

「肉親を奪われる」体験②——生活基盤があやうくなる

肉親と引き離されたときにすでに児童期を迎えていた語り手たちは、肉親の療養所収容・入所の前後の状況について、かなり明瞭に記憶し語っている。あるいは、その時点でまだ乳幼児期であった語り手たちも、断片的な記憶や、周囲の大人たちから伝えられることで知った事柄をさまざまに語っている。

ここで言及しておきたいのは、肉親の療養所への「収容」、およびそのさいにしばしば併せて行なわれた行政当局による「入所勧奨」や「消毒」行為が、ハンセン病家族たちに〝「らい患者」の出た家〟という社会的なラベルを貼り、まわりから忌避され排除される契機になったという点だ。もちろん、「入所勧奨」「収容」「消毒」の以前に、ハンセン病にかかったことが当人の職場に知られ、勤め先を辞めさせられていた事例もある（第8話の赤塚興一さんの父親のケース）。しかし同時にまた、「サーベルを腰に提げた警察官が自宅に来た」「保健所職員と区長さんが自宅を何度も訪ねてきた」といった入所勧奨（第5話の中村秀子さん村田直子さん姉妹、赤塚興一さんのケース）や、「何人もの患者と一緒に灰色のトラックに乗せられていった」「『らい患者移送中』との貼り紙のある汽車に乗せられていった」という肉親の療養所への収容（第2話の宮里良子さん、第4話の原田信子さんのケース）、さらには「家の中が真っ白になるほど薬をふり撒く」「本人の布団や着物などの持ち物を燃やす」「自宅のまわりに縄を張り、立入禁止の札を下げる」といった消毒行為（原田信子さん、第7話の林力さんのケース）は、まさにかれらが〝ハンセン病者とその家族である〟ことを隣近所等に知らしめ、さらには〝ハンセン病者とその家族というのはこのような扱いを受ける存在であるのだ〟ということを、周囲に――そしてなによりも《家族》たち自身に――示してみせる効果をもったのである。本書中には、「入所勧奨」「収容」「消毒」のあとで周囲からの忌避・排除が（より）厳しくなったという語りを、いくつもみつけることができる。かれらはいずれも、「入所勧奨」「収容」「消毒」を印象的な場面として語っている。

肉親が療養所へ隔離された後、残された《家族》たちは、このようにハンセン病にたいする忌避・排除が掻き立てられ／その標的とされたなかで、生き抜かなければならなかった。「母親が勤めていた工場を辞めさせられる」（原田信子さん）、「自宅でやっていたマチ針づくりの仕事に雇い人が誰も来なくなる」（中村秀子さん村田直子さん姉妹）、「店へ買い物に行っても米もなにも売ってくれなかった」（第9話の梅沢寿彦さん）、「集落では飯も食えない状況となり、母子で東京へ逃避せざるをえなかった」（林力さん）等々、それはまさに〝生活基盤があやうくなる〟と表現できるほどのすさまじさであった。

病気の肉親が入所勧奨や強制収容にあう前にみずからひっそりと療養所へ入所し、自宅の消毒行為にもあわなかったのは、第12話のIさんである。入所した長兄は「自分が療養所にいることは隠せ」と念を押す手紙を家族に書き送っていた。加えて、被差別部落にあったIさんの生家は、小作農とはいえ広く田をつくっていたため集落内では信用があり、忌避や排除は「表面的には、ほとんど感じなかった」。

しかしそれでも、遠方から雇っていた子守りが、療養所を脱け出し一時的に帰宅した長兄のようすを見、事態に気づいて辞めてしまい、かわりにIさんが弟妹の子守りをしなければならなくなる。おそらくは、それ以上の忌避・排除が向けられるのを防ぐために、身内以外は家に入れないほうがよい、という親の判断があったのだろう。そのしわよせが、まだ小学生だったIさんの身に降りかかってきたのだった。尋常小学校卒業前に学校へ行けなくなったため文字を書くのはいまなお難儀する、というIさんの語りには口惜しさが滲んでいる。このように、集落内で表だっては忌避・排除の標的とされなかった場合にも、その状況を維持するため、《家族》のあいだでさまざまに無理が生じることがあった。しかもIさんの場合、忌避・排除の標的とされなかったのはあくまで「表面的」なことであって、近所の友達と喧嘩をしたさいには「おまえの兄貴はらい病だろうが」との言葉を投げつけられたのであり、水面下では忌避・排除のまなざしを向けられてきていたことにIさんは気づいている。

そもそも〝子〟の立場にあった語り手たちにとっては、年長の肉親から引き離されること自体、〝生活基盤があやうくなる〟ことにつながりやすいのであった。ハンセン病にかかった肉親がその家の主要な働き手であった場合、その当人の療養所への収容・入所は、残された《家族》にとって経済的な困難に直面することを意味した。自宅でのマチ針づくりの仕事に集落内から何人ものひとを雇用し、うまくいっていたのが、父親の収容により破綻し「いっぺんに谷底に落とされた」中村秀子さん村田直子さん姉妹はその典型であろう。あるいは、年長の肉親が、ハンセン病の症状があるために人なかで安定的に働けない場合でも、さまざまに場所を変えて商売ができる「香具師《やし》・紙芝居屋・托鉢・行商」（林力さんの父親）や、自宅での「下駄づくり」（赤塚興一さんの父親）、自宅の田畑での「農作業」（宮里良子さんの両親）をしていたケースはあり、そうした肉親の収容・入所は、やはり残された《家族》にとって収入の減少や労働力の不足につながり、（さらなる）困窮につながったといえるだろう。——前述のIさんの場合、主要な働き手として父親が健在であったこと、戦後の農地解放で小作をしていた田んぼが自分たちのものになったこと、さらに入所した長兄が農繁期のたび療養所を脱け出して帰って来たこともあり、語りのなかに経済的な困窮のようすはみられない。それでも、農地解放にさいして「兄がおらず、人手が足りないために、小作をしていた田んぼの半分ちかくを手放した」という経緯はあった。

ハンセン病にかかった肉親が、語り手とまわりの人間関係をつなぐ要であった場合には、やはりその肉親の療養所への収容・入所によって、語り手の生活基盤はあやうくなる。梅沢寿彦さんのケースでは、三歳のときに父親が療養所へ収容されると、家業を寿彦さんの異母兄が継いだ。後妻であり、しかも異母兄よりも年下であった寿彦さんの母親は、家を出ざるをえなかった。寿彦さんはそのまま異母兄が継いだ家で育つが、中学入学とともに母親のもとで暮らすようになる。母親は和裁の内職仕事をし、寿彦さんも朝の牛乳配達をして、ようやく母子の暮らしをたてたのであった。

なお、一九五三年制定の「らい予防法」には「親族の福祉」の規定が入れられている。これは、肉親の療養所への収容・入所により生活が困難になった患者親族にたいし、療養所長は「当該親族が生活保護法による保護その他の福祉の措置を受けるために必要な援助を与えることができる」としたものであった。本書中、このような行政を介しての福祉の措置を受けたという語りはいくつかあるが（奥晴海さん、原田信子さん、梅沢寿彦さんのケースなど)、同時にしばしばみられるのが〝そうした制度の存在自体を(ある時期まで)知らなかった〟という語りである(中村秀子さん村田直子さん姉妹、梅沢寿彦さんのケースなど)。このような理由で福祉の制度を利用できなかったという《家族》はおそらくたくさんいただろう。あるいは、本書中には〝生活保護に頼るのは恥ずかしいことだ、知っていたとしても利用しなかった〟といった語りもある(中村秀子さん村田直子さん姉妹)。「親族の福祉」という法律上の規定はあったものの、それによって《家族》たちの生活が十全に保障されえたわけではなかったのである。

「肉親を奪われる」体験③——戸籍のうえで存在を〈隠す〉

ある特定のカテゴリーにたいする社会的な忌避・排除が厳しく存在するとき、ひとが、そうした忌避や排除の標的となるのを避け、生き延びるために、さまざまな方策を講ずるというのはきわめて自然なことだろう。再三述べているように、日本社会においては、「ハンセン病者」や「ハンセン病者の家族」は、そうした社会的な忌避や排除がむけられる対象であった。

ハンセン病にかかった本人は、療養所への収容・入所となった場合、一般社会から隔離されることで、そのような社会的な忌避や排除からさえも隔離されることになった。言わずもがなのことであるが、療養所内の社会においては「ハンセン病者」「ハンセン病者の家族」は忌避・排除の対象ではなかったのである。このため、ハンセン病にかかった人びとのなかには、一般社会での壮絶な忌避・排除から逃げるようにして、みずから療養所への入所を選んだ人びとが少なからずいた。さらには「はじめに」で述べたように、ハンセン病にかかった本人の〝妻〟や〝子〟の一部にも、そのようにして肉親のいる療養所へともに入所していった人びとがいたのである。第6話の鈴木さち子さんの場合、二歳で療養所へ入れられたのは当人の意思ではなかったけれど、彼女が「あの中にいて自分は幸せだった、外にいたら大変だった」と自身の境遇を振り返るのは、一般社会の「ハンセン病者の家族」（および「朝鮮人」）にたいする忌避・排除の厳しさを知るがゆえであった。十五歳までの療養所での生活は、彼女を社会的な忌避・排除から隔離し守ったいっぽう、「自分が住んでいた市の地名をまったく知らない」「外の人たちと学校の話がまったく合わない」といったかたちで、療養所を出た後の彼女の気苦労の原因ともなった。――あるいはまた、一般社会で暮らしている〝子〟が、療養所の中を安心できる居場所として感得するケースが少なからずあったのも、やはり同様に、療養所が社会的な忌避・排除からも隔離された空間だったからだ。本書中の人生物語でいえば、学校の長期休みのたび療養所の親の寮舎にもぐり込んだという第1話の奥晴海さんや第2話の宮里良子さん、「療養所の中の学校に通いたいと思った」という第4話の原田信子さんや第11話の前田重雄さんが、そのケースである＊2。

＊2　本書の《ハンセン病家族》たちは、このように、療養所の「安心できる居場所」としての側面を体験してきているだけでなく、やはりもちろん、療養所の「外の社会から厳しく隔てられた場所」としての側面もまた、体験してきている。後者の典型的な例は、療養所入所者である肉親が、ある時期までは、外の社会の医療機関をいっさい受診できなかったことだ。第9話の梅沢寿彦さんのケースでは、鹿児島県にある星塚敬愛園の入所者であった異母姉が、腎臓病を患い、人工透

析が必要になった。敬愛園にはその設備がなかったため、寿彦さんは、人工透析の設備がある鹿屋市内の病院や宮崎県内の病院での処置を受けさせたいと希望した。しかし「らい予防法」を理由に、この希望はまったく認められなかった。このため異母姉は、長年住み慣れた園を離れ、その当時から人工透析の設備を備えていた療養所である、熊本県の菊池恵楓園への転園をよぎなくされる。異母姉はそのまま恵楓園で亡くなった。

療養所内での隔離の生活を送る人びとが、一般社会で生活する自分の家族を社会的な忌避・排除から守るため、その標的とさせないように配慮し、さまざまな方策を講ずることがあった。あるいはまた、一般社会で生きていこうとする《家族》たち自身が、社会的な忌避・排除から身を守るために、やはりさまざまな方策を講ずることがあった。いずれにせよ、そのような方策は多くの場合、ハンセン病にかかった本人について「居場所を隠す」「家族としての関係があることを隠す」「存在そのものを隠す」といったものにならざるをえなかったため、ここから、ハンセン病にかかった本人と《家族》とのあいだの関係性に、綻びやねじれ、切断が生じてしまうことにつながった。

この問題の大きなトピックのひとつとして挙げられるのは「戸籍」である。本書に収録された《家族》たちの人生物語には、戸籍をめぐるエピソードをいくつもみることができる。第9話の梅沢寿彦さんのケースでは、高校三年時の就職試験のさい戸籍謄本の提出を求められ、そこに記載されている父親の住所が療養所の所在地となっていたことから、ハンセン病への忌避・排除があたりまえであった当時の風潮のなかで、「ハンセン病者の家族である」という身元の暴露が容易になされ、排除された体験が語られている。戸籍制度とは親族的身分関係を戸籍簿に登録し公的に証明するものであり、戸籍は、この寿彦さんの例のように、就職・結婚といった人生の重要な局面において、社会的に望ましくないとされる対象を見つけ出し排除する目的で行なわれる〝身元調べ〟に、慣習的に利用されてきた。《家族》がそのような目にあうのを避けるために、戸籍上、ハンセン病にかかった本人と《家族》との関係を容易にたどれないようにする、あるいはそもそも届出をしない、といったことがしばしばなされてきた。それは、ハンセン病にかかった本人が《家族》への配慮として行なう場合もあったし、《家族》自身が望んだ場合もあった。

　両親ともハンセン病であった第2話の宮里良子さんのケースでは、良子さんが生まれたさい、両親の子としてではなく、母親の戸籍に婚外子のかたちで届出がされている。「両親ともがこの病気では、おまえが不憫だから」という理由でそうしたのだと、かつて母親は良子さんに説明した。戸籍上のつながりはなにもない父親であったが、「良子《りょうこ》」という名付けのなかに親子のつながりを託していたことを、良子さんは父親の死後ずいぶん経ってから気づくことになった*3。

*3　さらに第1話の奥晴海さんは、「自分の子どもを『ハンセン病の子ども』にしたくないという親の思いから、自分のきょうだいの子どもとして出生届を出した」ケースがある、と述べている。

　第5話の中村秀子さん村田直子さん姉妹の場合、ハンセン病であった兄は、妹の直子さんが結婚するさいに「自分の戸籍があったら邪魔になるだろうから、戸籍を抜いてほしい」と連絡してきた。戸籍は通常、法的な親族関係にある夫婦とその未婚の子をひとまとまりの単位として登録するものであるが、兄の戸籍をそこから抜いて、一人戸籍のかたちにしたのである。それから五、六年のあいだ、兄は行方が知れず音信不通になった。妹にたいする兄の配慮であったのだろう。兄が、あらたな本籍地として選んだのは、自分が入所している東京の多磨全生園がある市内の土地の一画であった。――わたしはかつて全生園入所経験者からの聞き取りで、〝全生園ではある時期、園から少し離れた市内の場所に小さな土地を買い、そこを入所者の本籍地とできるようにした。少なくない入所者がそこを本籍地にした〟と教えてもらったことがある。

以上は〝ハンセン病にかかった本人による配慮〟のケースであった。いっぽう、梅沢寿彦さんの異母姉の場合は〝《家族》が望んだ〟ケースだ。療養所で生活している寿彦さんの異母姉には戸籍が存在しなかった。「戦争末期の空襲で役場が焼かれ、戸籍簿が焼失し、異母兄たちは〝都合がいい〟ということで異母姉の戸籍を回復しなかった」のである。寿彦さんによれば、鹿児島県にある星塚敬愛園では、彼の異母姉のように〝戸籍がない〟入所者はけっしてめずらしくはなかった。敬愛園には、沖縄出身者など、故郷が戦災の被害にあった人びとが多くいたのである。

戸籍をめぐる問題には、以上のように、社会的な忌避・排除が背景にあって生じたものだけでなく、単純に、療養所が外の社会の法すら及ばない隔離の場所であったことから生じたものもある。

第11話の前田重雄さんは、両親ともが療養所入所者であった。実の父親は入所前にすでに結婚しており、故郷に妻子がいた。重雄さんの母親とは園内で知り合い、法的な婚姻関係は結ばないかたちで、園内で夫婦としての生活を送っていたのである。故郷の家族から引き離され、いつ帰れるともしれず、外の社会の法からすらも隔離された場で長期にわたる生活を送るなか、こうした事態が生じるのは、けっして不自然ではないだろう。入所者どうしの結婚では、重雄さんの母親と実の父親のケースのように、法的な婚姻届を出していない場合が少なからずあった。やがて生まれた重雄さんは、戸籍上は母方の伯父夫婦の子どもとして出生届が出された。母親はその後、実父と別れ、ほかの入所者男性と正式に結婚。重雄さんの戸籍は、母親と育ての父親のところへ移されている。

第6話の鈴木さち子さんは「そもそも戸籍がなかった」ケースであった。くわしい経緯はわからないが、どうやら、彼女が生まれたときに戸籍の登録がされなかったようだ。父親のハンセン病発症後、入所するまでのあいだにさち子さんは生まれており、その時点で、両親は法的な婚姻関係を結んでいなかった。父親は在日朝鮮人であり、日本人である母親の家族からの反対を受け、ふたりは婚姻関係を結べなかったのではないかと、さち子さんは考えている。さち子さんの戸籍が存在しないことが判明したのは、療養所から出て就職しようとした十五歳のときだった。換言すれば、療養所内で暮らすぶんには戸籍がなくてもなにも問題は生じなかったのであり、このケース自体、療養所が一般社会の法の及ばない場所であったことを示している。

以上にみたように、社会的な忌避や排除、およびハンセン病隔離の体制を背景として、ハンセン病にかかった本人と《家族》とが、戸籍上、親族としての関係を登録されていないケースが少なからず存在した。そしてこのことは、ハンセン病国賠訴訟の「遺族訴訟」に大きな影を落としたのである。国との和解のさい、遺族原告のそれぞれについて、損害賠償請求権の相続人であることは「証拠に基づき、裁判所が認定する」*4とされ、亡くなった肉親とのあいだに親族関係があることを法的に証明する必要があるとされたからだ。第1話の奥晴海さんが言及したように、事実上の遺族でありながら、そもそも遺族原告になれず、賠償を受けられなかったケースがいくつも出たのである*5。

＊4　二〇〇二年一月二十八日、曽我野一美・ハンセン病違憲国家賠償訴訟全国原告団協議会会長と、坂口力・厚生労働大臣とのあいだで交わされた「基本合意書」で、このように規定された。

＊5　「ハンセン病死後認知訴訟」原告の山川エイさん（裁判上の仮名）は、そうしたケースの一人であった。エイさんにはこの裁判の支援で何度もお会いしたが、残念ながら聞き取りには応じてもらえなかったため、以下の記述は、裁判支援のときの記録と、当時の新聞記事によって再構成したものである。——エイさんは一九五〇年、朝鮮半島出身の父親と日本人の母親とのあいだに生まれた。両親は法的な婚姻届を出さないまま、エイさんは母親の戸籍に婚外子のかたちで出生届が出された。やがて父親がハンセン病を発症、群馬県の栗生楽泉園へ入所。生活苦から母親もいなくなってしまい、エイさんは六歳から中学までを楽泉園の附属保育所で過ごしている。エイさんは父親に「認知してほしい」と何度か頼んだが、父親は「なにもハンセン病の親がいると分かるようにすることはない」と応じなかった。一九九八年に父は他界（「朝日新聞」二〇〇五・三・三〇朝刊）。国賠訴訟の原告勝訴後、亡き父の遺族として損害賠償請求権の行使をしようとしたさい、父親とのあいだに戸籍上の親族関係がないという問題が立ちはだかった。民法上、「死後認知」の裁判を起こせるのは、父子関係では死後三年以内。エイさんが「死後認知」を求める裁判を起こしたとき、父親の死から六年が経過していた。エイさんは「病気へのいわれなき

社会的偏見があり、患者の子だと公表できなかった」と訴えた（「朝日新聞」二〇〇六・一二・一九夕刊）。結果は、一審、二審とも請求を却下、二〇〇六年十二月に最高裁が上告棄却、敗訴確定。

さて、エイさんの附属保育所への入所は、「らい予防法」の第二十二条「児童の福祉」の規定に基づく措置であった。これは、「入所者が扶養しなければならない児童で、らいにかかっていない者」（傍点引用者）にたいする、国の福祉の措置について定めたものだ。換言すれば、エイさんの附属保育所への入所は、国立機関である楽泉園の長が、父親の〝子〟であることを認定したからこそ可能であったのだ。エイさんはそこで八年間を過ごしている。——社会的偏見のため公表できなかった」という前述のエイさんの訴えに加え、このような経緯を踏まえるならば、「三年以内」という民法の規定に厳しく縛られて死後認知請求を認めないというのは、公正さを欠く判断なのではないかと、素人判断ながら思う。

「肉親を奪われる」体験④——実生活のなかで存在を〈隠す〉

ハンセン病にかかった本人について「居場所を隠す」「家族としての関係があることを隠す」「存在そのものを隠す」といった方策がとられたのは、なにも「戸籍」（法的な関係）に限ったことではない。そうしたことは、《家族》たちの実生活上のさまざまな場面で、人生のさまざまな局面で、生じていたのであった*6。こちらもやはり、ハンセン病にかかった本人の側が、家族を社会的な忌避・排除から守るための配慮として、〈隠す〉方策をとる場合があった。あるいはまた、《家族》自身が、社会的な忌避・排除の標的となるのを避けるために、〈隠す〉方策をとる場合があった。もっとも、どちらか片方だけでは〈隠す〉方策は成功しない以上、実際には両者が、ときに互いへの働きかけをしつつ、それぞれに〈隠す〉方策をとってきたといったほうがより正確だろう。本書の人生物語ではそうした体験は数多く語られており、枚挙にいとまがない。まずは印象的な二つのケースを提示しよう。

＊6　もちろん、ハンセン病にたいする忌避・排除の風潮が強くあるなかでも、「ハンセン病者の家族である」ことを知りながら助けてくれるような人も、世の中には一定程度存在する（たとえば第6話の鈴木さち子さんのケースに登場する「オランダ人の奥さん」一家のように）。しかしながら、はたして相手が忌避や排除を向けてくるような人なのか／そうでないのかを、自身の来歴を明かす前にあらかじめ知ることはできない以上、《家族》たちが、実生活のなかで日常的に〈隠す〉方策をとることには、本人にとって一定の合理性がある。

また、《家族》が〈隠す〉方策をとらなかったケースももちろんある。第5話の中村秀子さん村田直子さん姉妹の場合、「ハンセン病家族である」ことはすでに集落内に知れ渡っており、姉妹はもはや〈隠す〉方策をとっていない。しかしながら、集落内でただ一人この姉妹に親切だった「素麺屋のおばちゃん」は、姉妹を助けるときにはいつも「こっそり」「自分の旦那さんにも内緒で」なのだった。「素麺屋のおばちゃん」のほうが、みずからの行為について〈隠す〉方策をとったのだ。姉妹が受けていた村八分の厳しさを物語るエピソードである。

もう一人、第11話の前田重雄さんは、社会的な忌避や排除があるなかを生き延びるための方策として、むしろ積極的に「隠さない」戦略をとっている。「事実を言って、相手が嫌うんだったら、こっちから付き合う必要はない」。職場の同僚にはすべて事実を伝えてきたし、子どもたちも小さいうちから療養所へ連れて行き、両親に会わせてきた。子どもたちには「祖父母がハンセン病療養所にいるからといって、他人に遠慮する必要はない」と教えている。――同時に、重雄さんは、自分以外のだれかが差別されてしまう可能性に敏感でもある。本書で人生物語を公開するさいに仮名を選んだのは、子どもたちに影響が及ぶのを危惧したからだ。

第6話の鈴木さち子さんは、十五歳で鹿児島から東京へ出たとき、兄と、療養所入所者である父親に付き添われて上京した。世話になる家の娘さんが駅まで迎えに来てくれたのだが、父親は姿を隠し、そのようすを遠くから見ていたのだった。療養所を出た後のさち子さんにとって、療養所にいる父親の存在――および自分もかつて療養所にいたこと、父親が朝鮮人であること――は、「他人に言えない」事柄であり、親や郷里についての話題では「自然と嘘をつく」ようになっていた（じつは、世話になった家の人たちは事情を知りつつ彼女を受け入れていたのだが、その事実をさち子さんはずっと後になって知る）。青年期、「他人に言えない」事情を抱えていたため、恋愛にかんしては「一対一の付き合いを遮断」する傾向にあったさち子さん。それでも思いを寄せてくれる相手が現われ、結婚のさいは、療養所で暮らす父親と継母の存在を相手に伝え、会わせてもいる。ただし夫の両親には事実を伝えず、夫の両親とさち子さんの両親とは一度も会ったことがない。さち子さんは、娘と息子にも、長いあいだ事実を伏せたままだった。自分がずっと抱えてきた「重み」を、子どもたちにもたせてしまうのではないかという躊躇《ちゅう》《ちょ》があったからだ。それでも、娘が高校生のとき、ふとした会話の流れのなかでタイミングがあい、さち子さんは療養所にいる両親の存在と自分の来歴について娘に話している。のちのち、療養所にいる両親に娘の子どもを会わせることもでき、「すごくよかった」。いっぽう息子には、いまも話していない。

第2話の宮里良子さんは、長年にわたって、職場でも、結婚して新しく築いた家庭でも、療養所で暮らす両親の存在を隠し続けたのだった。両親は「死んで、いない」ことにしていた。「同居する義母や子どもたちに聞かれるのではないかと心配で、両親に電話もかけられない」日々であった。両親のいる療養所は遠方にあり、面会もそうたびたびは行けず、「父親は寂しさが募っていたと思う」。たまに面会に行くさいには〝異父姉が危篤になった〟と義母や子どもたちに嘘をついて出かけるのが常であった。――父危篤の知らせが届き、良子さんが療養所に駆けつけると、娘を思いやってのことだったのだろう、父親は意識が遠のきながらも「帰れ、帰れ」と言うのだった。まわりに嘘を言い続ける人生に疲れ果てていた良子さんは、担当の医師に「わたしはそう何度もここへは来られない。これ以上の処置はしないでほしい」と告げてしまう……。父親の葬儀を終えて自宅に戻ると、良子さんは、父親を亡くした悲しみを表現することさえできないのだった。この出来事を経て、良子さんは離婚を決意する。「そうでないと、母親を大事にできないと思った」からだ。離婚後、母親が最期を迎えるときには、療養所に頻繁に足を運び、ていねいに看取ることができた。とはいえ職場でも「親は死んで、いない」ことにしていたため、休みをとるさいには難儀をした。それはまさに「嘘の綱渡り」のようであった。

こうしたケースから読み取れるのは、次のようなことである。――〈隠す〉方策は、たしかに、排除・忌避から《家族》を守る一助となりえた面があった。しかしいっぽうで、〈隠す〉方策は、《家族》

とハンセン病にかかった肉親との関係性をあやうくし、また、《家族》と周囲の人びととの関係性をもあやうくしたのであった。〈隠す〉方策のもとでは、《家族》は、ハンセン病にかかった肉親と周囲の人びととのあいだで引き裂かれることになり、このことは、《家族》の自己自身との関係性にも、暗い影を落としたのだった。

本書の人生物語には、同様の体験を、いくつもみることができる。――鈴木さち子さんや宮里良子さんと同様、結婚後の家庭で〈隠す〉苦しみを語った第5話の妹の村田直子さんは、「療養所にいる兄の面会にはほとんど行けなかった」「兄が電話や手紙をよこすときには園名を使用していた」「夫や子どもを騙していた」と述べている。――高校三年生で就職差別にあった第9話の梅沢寿彦さんは、結婚のさいに同じ目にあわないよう、〈隠す〉方策をめぐらせた。「茶入れでは、療養所にいる父親や異母姉はもちろん、こちらの家族親戚はいっさい呼ばなかった」「その理由を、嫁さんにも言わなかった」のであった。――第7話の林力さんは、教員時代に療養所へ面会に行ったときの心境について、〝誰かに見られているのではないか〟と気にする「逃亡者の心理」であったと述べる。いつも夜汽車で出かけ、遠方だったこともあり、療養所にいる父親のもとにはほんの二、三時間ほどしかいられなかった。「事務的に対応し、あわただしく帰ってしまう」力さんを、父親は悲しみ、「心が乱れるから、もう来るな」という手紙を書き送ってきたのだった。――第8話の赤塚興一さんは、ハンセン病を発症した父親について「小学校一年生のとき、学校で優等賞をもらい表彰されることになったのに、来てくれなかった」寂しさの思い出とともに、成長するにつれ「父親の姿を近所の友達に見られるのが辛い」と思うようになった経緯について語っている。父親は療養所をたびたび脱け出し帰宅していたのだが、興一さんが市議会議員になり来客が多くなると、父親に「家の奥に引っ込んでいるように」言い、本人もそれに従っていた、等々。

「肉親を奪われる」体験⑤——被差別のくやしさ・悲しみ・怒りをぶつける

最後に、〈隠す〉しんどさを生き、ときには社会的な排除や忌避にさらされることもあった《家族》たちが、そうした体験について安心して話せる場すらみつけられない孤立的状況のなか、そのくやしさや悲しみや怒りを、ハンセン病にかかった肉親本人にぶつける、といった場合があった。あるいはまた、そうした憤りの感情を、ハンセン病にかかった肉親に〝より近い〟関係にある《家族》にぶつける、といった場合があった。本書の人生物語の語り手たちは、そのようにして、ハンセン病にかかった本人と《家族》とのあいだで起きた——あるいは《家族》どうしのあいだで起きた——、やり場のない被差別の憤りの感情をぶつけ関係性を悪化させてしまうような事態の、主体であったり、対象であったり、目撃者であったりした。

第3話のKさんは、二十四歳のとき、初めて療養所へ面会に行き、三歳で生き別れた父親と再会。父親がハンセン病であった事実を知らされず、「死んだ」と聞かされて育ったKさんは、後遺症の重い父親と対面したときに「自分が受けてきた仕打ちの意味が初めてわかった」と語る。幼いころから親戚をたらいまわしにされ、母親からも親戚からも冷たい態度であたられ、「あんたが来ると、みんな嫌だった」「あんたが使った箸や茶碗は捨てていた」などと言われ続けてきたKさん。再会した父親を、「病気であって、なんでわたしを産んだのか？」「あんたの子どもだったから、わたしはこんなめにあった」と責めてばかりだった。またKさんは、療養所へはどんなかたちで入所したのか、なぜ母親と離婚することになったのか、経緯を尋ね知ろうとしたが、父親はけっして過去を語ろうとはしなかった。幸いなことに、Kさんの夫は父親に親切で、子どもたちを療養所に連れて行って父親に会わせたり、父親を自宅に招いたりした。いっぽうでKさんは、「なにしに来たのか」「病気がうつるんじゃないか」と、忌避のまなざしを父親に向け続けた。自分が幼いころに受けてきた仕打ちを、「こんどはわたしが父親にした」のだ。現代日本ではハンセン病はそう簡単にうつらない病気であり、戦後まもなくから〝治せる病気〟になっていたことを知ったのは、父親の死後、遺族訴訟の原告となってからだった*7。「いちばん辛かったのは、父親にたいして、自分も嫌な目、偏見の目で見たことだ」とKさんは述懐する。

＊7　これはなにもKさんに限ったことではない。「日本のハンセン病問題小史」でみたように、戦後まもなくからハンセン病が〝治せる病気〟になっていたにもかかわらず、一九五三年にあらためて「らい予防法」が制定され、隔離政策が続行されたなかで、これらの知識は、《ハンセン病家族》を含め、一般社会の人びとにはほとんど広まらなかったのである。
　第12話のIさんも、結婚差別にあった若き日、「『差別はおかしい』とちゃんと説明できる知識がなかった」くやしさを語っている。「戦後の『らい予防法』ができたとき、ほんとうは、ハンセン病はまれにしか感染しないということがすでに判明していたし、治せる病気にもなっていた。

なのに、国はそれをきちんとハンセン病政策に反映しなかった。その問題を、わたしはいちばん訴えたい」と。

第4話の原田信子さんも、「一時は父親を恨んだ」という。結婚後しばらくして、夫が酒を飲むと信子さんに暴力をふるううえ、ハンセン病の父親のことを遠まわしに蔑むようになった。その辛さを吐き出すところがなかった信子さんは、「あんたのために、いじめられる」「あんたがそういう病気だから、わたしが苦労する」と父親を責めたのだった。こうした信子さんの言葉に、父親は正面から言い返すことはなかった。面会から帰るときには「もう絶対来ない！」「ああ、もう来なくていい！」という応酬になるのが常だったといい、そのような接し方になってしまったことを「いちばん後悔している」と信子さんは言う。

第2話の宮里良子さん、第1話の奥晴海さんは、ハンセン病にかかった本人の〝子〟であったことで、他の年長の《家族》から、被差別の憤りの感情をぶつけられた体験を語っている。——良子さんの場合、四歳のときに両親が強制収容されたあと、同居する母方の叔父が、当初はとても愛情を注いでくれていたのが、しだいに態度を変えていったのだった。家を継いだ叔父は、集落の会合のなかで理不尽な扱いを受けていたようすで、「くっそう、馬鹿にされて……」という怨嗟《えんさ》の言葉を漏らし、良子さんには「親のことは話すな」「おまえの親には帰ってきてほしくない」という棘のある言葉を放つようになっていった。——晴海さんは、小学校二年生のときに、両親のいる療養所の附属保育所を出て、奄美大島の母方の叔母に預けられた。その叔母は〝身内にハンセン病者がいる〟という理由で離縁させられ、女手ひとつで幼子二人を育てていたのだった。食べるものにも事欠く貧しさのなか、晴海さんは、成長の過程で、叔母や祖父、叔父らから労働力としてあてにされ続け、搾取されただけでなく、「ガシュンチューヌ、クワンキャーヌ」（患者の子どものくせに）と侮蔑の言葉を投げつけられてもきた。「ほんとの差別は、身内から受けた」のであった。祖父はさらに、奄美大島に帰って来た自分の娘（晴海さんの母親）にたいし、「猫イラズ飲んで死ね」と言い放ち、けっして療養所へ面会に行こうとはしなかった。その祖父は、亡くなる間際に「自分が悪かったとおまえの母親に伝えてほしい」と言い、娘への詫びを晴海さんに託したのだった。

第9話の梅沢寿彦さんのケースでは、療養所で亡くなった父親と異母姉の遺骨をめぐり、異母兄姉らと寿彦さんのあいだで軋轢《あつれき》が生じている。家を継いだ異母兄は、父親の遺骨については、十三回忌のときにようやく実家の墓へ引き取り、納骨した。しかし異母姉の遺骨については、二十五回忌を迎えた聞き取り時点でも引き取りを拒否している。戸籍が消えたままの異母姉は「そもそもこの世に存在しない」ことになっているからだ。存命であるもうひとりの異母姉は、ハンセン病であった二人の肉親について、夫にたいし現在も〈隠す〉方策をとり続けている。父親の遺骨を実家の墓に納めたさい、その異母姉は、夫にわかってしまうのではないかと怯え、「手がブルブル震えていた」。療養所にいる異母姉が亡くなったとき、異母兄姉らは、通夜や葬式の執り行ないをいっさい拒否し、「やっと死んでくれたか」「これで大手を振って実家に来れる、ほっとした」と言ったのだった。

「語る」ことと「沈黙」のあいだに

以上、本書の十二の人生物語のなかから、《ハンセン病家族》たちの「肉親を奪われる」体験に着目し、それらの内実を、「愛情と保護、関係性の喪失」「生活基盤があやうくなる」「戸籍のうえで存在を〈隠す〉」「実生活のなかで存在を〈隠す〉」「被差別のくやしさ・悲しみ・怒りをぶつける」と五つに分節化するかたちで提示し検討してきた。

ハンセン病にかかった本人と家族とのあいだの関係性の綻び・ねじれ・切断は、《ハンセン病家族》の側にとって（もまた）、「肉親を奪われる」ものとして体験されてきたのだった。その「奪われ」の体験は、肉親の療養所への収容・入所により物理的に引き離された時点だけのものだったのではけっしてなく、その人生の長期にわたり、さまざまな局面で、つねに現在進行形のかたちで体験されてきた。

幼いうちから引き離され、別々に暮らした時間が長かったために、肉親の「過去」や「生きざま」を受け取れず、ときには「家族」という感覚がもてない場合すらあったこと。社会的な忌避や排除から身を守るために、家庭や職場で〈隠す〉方策をとったことから、めったに療養所へ面会に行けず、結婚式や葬式といった家族としての重要な場にもハンセン病にかかった肉親を呼べなかったこと。社会的な忌避や排除にさらされ、その体験を安心して話せる場がなく、対抗できる知識すら得られないなかで、被差別の憤りをぶつけるかたちでしか関係を築けなかったこと。ハンセン病にかかった肉親が亡くなったときでさえ、その弔いを家族親戚が集まるかたちでできなかったこと。遺骨を郷里に埋葬することができないこと、等々。――幼いうちは肉親に会えない寂しさを抱えて過ごし、成長の過程で、社会的な忌避・排除の存在を感じ取るうちに、その肉親の帰省に困惑を覚えるようにもなってしまったという自分自身の変化について、何人もの語り手が、悲しみと悔悟の表出とともに言及している。さらには、自分とのかかわりをなくし遠ざけるよう提案されるという、療養所にいる肉親のほうからの悲しい配慮についても、だ。

　加えて、肉親の療養所への収容・入所は、しばしば生活基盤を破壊するともいえるほどの深刻さで、残された《家族》に経済的なダメージを与えてもいた。そして〈隠す〉方策は、肉親との関係性が奪われるという問題だけでなく、《家族》とまわりの人びととの関係性や、《家族》どうしの関係性、《家族》と自己自身との関係性のあやうさとも、密接に関連していたのであった。

　ところで、本書で取り上げたのは、《ハンセン病家族》の十二の人生物語であった。しかしながら当然、この日本社会には、《ハンセン病家族》はもっとずっとたくさん存在している。冒頭の「日本のハンセン病問題小史」で述べたように、遺族訴訟の原告は、ハンセン病国賠訴訟が提訴された三つの地裁を合わせると五千人を超える（その大部分は、国と和解した後、亡くなった肉親の損害賠償請求権を相続するための手続きとしての「提訴」であった）。遺族訴訟の原告とならなかった／なれなかった人びとや、そもそもハンセン病にかかった肉親が存命である人びと、さらにはその肉親が「除斥期間」である二十年以上前に亡くなっている人びとを含めれば、《ハンセン病家族》は、文字どおり膨大な人数になるはずだ。しかしながら、この裁判をきっかけに結成された《ハンセン病家族》の当事者団体である「れんげ草の会（ハンセン病遺族・家族の会）」の会員は、たった五十人である。さらに、わたしたちがこの十年間のフィールドワークで出会うことができ、聞き取りを許され、かつ本書で公表することのできた《家族》の人生物語は、ほんの十二なのであり、いかにも少ない（それがわたしたちの努力不足のせいだとも、あまり思えない）。この《ハンセン病家族》たちの沈黙を、どのように理解すべきだろうか？

この問題を考えるにあたって、わたしはいま、「語る」ことと「沈黙」とのあいだにあった、二人の《ハンセン病家族》のことを思い出している。

一人は、わたしがこれまでに出会った《家族》のなかで唯一、はじめから「公表はしない。録音もしない。話を聞くだけ」との約束で、聞き取りをさせてもらった人のことである（その人は、片方の親が朝鮮半島出身者であり、そしてハンセン病療養所入所者だった）。聞き手はわたし一人だけがいいという本人の希望があり、ホテルの一室でお話を聞くことになった。その場で、わたしは調査者の性《さが》として、録音できないならせめてメモだけでも取ろうと思い、ノートを広げた。するとその人は困惑の表情をみせ、記録はいっさいやめてほしい、と念を押したのだった。三時間あまり、その人は自分の人生物語を丁寧に語り、最後に「話を聞いてもらえてよかった」と言ってくれた。わたしにとっても、記録を残せないとはいえ、《ハンセン病家族》の置かれた状況がとてもよくわかり、勉強になる聞き取りとなり、心からのお礼を述べて別れたのだった。その夜、その人はわたしの携帯電話を鳴らして、こんなふうに言った。「申し訳ないけれど、きょうの聞き取りは、なかったことにしてほしい。そもそも話を聞かなかったことにしてほしい。自分のきょうだいは、過去をいっさい封印して生きている。わたしは、親について話したことで、そのきょうだいを裏切ってしまったような気持ちになっているのです」。

もう一人は、本書の「はじめに」で紹介した〝幻の語り手〟のことだ。この人は、鹿児島県にある星塚敬愛園の附属保育所で育った人であった。聞き取りをした時点や、本書に収録するはずだった原稿をお送りした時点でも、その人は「公表して大丈夫です」と言ってくれていた。あるとき急に公表不可に転じたのは、親しい友人から強く反対される、という出来事があったためだ。本書への収録を断る電話で、〝幻の語り手〟はわたしに詫びながら、こんなことを話してくれた。「その友人はとても怒って、取り乱して、泣いていた。そんなことをしたら絶交だ、とも言われた」。その親しい友人自身もまた、《ハンセン病家族》の立場にある人なのだった。

沈黙する圧倒的多数の《ハンセン病家族》たちについて考えるため、「語る」ことと「沈黙」とのあいだにあった、二人の《家族》の語り手たち――そしてその背後にいた、〝きょうだい〟と〝親しい友人〟という、もう二人の《家族》たち――のエピソードを、あえて紹介した。もちろん、わたしが実際に会えなかった、そして話を聞けなかった圧倒的多数の《ハンセン病家族》について、軽々になにごとかを決めつけるような真似は厳に慎むべきだろう。それでも、わたしが遭遇したこのようなエピソードは、《ハンセン病家族》たちの〈沈黙〉と、けっして無関係ではないように思われるのだ。

わたしは次のように直感している。沈黙する圧倒的多数の《家族》のなかには、過去を封印して生き、そこに触れられると取り乱さざるをえないような人びと――さきほどのエピソードでいえば〝きょうだい〟や〝親しい友人〟のような人びと――が存在している。そして、そのような人びとの痛みを分かち合うようにして、みずからもまた語ることをしないでいる《家族》たち――たとえば〝記録しないことを求めた語り手〟や〝幻の語り手〟のような人たち——もまた存在している、と。《ハンセン病家族》たちの〈沈黙〉*8をめぐって、このように想像力を働かせることは、それほど的外れではないはずだ*9。

＊8　当事者たちの〈沈黙〉という問題を考えるにあたって、わたしは、宮地尚子『環状島＝トラウマの地政学』（二〇〇七年、みすず書房）から多くの示唆を受けてきた。とりわけ以下の宮地の言葉は、本書の執筆にあたり、くりかえし立ち返る指針となってくれた。

声を出さない当事者はどこにいるかわからない。見えないもの、知らないことに想像を働かせるとき、そこには補助線が必要になる。さもなければ想像自体が、見えないものに対する暴力となりうる。〈内海〉〔＝沈黙する当事者たちの世界〕を想像するためには、声の出せる人や、その証言から補助線をひくことができる。

そういう意味では、すべての証言は代弁で（も）ある。つまり、証言は証言そのものとして尊重され深く受けとめられるべきであるとともに、より内側にいる〔＝語ることのない〕犠牲者の代弁としても理解され深く受けとめられるべきである。声をあげつづける人たちへの敬意と、声をあげられない人たちへの想像は両立するはずである。（二一四頁、〔　〕内は引用者）

＊9　このようにして〝幻の語り手〟の人生物語の全体は掲載できなくなってしまった。しかし、そのなかから、次のことだけは記録に留めておきたいと思う。星塚敬愛園の附属保育所の子どもたちは、（熊本の龍田寮のように附属保育所内の分校ではなく）地元の子どもたちが通う西俣小学校、大姶良中学校に通っていた。小学校でも中学校でも、附属保育所の子どもたちがすさまじい「い

じめ」にあっていたことが、この〝幻の語り手〟の人生物語のなかで語られた。ほんの一部分だけ、提示しておこう。

〔敬愛園の附属保育所から通っていることは、学校のみんなは〕知ってます、知ってます。先生はもちろん、子どもも。そういう意味ではたしかにいじめはありました、「患者の子」っていうので。すごいもう、最低の、いじめをされましたけど。わたしはあんまり〔こたえないタイプ〕。〝なにくそぉ！〟って、ずっと思ってました。〔やられたことを〕先生に言っても、先生も「相手の言ってることは間違いじゃない」って〔むこうの肩をもつ〕。男の先生も、女の先生も。

教科書をおトイレの中に捨てられたり……。昔、汲み取りでしょう。〔誰かが便壺の中へ〕ストンッて落としたら、〔自分の〕名前が見えている教科書が、上から見えるんですね。〝ない、ない〟と思って探したら、〔そんなところに〕あるでしょう。先生に言いに行ったら、「自分で取ってこい」って。「取ってこい」って言われて、取りに行くと、その言葉を聞いてた他の子が先まわりして、棒でもう〔底のほうまで〕押してるんです。靴とか〔もやられました〕。それで、先生に「〔やったのは〕あの子たちじゃないか」って言うと、〔その子たちは〕「だって、患者の子は汚いもん」って、鹿児島の言葉でね。先生が「あの子たちの言ってることに、なんか間違いがあるか？」って。そういうことなんですよ、最終的にね。〝まぁ間違いはない〟って。

〝幻の語り手〟はこの小学校と中学校を卒業している。しかし「同窓会の案内が送られてきたことは、いままで一度もない」という。

さらに〝幻の語り手〟は、小学校にあがる前、園職員の子どもたちと一緒に、敬愛園附設の「楓光幼稚園」に通っていたころの記憶についても語っている。そこで、附属保育所の子どもたちは、園職員の子どもたちから「ばい菌」と呼ばれることがあったという。

わたしがこのような〝幻の語り手〟の体験を記録に留めておきたいと強く思うのは、それが、以下に紹介する、附属保育所の寮母の目をとおしてみた「現実」と、まったく対照的なものであるからだ。――星塚敬愛園入園者自治会機関誌『姶良野《あいらの》』通巻三三五号（二〇一五年一月）には、過去の資料の掘り起こしとして、ある寮母の書いた文章が紹介されている。出典が明記されていないため、いつごろ書かれたものなのかは不明。それでも、この文章には一九四八年以降に登場した「プロミン」についての言及があるので、一九五〇年代初頭からを保育所で過ごしてきた〝幻の語り手〟と、そう時代の隔たりがあるわけではないと推測できる。寮母の目からみた「現実」は、つぎのようなものであった。

〔附属保育所の子どもたちは〕八時半までにはみな学校に出て行きます。一般の子供と同様に地元の学校に通学出来るのは敬愛園の特典で、子供らにとり幸福なことと思っております。小学校も中学校も校長先生をはじめ諸先生方が十分理解してくださいますので、子供らは楽しく通学いたしております。幼児は幼稚園が設立しておりますので、官舎の〔園職員の〕子供さんと手をつなぎ合って嬉々として明るく育ってゆきます。（二七頁、〔 〕内は引用者）

前に示した〝幻の語り手〟の体験と読み比べてほしい。附属保育所の「子ども」自身と「寮母」とでは、ここまで見える世界が違うのだ。そして、「子ども」の体験の記録が残らなければ、「寮母」の目から見えた世界だけで、歴史が紡がれてしまうことになってしまうのである。

関係性の回復の兆し

ここまで、《ハンセン病家族》たちがその人生の過程で直面してきた、ハンセン病にかかった肉親や、まわりの人びと、そして自己とのあいだの「関係性を奪われる」体験について、かれらの人生物語をもとに検討してきた。しかし、本書の十二の人生物語にあらわれていたのは、そのような「剥奪」の体験だけではない。それまでの過程でさまざまに綻び、ねじれ、絶たれてしまった関係性が「回復」されていくような《家族》たちの体験、すくなくとも、その回復の兆しを感じさせるような体験もまた、語られていたのであった。さいごに、そのような体験のありようについて、いくつかのことを述べて筆を擱きたいと思う。

ひとつには、《ハンセン病家族》たちの、ハンセン病にかかった肉親との〝出会いなおし〟ともいうべき体験がある。それまで受け取ることのできなかった、肉親の「生きざま」や「過去」「記憶」といったものに触れるような出来事をきっかけに、肉親とのかかわりについての意味づけや、自己の存在についての了解のしかたが、肯定的な方向へと変わる場合がある。――たとえば第2話の宮里良子さんのケースでは、敬愛園の福祉課で亡き父親の資料を調べるなかで、「良子《りょうこ》」という名づけに父親とのつながりの意味が込められていたという事実を知っただけでなく、そもそも自分は両親の脱走によって奇跡的にこの世に生を受けることができたのだ、と気づいたのだった。遺族提訴のあとには、両親の療友であった敬愛園の入所者のひとたちと出会い、亡くなった両親の若き日の姿を伝え聞くこともできた。こうした一連の出来事は、良子さんと亡き両親との絆を繋ぎなおすことにつながったのであった。「かつてはあんなに怯えていたのに、いまでは〝あなたたちのことを語ってくるね〟と両親の仏さんに詫びながら、ハンセン病関係の集まりに出かけてきています」。

ふたつには、〝自分の肉親はハンセン病だった〟という事実を、配偶者や子どもなど、自分にとって大事な存在に伝えることにより、すくなくとも家庭内では〈隠す〉方策をとらずに済むようになったとか、あるいは、もっとうまくいった場合には、ハンセン病だった肉親と自分の配偶者や子どもたちとのあいだでより好ましい関係が築かれるようになった、といった《家族》たちの体験がある。本書の十二の人生物語のなかには、そのような体験をいくつもみることができる。たとえば第7話の林力さんは、『「癩者」の息子として』という本を書くことで、ひとり娘に亡き父をめぐる事実を伝えたのだった。「娘はすんなり受けとめてくれた。いまでは『わたしのふるさとは、敬愛園のなかの、おじいちゃんが建てたあのお寺だ』と言って、よくお詣りにも行っている」。

そしてみっつには、遺族提訴や「れんげ草の会（ハンセン病遺族・家族の会）」への参加をひとつの契機として、自分とおなじ《ハンセン病家族》の立場にある人びとと出会い、〝思いを共有できる仲間を得た〟体験がある。第5話の姉の中村秀子さんは、「れんげ草の会」や「いちょうの会（関西退所者の会）」での交流は、自分にとって大事な場だと語っている。「なんでもおおっぴらに、みんなで話ができて、みんなでものを食べられて、それがいちばん楽しい。退所者でハンセン病の後遺症がある人をみると、亡くなった兄がそばにいるように感じられる」。第4話の原田信子さんもまた、「れんげ草の会」を心が癒されるかけがえのない居場所だととらえている。「おなじ境遇の人がいるからなんでも話せる。それがいい。気持ちが落ち着くし、イライラがなくなる」。

もちろん、《ハンセン病家族》の人生物語が一人ひとりで異なる以上、関係性の「回復」の物語も、具体的には、やはり一人ひとりで異なっている。読者は、それぞれの語り手の人生物語のなかに、関係性の「回復」の体験や、少なくともその兆しを、さまざまに見出すことができるだろう。そもそも、このように人生物語を語って聞かせてくれたうえに、その公開をみとめ、多くの読者が本書のうえで自分の人生物語と〝出会う〟ようにできる選択をしたこと自体、関係性の「回復」のひとつのありかたであるといえるだろう。

ところで、わたしは、《ハンセン病家族》の聞き取りを始めてから本書をまとめるまでに十年以上もかかってしまい、とうとう本書の語り手たちからは、お会いするたびに「出版はまだ？」などと聞かれるようになってしまった。しかし同時に、このように《ハンセン病家族》の人びととの付き合いが長いものになったことで、一人ひとりの語り手について、かれらの関係性の「回復」の道程を、長いスパンで目撃することにもなった。お二人についてだけ、簡単に記述しておきたい。

第3話のKさんは、二〇〇四年秋に初めての聞き取りでお会いしたとき、その、怒りをぶつけるかのような勢いの語りに、圧倒されたのだった。ハンセン病であった亡き父親にたいしては、生前、子どものころの辛い境遇をめぐって責めるばかりで、「心の通いはなかった」ということだった。聞き取り時点でも、父親を大切に思う気持ちと嫌だと思う気持ちは「半々」だと、葛藤を抱えた表情でおっしゃった。しかし、その七年後の二〇一一年には、Kさんはほんとうに穏やかな顔でわたしたちと対面したのだった。「これを見せようと思って、持ってきたのよ」と彼女が示したのは、かつて父親の寮舎の水屋《みずや》に大事に飾ってあった、Kさんが三歳のときの写真だった。Kさん自身は記憶していないが、亡き父親の説明ではお宮詣りのときの記念写真であるということだった。「こういうふうに写っているということは、わたしも、生まれたときはみんなに祝福されていた。幸せに、両親ふたりに育ててもらっていたんだと、いまは理解している。療養所に収容されて別れるときには、父親も辛かったでしょう」。ハンセン病であった父親の生を受容し、自己の存在を肯定するような言明を、この日、わたしたちはKさんの語りのなかに聞いたのだった。

第10話の睦明夫《モクミョンブ》さんについては、彼の両親や姉たちとの〝出会いなおし〟の道程に、わたしたちも、いくつかの地点で立ち会わせていただいたように思う。明夫さんとは二〇〇六年に初めてお会いしている。その年、彼は、自分の人生物語をわたしたちに聞かせてくれただけでなく、彼の妻、父親と上の姉からの聞き取りの機会をも設けてくれたのだった。明夫さんは、わたしたちが作成した一連の音声おこしをひとつのファイルに綴じて、丹念に読んでいた。さらに明夫さんは、父親や上の姉がほんとうはハンセン病ではなかったにもかかわらず愛生園へ入れられていたという事実と、その理由を、愛生園を訪ねたさい、ある入所者のひとから教えられたのだった。彼にとって「すべての謎が解けた」のだった。すごい、と思ったのは、そのようにして知った事実を含めて、明夫さんが、自分の《ハンセン病家族》としての体験を、多くの人に語る営みを始めたことだ。二〇一四年六月、厚労省主催の「らい予防法による被害者の名誉回復及び追悼の日」式典で、明夫さんは遺族代表として人びとの前に立っている。両親の死の経緯、そして「もういいよ。なにも苦しむことはないよ。あなたたちにはなんの罪もありません」と、両親への慰霊の言葉を捧げている。

こうした《ハンセン病家族》たちの「回復」の体験をみるとき、次のことに気づかされるのである。ハンセン病であった本人と《家族》との関係性の回復は、それ単独でなされるものではけっしてなく、おそらくは、まわりの人びととの関係性の回復や、自己との関係性の回復と、一体のものとしてあるのだ、と。その意味で、本書の《ハンセン病家族》たちが言う、「差別偏見をなくし、家族を救済することで、園にある遺骨を故郷に返すことができる」(梅沢寿彦さん)という指摘はまったく正しいし、「国は、家族にも謝罪してもらいたい」(原田信子さん)といった訴えは、そのような全体としての関係性の回復へむけた願いでもあるのだ。《ハンセン病家族》たちにとって、自己を語ることは、ともすると忌避や排除を呼び込みかねない危険な行為である反面、そのような全体としての関係性の回復を希求してなされる、賭けとしての営為でもある。

《書誌情報》

本書の資料的な補充となる聞き取りの記録について、書誌情報を記載します。

“配偶者”にあたる人からの聞き取り

1　谺雄二・福岡安則・黒坂愛衣編『栗生楽泉園入所者証言集（上）』（二〇〇九年、創土社）のなかの「病気の夫と一緒に栗生の『自由地区』へ」（FSさんの語り）

2　谺雄二・福岡安則・黒坂愛衣編『栗生楽泉園入所者証言集（下）』（二〇〇九年、創土社）のなかの「看護婦として、配偶者として」（中原藤江さんの語り）

「非入所者の子」からの聞き取り

3　福岡安則・黒坂愛衣「『らい予防法』体制下の『非入所者』家族――ハンセン病問題聞き取り」、埼玉大学大学院文化科学研究科博士後期課程紀要『日本アジア研究』第七号、二〇一〇年

「親が療養所を退所し社会生活を始めた後で生まれた子」が登場する聞き取り

4　黒坂愛衣「子どもが差別されたことがいちばん悲しい――ハンセン病療養所退所者の六十代男性からの聞き取り」、日本解放社会学会誌『解放社会学研究』第二十二号、二〇一〇年

療養所での強制堕胎の体験の語り

5　黒坂愛衣「七カ月で堕ろされた子を思い続けて――ハンセン病療養所『強制堕胎』を体験した八十代女性の語り」、『日本アジア研究』第六号、二〇〇九年

6　ハンセン病でなかった〝妻〟〝子〟が入所した経緯が語られた聞き取り
福岡安則・黒坂愛衣編『生き抜いて　サイパン玉砕戦とハンセン病』二〇一一年、創土社

本書に収録された人生物語のうち既出のもの

7　黒坂愛衣・福岡安則「病気でないのに十五歳まで入所――朝鮮半島にルーツをもつハンセン病療養所入所者の子どもからの聞き取り」、『日本アジア研究』第五号、二〇〇八年

8　福岡安則・黒坂愛衣「絶対に、こっから動くもんかと――父と兄がハンセン病療養所に収容された姉妹の語り」、『日本アジア研究』第八号、二〇一一年

9　福岡安則・黒坂愛衣「裁判のおかげで失われていた記憶が蘇った――あるハンセン病家族からの聞き取り」、『日本アジア研究』第九号、二〇一二年

＊　３５７８９については、埼玉大学の機関リポジトリ「ＳＵＣＲＡ」上で全文を読むことができます（http://sucra.saitama-u.ac.jp/modules/xoonips/）。なお『日本アジア研究』には、このほかにも、わたしたちが行なったハンセン病療養所入所者や退所者からの聞き取りが多数、掲載されています。検索項目を「タイトル＆キーワード」とし、「ハンセン病」と入力して検索すると、３５７８９を含むすべてが表示されます。

◆あとがき

わたしが《ハンセン病家族》の人びとと出会い、人生物語の聞き取りをするようになってから、十年以上の歳月が流れた。こんなふうに息の長いかたちで、語り手の人びととのかかわりを重ねながら、ひとつの仕事をまとめられたことを、調査研究者として、そして一人の人間としても、とても幸せなことだと感じている。本書がこのようなかたちで世に出ることができたのは、まずもって、ご自身の人生物語を語ってくれた《ハンセン病家族》の語り手、お一人おひとりのおかげである。

「れんげ草の会（ハンセン病遺族・家族の会）」のみなさんには、わたしがハンセン病問題の学びを始めた当初から、いつも温かく迎え入れてくださったことに、格別の感謝を捧げたいと思う。ハンセン病問題関連の集会などで顔を合わせたときはもちろん、各地の療養所へフィールドワークに出かけたさいにも、さまざまに時間を共有し、励ましをもらってきた。「れんげ草の会」の会員であり、ハンセン病国賠訴訟西日本弁護団の一員でもある弁護士の国宗直子さんからは、この問題を理解するための助言をいただいてきた。わたしたちが少しずつ聞き貯めてきた《ハンセン病家族》たちの人生物語を一冊の本にまとめる、という企画は、もともとは「れんげ草の会」の集まりのなかで出てきたものだった。わたしがあまりに遅筆であったため、とうとう、集まりに参加するたびに「出版は、まだ?」とみなさんから尋ねられることになってしまった。いま、ようやく書き終えて、安堵の思いが湧き上がるとともに、なぜだか少し寂しいような気持ちもしている。

あわせて感謝を申し上げたいのは、このかん、わたしたちにお話を聞かせてくださった、全国のハンセン病療養所の入所者や退所者の方々である。本書は《ハンセン病家族》たちの人生物語をまとめたものであるが、わたしが《家族》たちの語りを理解するにあたっては、入所者や退所者のみなさんから聞き取りをしてきた経験が生きたと思う。残念ながら、近年では、療養所を訪ねるたび、以前にお話をうかがった語り手の方が亡くなったという知らせを、どの園でも聞くようになってしまった。懐かしく思い浮かぶ方は何人もいるが、ここでは五人の方だけ、名前を挙げさせてほしい。栗生楽泉園の鈴木幸次さん、丸山多嘉男さんには、『栗生楽泉園入所者証言集』(二〇〇九年、創土社)の編纂のために楽泉園を毎月お訪ねしていた当時、いつも気軽にお部屋へ迎えてくれ、さまざまなお話を聞かせていただいた。全療協会長であった神美知宏《こうみちひろ》さん、そして全原協会長であった谺《こだま》雄二さんは、この問題の理解のために必要な多くのことを教えてくださった。闘士であったお二人の姿を思い返すだけで、わたしは背筋が伸びる思いになる。さらに菊池恵楓園の稲葉正彦さんも、自治会事務所をお訪ねするといつも笑顔でわたしたちを迎えてくださった。稲葉さんは、この《ハンセン病家族》の問題に、とりわけ関心をよせていらした。——みなさまのご冥福をお祈りするとともに、感謝の念を送りたい。

わたしは長いあいだ大学非常勤講師という不安定な職にあったのだが、幸運なことに、昨年四月から東北学院大学経済学部共生社会経済学科に着任することができた。本書はわたしの初めての単著になるのだが、研究と教育にじゅうぶんな時間をかけることのできる落ち着いた環境のなかで、本書のさいごの仕上げに取り組むことができた。着任一年目ということで陰に陽にさまざまなご配慮をいただいていたと思う。郭基煥先生はじめ、学科の同僚のみなさんにも、お礼を申し上げたい。

世織書房の門松貴子さんには、わたしが遅筆であるために、ほんとうにご迷惑をかけてしまった。二〇一五年五月十日、「ハンセン病市民学会」第十一回交流集会の「家族」分科会が東京の多磨全生園でもたれる日に、本書の出版を間に合わせたい！　というこちらの要望を聞き入れてくださったにもかかわらず、わたしは、入稿をほんとうにギリギリまで遅らせてしまった。お詫びと、本書がかたちになったことへの感謝をお伝えしたい。

さいごに。この十年の《ハンセン病家族》聞き取り調査の道程をともに歩んでくださった、埼玉大学名誉教授の福岡安則先生に、心からの感謝を申し上げたい。このかん、フィールドワーカーとして、あるいは社会学者として、福岡先生の姿勢から学んだものは多くある。「はじめに」でも記したように、福岡先生とはハンセン病問題についての共同研究を行なってきており、本書にとりあげた《ハンセン病家族》はその一部であった。今回、共同研究の成果を、わたしの単著のかたちで発表する機会を与えてくださった。本書をまとめるにあたっても、多くの手助けをいただいた。感謝、のひと言です。
なお、本書は、KAKEN 19530429「市民社会のなかのハンセン病問題——家族・社会復帰者・再入所者のライフストーリー」、KAKEN 22330144「ハンセン病問題の《集合的な語り》の記録化の追求」、およびKAKEN 25285145「《ハンセン病問題の社会学》の集大成にむけて——語りの記録化と多事例対比解読法」(いずれも研究代表者＝福岡安則)の研究成果の一部である。記して感謝をいたします。

二〇一五年四月六日

黒坂愛衣

著者紹介
黒坂愛衣（くろさか・あい）
1977年生まれ。埼玉大学大学院文化科学研究科博士後期課程修了、博士（学術）。東北学院大学経済学部准教授。
「黙して語らぬひとが語り始めるとき――ハンセン病問題聞き取りから」（『解放社会学研究』第26号）で2011年度日本解放社会学会大会「優秀報告賞」を受賞。
〔共著〕『とちぎ発〈部落と人権〉のエスノグラフィ』Part 1～3、創土社、2003/2004年。〔共編〕『栗生楽泉園入所者証言集』全3巻、創土社、2009年。〔共編著〕『生き抜いて　サイパン玉砕戦とハンセン病』創土社、2011年。

ハンセン病家族たちの物語

2015年 5月10日　第1刷発行

2019年 7月 7日　第2刷発行

著　者　黒坂愛衣
装幀者　T．冠着
発行者　伊藤晶宣
発行所　(株)世織書房
印刷所　新灯印刷(株)
製本所　協栄製本(株)

〒220-0042 神奈川県横浜市西区戸部町7丁目240番地 文教堂ビル
電話045(317)3176　振替00250-2-18694

乱丁本はお取替えいたします　Printed in Japan
ISBN978-4-902163-80-3

「こんなことで終わっちゃあ、死んでも死にきれん」
●孤絶された生／ハンセン病家族鳥取訴訟
福岡安則
《鳥取訴訟から詳らかになる〈らい予防法による被害〉の陥穽を明かす》
２７００円

「満洲」に渡った朝鮮人たち●写真でたどる記憶と痕跡
李 光平／金 富子・中野敏男・橋本雄一・飯倉江里衣＝責任編集
２４００円

水俣、女島の海に生きる●わが闘病と認定の半生
緒方正実／阿部浩・久保田好生・高倉史朗・牧野喜好＝編
２７００円

人間学
栗原 彬＝編
２４００円

共同の力●一九七〇～八〇年代の金武湾闘争とその生存思想
上原こずえ
３５００円

〈価格は税別〉

世織書房